Dr. med. Günter Gerhardt
Dr. med. Oliver Giebler

Sprechstunde mit Dr. Günter Gerhardt

Das Buch zur ZDF-Sendung

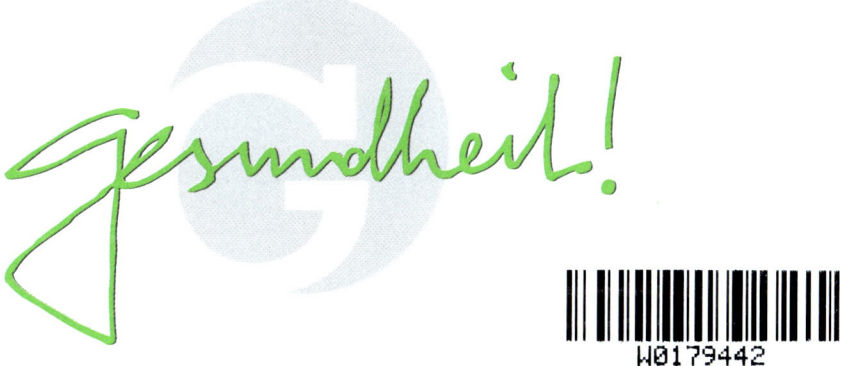

FALKEN

Inhalt

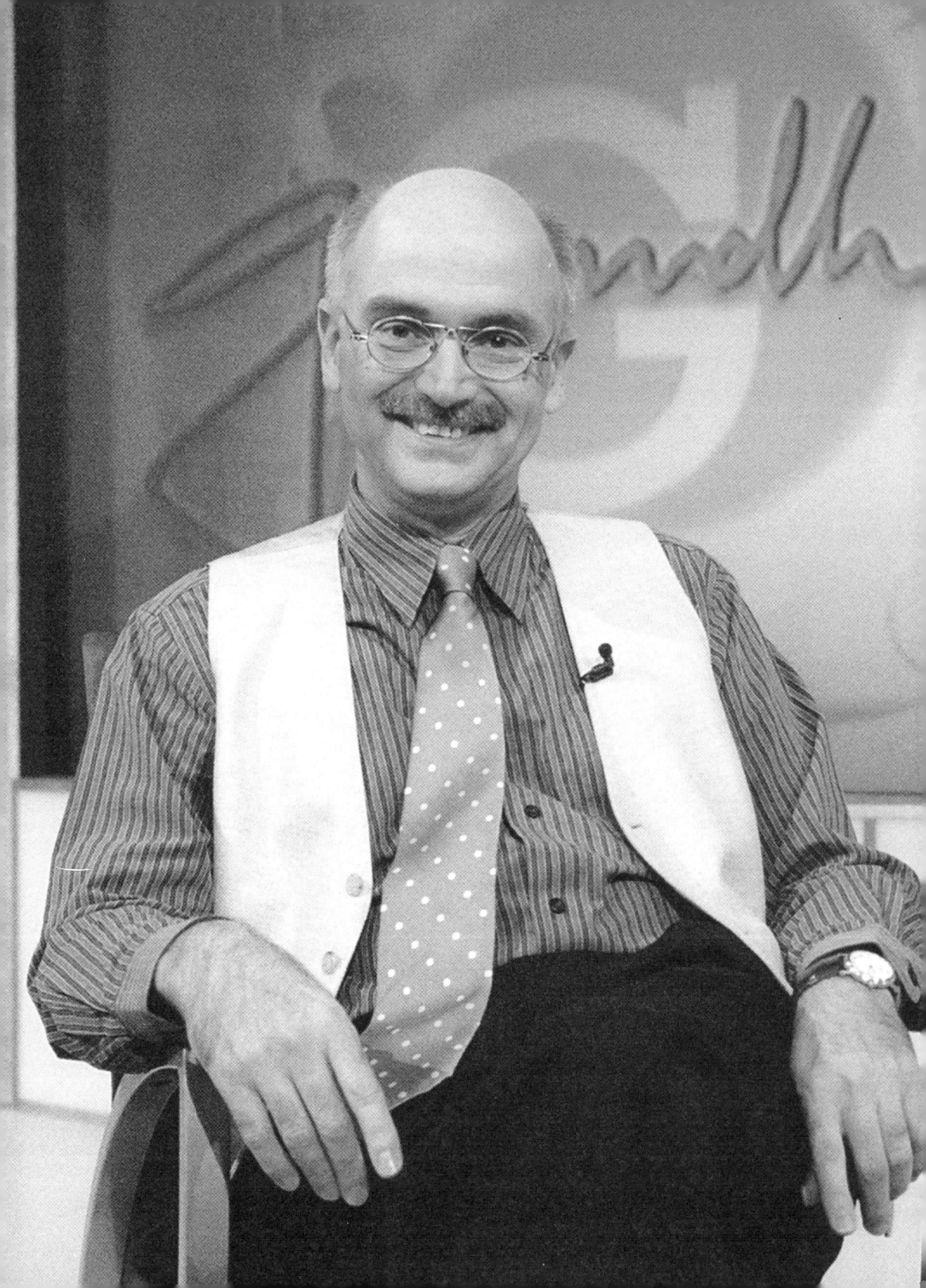

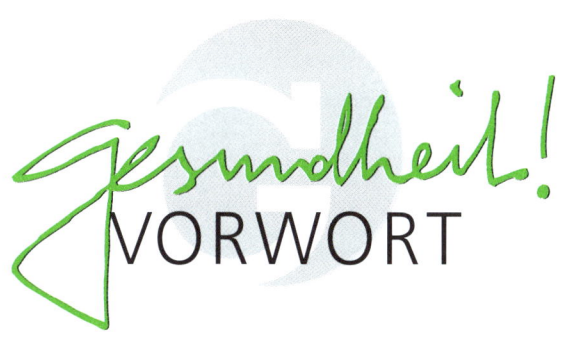

VORWORT

In nunmehr über 500 Folgen der beliebten ZDF-Sendung »Gesundheit!« hat Dr. med. Günter Gerhardt eine Vielzahl von Experten und Patienten zu wichtigen Gesundheitsthemen zu Gast gehabt. Dr. Gerhardt versteht sich hierbei in erster Linie als Vermittler zwischen Experte und Patient. Dem Zuschauer zu Hause will er die teils recht komplizierten medizinischen Zusammenhänge so verständlich wie möglich vermitteln. Dabei kommt nicht nur die klassische Schulmedizin zum Zuge. Auch Methoden der so genannten alternativen Medizin werden vorgestellt. In der Sendung wie auch bei Dr. Gerhardts täglicher Arbeit in seiner Praxis steht das Wohlbefinden der Patienten an erster Stelle. Wo es geht, steht er ihnen mit Rat und Tat zur Seite.

Dieses Buch – der Begleitband zur ZDF-Sendung – greift die wichtigsten Themen der Sendung auf. Verfasst wurde es von Dr. med.

Günter Gerhardt zusammen mit dem Arzt und Fernsehproduzenten Dr. med. Oliver Giebler. Die »Sprechstunde mit Dr. Günter Gerhardt« kann jedem an seiner Gesundheit Interessierten als Leitfaden dienen. Den Zuschauern bietet es darüber hinaus die Möglichkeit, Hintergrundinformationen zu den Sendethemen gezielt nachzulesen. Auch eine Vielzahl von praktischen Tipps, die sich oftmals aus den Zuschauerfragen nach der Sendung ergaben, sind in dieses Buch mit aufgenommen worden.

Alle wichtigen Fragen und Antworten zum Erhalt und zur Wiederherstellung der Gesundheit von Kopf bis Fuß werden von dem Autorenduo kompetent und allgemein verständlich präsentiert. Dabei ist es ein ganz wesentliches Anliegen von Dr. Gerhardt und Dr. Giebler, die Patienten zur Selbsthilfe zu ermutigen.

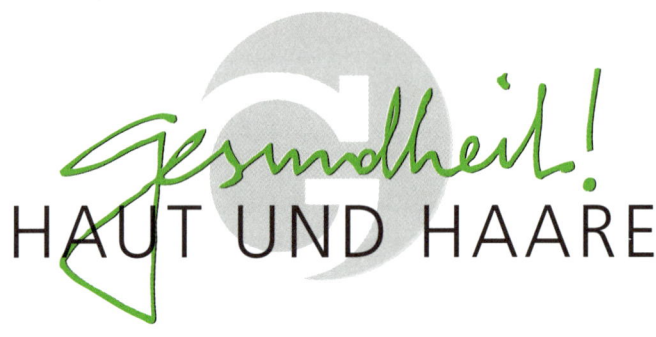

HAUT UND HAARE

Unser Schutzmantel

Die Haut bildet die Hülle unseres Körpers und erfüllt eine Vielzahl von Funktionen: Einerseits ist die Haut eine Schranke zwischen Körperinnerem und Körperäußerem, andererseits stellt sie einen für uns sehr wichtigen Kontakt zwischen beiden Räumen her. Ihre Schrankenfunktion drückt sich darin aus, dass sie das Eindringen von Mikroorganismen und chemisch oder physikalisch schädigenden Einflüssen verhindert. Auch schützt sie uns gegenüber der erheblich trockeneren Umgebung vor einem größeren Flüssigkeitsverlust – immerhin besteht der Mensch zu mehr als 60 Prozent aus Wasser.

Dennoch ist unsere Haut keineswegs undurchlässig. Sie transportiert Wärme, Wasser und darin gelöste Substanzen von innen nach außen und trägt damit wesentlich zur lebenswichtigen Aufrechterhaltung unseres inneren Milieus bei. Außerdem liefert sie uns als unser größtes Sinnesorgan Informationen über unsere Umwelt, die oft eindrucksvoller sind als Worte. Zudem ist sie in der Lage, fettlösliche Substanzen aufzunehmen und ins Körperinnere zu transportieren, was für medizinische Behandlungsmaßnahmen wie das Einreiben mit Salben von erheblicher Bedeutung ist.

Funktionen der Haut

Unser fast 2 Quadratmeter großer Schutzmantel besteht aus drei unterschiedlichen Schichten, der Oberhaut, der straffen Lederhaut und der überwiegend aus Fett bestehenden Unterhaut.

Die Oberhaut bildet sozusagen die vorgelagerte Bastion. Sie ist wasserundurchlässig und schützt uns vor der inneren Austrocknung, vor Bakterien ebenso wie vor Chemikalien und Strahlungen von außen.

In der darunter liegenden Lederhaut liegen die Blutgefäße, die die Oberhaut versorgen, ebenso die Nervensensoren für Kälte und Wärme sowie der Tastsinn.

Das Zellgewebe der Unterhaut besteht vor allem aus Fett, das uns vor der Kälte schützt und für unsere Konturen verantwortlich ist. Besteht hier zwischen Fett und Bindegewebe ein großes Missverhältnis, so ist dies verantwortlich für die Entstehung der ungeliebten »Orangenhaut«.

An der Grenze zwischen Leder- und Unterhaut befinden sich die Schweißdrüsen. Neben Wasser enthält Schweiß vor allem Abbauprodukte des Stoffwechsels, die unser Körper auch auf diese Weise ausscheidet, womit er die Nieren entlastet. Die Hauptaufgabe der

Schweißdrüsen besteht jedoch in der Regulierung der Körpertemperatur.

Der Geruch

An bestimmten Stellen des Körpers, den Achselhöhlen, den Gehörgängen, um die Brustwarzen und um die Geschlechtsteile herum, enthält die Haut besondere Schweißdrüsen, die Duftdrüsen. Durch ihr Sekret, dem außer Schweiß noch diverse Geruchsstoffe beigemischt sind, entsteht der für jeden Menschen individuelle Körpergeruch. Vor Urzeiten halfen die Duftdrüsen unter anderem, das andere Geschlecht anzuziehen. Heutzutage gilt es eher den körpereigenen Geruch durch fremde Gerüche wie Parfüms oder Seifen zu übertünchen. Doch gerade wenn sich Menschen kennen lernen, spielen diese Geruchsstoffe immer noch eine große Rolle, denn wenn man jemanden »nicht riechen kann«, ist ein engerer Kontakt oftmals unmöglich.

Akne

Man steht vor dem Spiegel, morgens, kurz vor einem Vorstellungsgespräch, oder abends vor einem aufregenden Date und entdeckt ihn: einen Pickel mitten im Gesicht. Schon sieht man den neuen Job oder den romantischen Abend entschwinden. Aber auch wenn wir diese ab und zu erscheinenden Pickel hassen – sie sind absolut harmlos und, sofern man nicht panisch an ihnen herumdrückt, meist schnell wieder verschwunden.

Mit Akne hat das nichts zu tun. Erst wenn zahlreiche entzündliche Hautveränderungen auftreten, die großflächig Gesicht, Brust und Rücken bedecken, spricht man von Akne, oder genauer Acne vulgaris, der gewöhnlichen Akne.

Akne ist bei Jugendlichen die häufigste Hauterkrankung. Sie tritt in unterschiedlichen Erscheinungsformen und Schweregraden bei fast allen Jugendlichen während der Pubertät auf.

»In dessen Haut möchte ich nicht stecken«, sagt der Gesunde über den Aknekranken und dieser bestätigt: »Ich fühle mich in meiner Haut nicht wohl.« Hier zeigt sich die Weisheit der Sprache. Für die eigene Befindlichkeit ist auch das Urteil der anderen von erheblicher Bedeutung. Nicht zuletzt weil die Menschen heutzutage einem enormen Druck durch die derzeitigen Schönheitsideale ausgesetzt sind. Die Haut eines Aknepatienten widerspricht schließlich allen Vorstellungen von makellos glatter, weicher und sonnengebräunter Haut! Außerdem gehört das Gesicht zu den Hauptorten des Geschehens, wo sich die hässlichen Pickel nicht einmal vor der Umwelt verbergen lassen. Wer leidet da nicht, wenn er so offensichtlich dem Vergleich mit den Idolen aus der Werbung nicht standhalten kann! Folglich ist bei Aknepatienten oft nicht nur die Haut erkrankt, sondern auch die Seele.

Entstehung

Akne ist eine Erkrankung der Talgdrüsen und der Talgdrüsenausführungsgänge. Die Talgproduktion der Drüsen ist krankhaft gesteigert, weshalb die Betroffenen auch eine stark fettende Haut sowie fettiges Haar haben. Zusätzlich zu dieser übermäßigen Talgproduktion kommt es bei Akne zu einer Verhornungsstörung des Haarkanals. Die Folge: Der Talg kann nicht mehr abfließen, es bilden sich Mitesser. Mitesser sind immer das erste Zeichen einer Akne. Alle sonstigen bei Akne auffälligen Hautveränderungen wie entzündlich gerötete Knötchen, Eiterpickel oder gar große abszessähnliche Knoten treten erst im Verlauf der Akneerkrankung auf. Die Mitesser sind nicht entzündliche Hautveränderungen bei Akne. Kommen schmarotzende Bakterien hinzu, die sich an den Talgdrüsen ansiedeln, kann eine fast explosionsartige Entzündung der gesamten Talgdrüse die Folge sein. Es entsteht ein »Pickel«.

Für die Entstehung von Akne ist nicht nur ein einzelner Faktor verantwortlich, sondern vielmehr ein ganzes Bündel von Einzelfaktoren: vermehrte Talgproduktion, Hormone, gestörte Verhornung der Haarkanäle, Bakterien und Vererbung. Eine Schlüsselrolle spielt dabei die gesteigerte Talgproduktion, angeregt durch das männliche Sexualhormon Testosteron, das zu Beginn der Pubertät einen Schub bekommt. Auch Mädchen sind von diesem Testosteronschub betroffen, da auch sie geringe

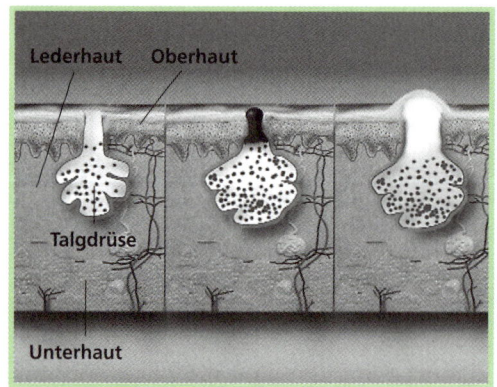

Entstehung eines Aknepickels

Mengen des Hormons produzieren.

Achtung: Die Ernährung, selbst die von vielen immer wieder für schuldig gehaltene Schokolade, hat mit der Bildung von Akne nichts zu tun!

Behandlung

Trotz der heute verfügbaren wirksamen Behandlungsmethoden kann Akne nicht von heute auf morgen geheilt werden. Geduld und Durchhaltevermögen des Patienten stehen an erster Stelle. Untersuchungen haben ergeben, dass sich bei richtiger Aknebehandlung bei 92 Prozent der Patienten innerhalb von sechs Monaten eine ca. 80-prozentige Besserung einstellt. Dennoch muss die Behandlung über Jahre hinweg fortgesetzt werden.

Grundsätzlich kann man die Akneerkrankung von außen mit Salben, Cremes, Gels behandeln oder ihr von innen mittels Tabletten und Kapseln zu Leibe rücken. Beides lässt sich auch miteinander kombinieren. Die meisten Akneerkrankungen – mit Ausnahme der sehr schweren Formen – sprechen gut auf eine lokale Behandlung an. Dazu stehen verschiedene Schälmittel wie die Vitamin-A-Säure und Antibiotika-Cremes zur Verfügung. Bei schweren Formen der Akne muss der Arzt zusätzlich von innen behandeln. Dabei kommen dann Antibiotika, Hormonpräparate oder Abkömmlinge der Vitamin-A-Säure zum Einsatz. Bei den Hormonpräparaten handelt es sich um Testosteron-Gegenspieler, so genannte Antiandrogene. Da diese bei Männern zu einer Art chemischen Kastration führen würden, dürfen sie nur bei Frauen eingesetzt werden. Da sind sie sehr wirkungsvoll und werden in Kombina-

DocTipp

Vorbeugend kann man in der Pubertät besonders bei großporiger Haut abends bestimmte Gesichtswasser auftragen. Der Arzt kann außerdem durch eine spezielle Untersuchung winzig kleine Mitesser bereits dann erkennen, wenn sie mit dem bloßen Auge noch nicht sichtbar sind. In diesem Fall kann man auch Azelainsäure oder Vitamin-A-Säure vorbeugend auftragen, die Pickel bilden sich dann gar nicht erst aus.

tion mit Östrogen als spezielle Antibabypille angeboten.

Herpes & Co.

Die kriechende Ausbreitung (griechisch: herpo = kriechen) der Haut- und Schleimhautveränderungen durch das Herpes-simplex-Virus (HSV) hat diesem Virus und damit der ganzen Virusfamilie ihren Namen gegeben. Der Lippenherpes, im Fachjargon Herpes labialis genannt, ist zwar die bekannteste, doch längst nicht die einzige Erkrankung, die durch die Herpesviren hervorgerufen wird. Häufig verbreitet ist noch der Herpes genitalis mit schmerzhaften Bläschen in der Genitalregion, die sexuell übertragen werden. Beide Erkrankungen beruhen auf einer Infektion mit Herpes-simplex-Viren unterschiedlichen Typs.

Wie Viren existieren

Etwa 80 verschiedene Viren rechnet man heute zur so genannten Herpesgruppe. Herpes-simplex-Viren sind extrem weit verbreitet. Viren sind allein nicht lebens- oder fortpflanzungfähig. Sie haben sozusagen nur ein »geliehenes Leben«. Sie haben lediglich einen Strang Erbinformation und einige Eiweiße, die diese Erbinformation umhüllen. Um sich zu vermehren, benutzen sie deshalb die Zellstrukturen anderer Organismen. Dabei nisten sie sich wie ein Parasit in Körperzellen ein und nutzen deren Strukturen und Stoffwechsel, vermehren sich dort und infizieren wieder andere Körperzellen.

Herpes-simplex-Viren sind weit verbreitet. Sie bringen sich nach der Erstinfektion, die häufig im Kindesalter durch Küssen der Eltern, die das Virus in sich tragen, geschieht, »in Sicherheit«. Sie ziehen sich in die Nervenzellen, die Schaltstelle der Nervenbahnen, zurück. Da die Herpesviren keine besondere Oberflächenstruktur haben, werden die infizierten Körperzellen von den Abwehrzellen als solche nicht erkannt und entsprechend nicht beseitigt. So können sie in den Nervenzellen Jahre überdauern und verlassen diese erst wieder, wenn das Immunsystem geschwächt ist, um dann entlang der Nervenbahnen in die Peripherie zu wandern, wo sie sich vermehren und weitere Zellen infizieren.

Herpes labialis und Herpes genitalis

Zur Infektion kommt es bei Herpes labialis in erster Linie durch direkten Schleimhautkontakt etwa beim Küssen. Die Infektion erfolgt durch Tröpfchen oder Schmierkontakt. Ungefähr 90 Prozent aller Erwachsenen tragen das Herpes-Virus in sich. Dennoch erkranken von 100 Menschen, die sich erstmalig mit HSV infiziert haben, 90 überhaupt nicht – sie merken nicht einmal, dass sie infiziert worden sind.

Bei Herpes genitalis kommt es in erster Linie durch Sexualkontakt zur Erstinfektion. Allerdings kann das Virus auch schon bei der Geburt übertragen werden, wenn die Mutter mit dem Virus infiziert ist. Das Risiko für Herpes genitalis ist nämlich während der Schwangerschaft erhöht, da es zu einer veränderten Immunlage kommt, die unter Umständen einen Ausbruch der Krankheit fördert. Treten Bläschen auf, sollte die Frau daher unbedingt einen Arzt aufsuchen – es könnte nämlich auch der Muttermund befallen sein, was wiederum eine Gefahr für das Kind bedeutet. Eine Infektion mit dem Virus kann für das Neugeborene schwere, sogar lebensbedrohliche Folgen haben! Oftmals wird daher bei großer Infektionsgefahr vom Arzt ein Kaiserschnitt empfohlen.

Ausbreitung des Herpesvirus

Trägt man das Virus in sich, kommt es erst bei einer Abwehrschwäche, etwa einer Erkältung, nach starker körperlicher Erschöpfung, psychischer Belastung oder nach intensiven Sonnenbädern zum Ausbruch. Die Erkrankung kann im Abstand von Wochen, Monaten oder sogar Jahren immer wieder auftreten.

Etwa 10 Prozent der Bevölkerung leiden unter diesem wiederkehrenden Herpes. Vor dem Erscheinen der Bläschen bemerkt der Betroffene ein Prickeln, Kribbeln, Jucken und Brennen. Dann kommt es, bei Herpes labialis, am Lippenrand zur Anschwellung, im weiteren Verlauf zu gruppiert angeordneten, wasserklaren Bläschen und schließlich zu gelblichen Krusten. Diese Krusten lösen sich im Laufe einiger Tage ab, es bleibt zunächst noch ein geröteter Fleck zurück. Außer dem Lippenrand können auch die Mundschleimhaut, die Wangen, die Hornhaut des Auges, die Finger und das Gesäß betroffen sein. Bei erworbener Immunschwäche (Aids) verlaufen Herpessimplex-Erkrankungen besonders schwer, das bedeutet, sie sind sehr ausgedehnt und neigen zu starker Geschwürbildung.

Behandlung

Sowohl Herpes labialis als auch Herpes genitalis sollten, nicht zuletzt wegen der Ansteckungsgefahr, medizinisch behandelt werden. Das gilt besonders bei sehr schwerem oder häufig wiederkehrendem Krankheitsverlauf wie etwa einem mehrfach jährlich auftretenden Herpes genitalis. Hier ist die Ansteckungsgefahr für den Partner am größten, wenn sich die Bläschen bereits gebildet haben.

Es gibt zwei Behandlungsmöglichkeiten: Bei einer leichten Krankheitsform bietet sich die Behandlung mit einer Creme an, während bei mittelschwerem Verlauf Tabletten, zum Beispiel Aciclovir, eingenommen werden sollten. Bei häufigen Rückfällen wird der Arzt auch eine niedrig dosierte Dauertherapie als Prophylaxe erwägen.

Das zweite Prinzip bei der Behandlung von Viruserkrankungen besteht darin, den Organismus bei der Bekämpfung der Herpesviren zu unterstützen, das bedeutet, die »eigenen Truppen« in die Lage zu versetzen, die angreifenden Viren zu inaktivieren. Die dazu verwendeten Präparate, Inosin oder Gammaglobulin, können in schweren Fällen wie bei Herpes mit starker Gesichtsschwellung angezeigt

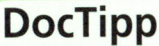

DocTipp

Die Lippenbläschen treten immer dann auf, wenn das Immunsystem des Körpers geschwächt ist. Man sollte also zur Vorbeugung viel für seine Abwehrkräfte tun. Dazu gehören eine ausgewogene, vitaminreiche Ernährung, Bewegung an der frischen Luft und ausreichend Schlaf und Erholung. Da auch die Sonne das Virus wecken kann, sollte man die Lippen und das Gesicht mit einem Sonnenschutz mit hohem Lichtschutzfaktor schützen. Da die Lippenbläschen hoch ansteckend sind, sollte man zudem einige Dinge beachten:

- *Keine Handtücher, Trinkgefäße, Bestecke, Zahnbürsten oder Lippenstifte mit anderen teilen.*
- *Nicht küssen, auch keine gehauchten Küsse.*
- *Nicht an den Bläschen kratzen und versuchen, sie möglichst nicht zu berühren.*
- *Vor und nach dem Auftragen der Salbe die Hände gründlich waschen. Zum Auftragen Wattestäbchen verwenden.*
- *Günstig sind Kräutertees, die den Stoffwechsel anregen. Auch Auflagen aus einer Paste, bestehend aus Vitamin-C-Pulver oder Heilerde und Wasser, sind gut geeignet.*
- *Wenn beim ersten Kribbeln keine Salbe zur Hand ist, kann man auch Zahnpasta nehmen. Deren ätherische Öle wirken desinfizierend.*

sein. Bei bakteriellen Zweitinfektionen kommen zusätzlich bakterienabtötende Antibiotika lokal, in schweren Fällen auch einmal innerlich zur Anwendung.

Gürtelrose

Erreger aus der Familie der Herpesviren sind auch für weitere Hauterkrankungen verantwortlich. Es sind die als Kinderkrankheit bekannten Windpocken und die Gürtelrose.

Die Gürtelrose (Herpes zoster) ist eine Viruserkrankung, die bei 20 Prozent aller Erwachsenen auftritt. Sie wird durch das Varicella-zoster-Virus ausgelöst. Der Erreger nistet sich nach durchgemachter Windpockenerkrankung in den Nervenwurzeln des Rückenmarkes oder der Hirnnerven ein und

ist dort für die Abwehrsysteme des Körpers nicht erreichbar. Obwohl das Immunsystem Antikörper gegen das Virus gebildet hat, sind diese dennoch nicht in der Lage, den Erreger zu vernichten. Infolge verminderter Abwehrstärke, zum Beispiel durch Stress, kann es zu einer Reaktivierung kommen. Vor allem aber sucht die Gürtelrose Immungeschwächte heim. Dazu gehören Krebs- und Aidskranke sowie Patienten nach Organtransplantationen. Aber auch ältere Menschen sind bevorzugt betroffen, da das Immunsystem im Alter nachlässt.

Einordnung

Das Varicella-zoster-Virus gehört zu der Gruppe der Herpesviren, zu der auch das Herpes-simplex-Virus gehört. Ähnlich wie bei diesem bedeutet das Überwinden der Erstinfektion, dass sich das Virus in das Nervengewebe zurückzieht und dort Jahre und Jahrzehnte als latente Infektion unbemerkt verbleibt. Kommt es zu einer erneuten Aktivierung im Zuge einer Schwächung des Immunsystems, wandert es über die Zwischenrippennerven des Rücken- und Brustraums in die Haut zurück, wodurch sich auch der typische gürtelförmige und fast immer halbseitig begrenzte Hautausschlag, die Gürtelrose, erklären lässt.

Verlauf

In der Regel macht sich die Gürtelrose zunächst durch starke Schmerzen (dumpf, drückend, ziehend, schneidend) bemerkbar. Diese extremen Nervenschmerzen in den betroffenen Regionen (Gesicht, Thorax) sind eines der Hauptmerkmale des Herpes zoster. Innerhalb weniger Stunden bilden sich zudem auf der Haut charakteristische Bläschen, die sich ausbreiten. Bei älteren und abwehrgeschwächten Patienten sind die Bläschen oft blutig und großflächiger. Bei ihnen bleiben auch häufiger braune Flecken oder Narben zurück. Junge Menschen hingegen bringen die Gürtelrose in kurzer Zeit hinter sich, sie empfinden keine wesentlichen Schmerzen.

Nach circa fünf Tagen entwickeln sich die Bläschen zu Pusteln, diese trocknen aus und verkrusten. Die Hauterscheinungen können in jedem Hautbereich auftreten. Sie zeigen sich als gruppierte Bläschen, die zuerst wässrig klar auf gerötetem Grund erscheinen, später eintrocknen. In schweren Fällen blutet es in die Bläschen hinein. Dies weist auf einen ungünstigen, mit Narbenbildungen einhergehenden schweren Verlauf hin.

Nach drei bis vier Wochen sind die Hauterscheinungen üblicherweise abgeheilt. Bis zu 80 Prozent aller älteren Zosterpatienten sind zudem von der Postzosterischen Neuralgie betroffen, das heißt, bei den Patienten dauern auch noch vier Wochen nach dem erstmaligen Auftreten der Gürtelrose die starken Nervenschmerzen an. Der Verlauf hängt auch von der Schwere einer eventuellen Grundkrankheit und vom Alter des Patienten ab.

Behandlung

Die Behandlung der Gürtelrose ist im Prinzip die gleiche wie bei Herpes. Mittel der ersten Wahl sind Mittel, die die Vermehrung der Viren stoppen, wie zum Beispiel Aciclovir.

Haarschuppen

Schuppen, die wie Schneeflöckchen auf den dunklen Sakkoschultern liegen, sind unangenehm. Doch wer sie hat, steht damit keineswegs allein. Jeder dritte Deutsche leidet unter vermehrten Kopfschuppen und greift in der Folge zu Spezialshampoos. Viele wissen allerdings nicht, dass die sich übermäßig ablösenden Hornteile ihrer Kopfhaut in der Mehrzahl der Fälle von einem Hefepilz verursacht werden.

100 000 Haare wachsen durchschnittlich auf einem menschlichen Kopf. Bis zum Haaransatz dringt kaum Licht durch, die Luftzirkulation ist eingeschränkt, es herrscht feuchtwarmes Klima. In dieser Situation fühlt sich der Hefepilz Pityrosporum ovale besonders wohl.

Er ernährt sich nämlich von Hautfetten und Hornzellen. Bei 80 Prozent aller Schuppenpatienten lässt er sich als Schuppenprovokateur ausmachen. Dieser mikroskopisch kleine Organismus ist praktisch überall auf der menschlichen Haut vorhanden. Bei einer gewissen Anfälligkeit führt er nicht nur am behaarten Kopf zu Beschwerden, sondern verursacht die so genannte seborrhoische Dermatitis im Gesicht, auf dem Rücken und auf der Brust. Kopfschuppen bezeichnen Dermatologen als milde Form der seborrhoischen Dermatitis.

Die Kopfhaut reagiert auf die Ausscheidungen des Pilzes mit Juckreiz, die Haut wird immer stärker gereizt, sodass im Ernstfall kleine Narben entstehen, an denen keine Haare mehr nachwachsen.

Wenn Schuppen zum Problem werden

Schuppen sind in erster Linie das Produkt einer natürlichen Kopfhauterneuerung. Die obere Hautschicht erneuert sich ständig am gesamten Körper. Wenn die in der Keimzellenschicht gebildeten Hautzellen ganz oben in der Hornschicht angelangt sind, »schilfert« die Haut ab. Diese ganz normalen Schuppen sind normalerweise mit bloßem Auge nicht zu sehen.

Problematisch wird es, wenn die Kopfhaut übermäßig viele Hornschuppen abstößt, weil sie irritiert oder krank ist. Die Zellen teilen sich schneller und verhornen nur unvollständig, sodass sie verfrüht abgestoßen werden – in großen Zellverbänden, die unübersehbar miteinander verkleben.

Besonders gefährlich sind stark tensidhaltige Shampoos, da sie das natürliche Gleichgewicht auf der Kopfhaut stören. Ebenso können scharfe Substanzen wie aggressive Färbemittel oder Gels zu einer Reizung der Kopfhaut führen.

Behandlung

Kopfschuppen können ab einer gewissen Tragweite zum Fall für den Dermatologen werden. Anti-Pilz-Präparate wie Terzolin, Cloderm, Stieprox oder Canesten stoppen den überaktiven Hefepilz und führen bei etwas Geduld und Ausdauer meist zum Abklingen der Schuppenbildung. Teerhaltige Mittel haben eine direkte schuppenhemmende Wirkung. Vor einiger Zeit gerieten sie in Verdacht, krebserregend zu sein, was sich jedoch nie belegen ließ. Mittlerweile sind sie wieder freigegeben und kommen zum Beispiel als Basisteer gegen Schuppen zum Einsatz. Teerhaltige Präparate hemmen die Zellteilung und damit die verstärkte Schuppenbildung.

DocTipp

- *Vermeiden Sie es nach Möglichkeit, zu viele Süßigkeiten zu essen, da diese das Klima für Pilze begünstigen.*
- *Vermeiden Sie Stress.*
- *Föhnen Sie nicht zu heiß.*
- *Waschen Sie Ihre Haare keinesfalls zu häufig.*

Leichtere Schuppenleiden lassen sich manchmal auch schon mit Shampoos aus Teebaum- oder Latschenkieferextrakten wirkungsvoll bekämpfen.

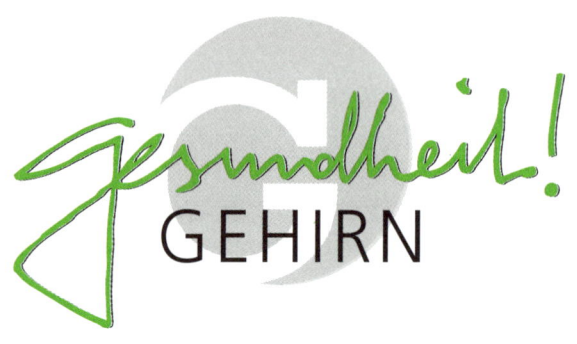

GEHIRN

Besser als jeder Computer

»Der hat kein Hirn« oder »Der ist hirnlos« sind gängige Ausdrücke aus der Umgangssprache. All diese Ausdrücke spielen auf die Tatsache an, dass das Gehirn sozusagen das Zentrum ist, mit dem wir auf unsere Umwelt reagieren. Das Gehirn ist eines unserer wichtigsten Organe, weil es der Teil des Nervensystems ist, der sozusagen das übergeordnete Schaltzentrum unseres Körpers darstellt. Es umfasst etwa drei Pfund graue Gehirnmasse.

Einteilung des Gehirns

Grob kann das Gehirn in folgende Teile untergliedert werden: Großhirn, Kleinhirn, Zwischenhirn und Mittelhirn.

Das Großhirn nimmt beim Menschen ungefähr 80 Prozent des gesamten Hirnvolumens ein und bildet die gesamte äußere Hirnschicht. Es ist für die Intelligenz, für die Wahrnehmung, das Gedächtnis und das Verhalten zuständig.

Das Kleinhirn liegt zum Nacken hin unter dem Großhirn. Es ist unter anderem für die Motorik zuständig. Deshalb erhält es fortlaufend Informationen von den Sinnesorganen und den Muskeln über die Stellung des Körpers.

Das Zwischenhirn liegt im Zentrum des Kopfes unter dem Großhirn. Es umfasst unter anderem die Hirnanhangdrüse – hier werden wichtige Hormone produziert – und den Hypothalamus – das Steuerzentrum für vegetative Funktionen.

Das Mittelhirn stellt den Übergang vom Gehirn zum Rückenmark dar. In diesem Teil des Gehirns liegen wichtige Steuerungen für die Atmung und den Stoffwechsel.

Zentren für Sinnesorgane

Jahrelang forschten Mediziner nach den speziellen Zentren im Gehirn für die einzelnen Sinne. Sie fanden Zentren für die Bewegung, den Tastsinn, den Geruchssinn, das Hörzentrum, das Sehzentrum und gut hundert weitere Zentren.

Über Nervenfasern sind die Milliarden von Nervenzellen des Gehirns miteinander verbunden, wodurch die Informationsweiterleitung und der Informationsaustausch gewährleistet sind. Außerdem steht das Gehirn über Nervenbahnen mit allen anderen Teilen des Nervensystems in direkter Verbindung. So erhält es von allen Teilen des Körpers Meldungen, die es dann weiter verarbeitet und aufgrund derer es entsprechende Reaktionen veranlasst.

Unterschiede zwischen männlichem und weiblichem Gehirn

Lange Zeit haben Forscher nur die Gehirne Verstorbener genauer untersucht. Daher wussten sie lediglich, dass sich die Gehirne von Männern und Frauen in Struktur und Bau leicht unterscheiden. Die weiblichen Gehirne sind kleiner und im Durchschnitt etwa 100 Gramm leichter als männliche.

Mittels neuer Untersuchungsmethoden kann jetzt auch die Funktion der Hirnzellen dargestellt und untersucht werden. Bei Sprachversuchen hat sich gezeigt, dass bei Männern nur die linke Gehirnhälfte aktiv ist, während Frauen dazu beide Gehirnhälften aktivieren. Daraus folgern die Forscher, dass bei Frauen offensichtlich mehr und engere Verbindungen zwischen beiden Gehirnhälften bestehen. So sind sie vermutlich sprachbegabter, weil sie sich beim Sprechen sowohl ihrer Gefühle (rechte Hälfte) als auch ihres Verstandes (linke Hälfte) bedienen.

Alzheimer und Gedächtnisstörung

Das große Interesse, das dieser Krankheit heute entgegengebracht wird, liegt in Ihrer Häufigkeit, in ihrem jahrelangen unausweichlich fortschreitenden Verlauf und ihren Symptomen begründet, die ein würdevolles menschliches Dasein schwer beeinträchtigen, wenn nicht sogar unmöglich machen.

Die Alzheimer-Krankheit ist die häufigste degenerative Erkrankung des Gehirns. Ihre Symptome werden durch den Untergang von Nervenzellen und Nervenzellkontakten hervorgerufen. Durchblutungsstörungen, bedingt durch Gefäßverkalkung (Arteriosklerose), haben mit der Alzheimer-Krankheit hingegen nichts zu tun.

Der Begriff »Demenz«

Zu den häufigsten Gesundheitsproblemen des Alters zählt die Demenz. Unter einer Demenz versteht man allgemein einen Komplex von Symptomen, die in Folge einer chronischen, meist auch fortschreitenden Krankheit des Gehirns auftreten. Dazu gehören Störungen zahlreicher höherer Hirnfunktionen wie Gedächtnis, Denken, Orientierung, Auffassung, Rechnen, Lernfähigkeit, Sprache, Urteilsvermögen, die man als kognitive Leistungen bezeichnet. Zusätzlich werden bei einer Demenz Veränderungen der Persönlichkeit, der Gefühlskontrolle und des Sozialverhaltens beobachtet. Diese nicht kognitiven Krankheitserscheinungen bereiten im täglichen Umgang nicht selten größere Probleme als die kognitiven. Von einer Demenz kann man aber erst sprechen, wenn die Störungen mindestens ein halbes Jahr ununterbrochen bestanden haben und so gravierend sind, dass verschiedene alltägliche Aufgaben nicht mehr ausreichend bewältigt werden können.

Einer Demenz können verschiedene Ursachen zugrunde liegen: eine Alzheimer-Krankheit oder Schlaganfälle, jahrelanger Bluthochdruck, langjähriger Alkohol- oder Medikamentenmissbrauch, Infektionen des Gehirns, Hirntumoren, Stoffwechselkrankheiten oder häufige kurze Bewusstlosigkeiten bei Herzrhythmusstörungen.

Die Alzheimer-Krankheit ist die bei weitem häufigste Ursache einer Demenzerkrankung. Etwa 60 bis 70 Prozent aller Demenzen werden durch sie hervorgerufen.

Die Alzheimerdemenz

Schätzungen zufolge sind in Deutschland zur Zeit circa 800 000 Menschen von der Alzheimer-Krankheit betroffen. Da wie bereits erwähnt die Häufigkeit von Demenzerkrankungen mit steigendem Lebensalter zunimmt und wir in den nächsten Jahren mit einer weiteren Zunahme der durchschnittlichen Lebenserwartung zu rechnen haben, wird auch die Zahl der Alzheimer-Erkrankten in den nächsten Jahren deutlich ansteigen.

Die Alzheimer-Krankheit ist eine Hirnerkrankung unbekannter Ursache, bei der das Hirngewebe ohne eine andere ursächlich vorausgegangene Krankheit in charakteristischer Weise umgewandelt und abgebaut wird. Diese krankhaften Veränderungen kann man unter dem Mikroskop nachweisen. Klinisch, das heißt zu Lebzeiten des Patienten, wird eine Demenz vom Alzheimertyp anhand der charakteristischen Symptome einer Demenz und nach Ausschluss anderer Hirnerkrankungen diagnostiziert.

Krankhafte Veränderungen des Gehirns

Bei der Alzheimer-Krankheit kommt es zum unwiderruflichen Absterben von Nervenzellen im Gehirn, vornehmlich im Bereich der Hirnrinde. Hierdurch wird das Gehirn des Erkrankten kleiner und leichter. Dies lässt sich im Computertomogramm oder mittels Kernspin-

untersuchung nachweisen. Alois Alzheimer, der Entdecker der Krankheit, bezeichnete die kugelförmigen Proteinablagerungen, die die Hirnrinde der Erkrankten durchsetzen und ihre hoch komplizierte Mikroarchitektur zerstören, als »senile Plaques«.

Den Symptomen der Alzheimer-Krankheit liegt ein Untergang von Nervenzellen und Nervenzellkontakten zugrunde. Zu dieser Zerstörung kommt es, weil zwei normale Zellbestandteile fehlerhaft verarbeitet werden: das Amyloidvorläuferprotein und das Tau-Protein.

Symptome und Krankheitsverlauf

Die Alzheimer-Demenz lässt sich grob in verschiedene Krankheitsstadien einteilen. Ihr Verlauf ist allerdings von der individuellen Biographie und der Persönlichkeit geprägt und wird zudem von den aktuellen Lebensumständen beeinflusst, sodass es kein starres Schema gibt. Dennoch ist der Verlauf bei der Mehrzahl der Alzheimer-Kranken ähnlich und von charakteristischen Symptomen geprägt.

Frühe Anzeichen einer Erkrankung sind Gedächtnisstörungen, vor allem für kurz zurückliegende Ereignisse oder Namen. Häufig treten auch zuvor nicht gekannte Schwierigkeiten auf, sich in einer fremden Umgebung zurechtzufinden. Die Veränderung wird meist von den Betroffenen selbst bemerkt, oft auch anderen mitgeteilt und als sehr beunruhigend erlebt.

Später werden die Krankheitszeichen für Außenstehende sichtbar: Es gibt Schwierigkeiten bei anspruchsvollen Alltagstätigkeiten, zum Beispiel am Arbeitsplatz oder bei komplizierteren Hobbys, die dann meist schnell aufgegeben werden. Vielleicht verirrt sich der Kranke auch in einer nicht vertrauten Gegend, da er räumlich oder örtlich desorientiert ist.

In einem dritten Stadium machen sich Gedächtnislücken für neue, aber auch für lang zurückliegende Ereignisse deutlich bemerkbar. Außerdem treten Schwierigkeiten beim Rechnen und im Umgang mit Geld auf. Reisen ohne Begleitung sind nun nicht mehr möglich. Die Kranken tun sich schwer, komplizierte Erklärungen zu verstehen und Neues zu lernen. Sie haben ihre Lernfähigkeit verloren. Komplexere Situationen, zum Beispiel im Verkehr, werden nicht mehr überblickt. In dieser Phase bekommt das Leugnen von Defiziten einen eigenen Krankheitswert und macht den Umgang schwierig. Die Kranken neigen außerdem dazu, soziale Situationen, die sie als schwierig erleben, zu vermeiden, und ziehen sich deshalb immer mehr zurück.

Im weiteren Verlauf ist der Hilfsbedarf nicht mehr zu übersehen. Denn die Gedächtnislücken betreffen jetzt auch Persönlichkeitsnahes. Die eigene Adresse, Namen von Angehörigen, zum Beispiel der Enkel, werden vergessen. Das Zeitgefühl und damit die zeitliche Orientierung gehen ebenfalls verloren. Weil vieles von dem, was andere sprechen, nicht mehr richtig verstanden wird, wirken die Kranken auf ihre Mitmenschen häufig schwerhörig, auch wenn sie es tatsächlich gar nicht sind. Gleichzeitig haben sie zunehmend Schwierigkeiten, sich mit Worten auszudrücken. In dieser Phase wissen die Betroffenen aber genau, wer sie sind, und kennen in der Regel auch die Namen der pflegenden Angehörigen.

Weil die Kranken sich in einer fremd gewordenen Umgebung und ohne Zeitgefühl unsicher fühlen, klammern sie sich um so mehr an vertraute Menschen.

Im letzten Stadium schließlich gehen die persönliche Orientierung und die sprachliche Fähigkeit völlig verloren. Selbstständiges Essen ist oft nicht mehr möglich. Die Kranken sind jetzt vollständig pflegebedürftig.

Alzheimer-Demenz aus Sicht des Patienten

Die Wahrnehmung der eigenen Einschränkungen ist am Beginn der Alzheimer-Krankheit sehr klar. Später wird sie immer undeutlicher. Die Patienten fühlen sich beschämt und verunsichert. Vor allem leiden sie unter dem Verlust ihrer Eigenständigkeit und ihres Handlungsvermögens. Dies verleitet sie häufig zusätzlich zu einem leicht aufbrausenden und aggressiven Verhalten.

Ursachen

Trotz intensiver Forschung ist es bisher nicht gelungen zu klären, warum eine bestimmte Person an Alzheimer erkrankt und eine andere nicht. Oder auch, warum jemand schon mit 65 oder gar mit 50 Jahren betroffen ist, ein anderer erst mit 95. Nur in einem sehr kleinen Teil der Fälle sind die Ursachen der Alzheimer-Krankheit heute bereits bekannt. Verschiedene Erbfaktoren können an ihrer Entstehung beteiligt sein. In den meisten Fällen spielen erbliche Einflüsse aber keine Rolle.

In einigen wenigen Familien wird die Alzheimer-Krankheit durch Mutation in dem Abschnitt des Erbgutes hervorgerufen, der die Herstellung des Amyloid-Vorläuferproteins steuert. In mehreren anderen Familien besteht ein Zusammenhang zwischen der früh einsetzenden erblichen Krankheitsform und einem Gen auf Chromosom 14.

Eine familiär vererbte Form der Alzheimer-Krankheit ist umso wahrscheinlicher, je mehr Familienmitglieder betroffen sind und vor allem je früher die Symptome bei ihnen eingesetzt haben.

Ein wichtiger Forschungsansatz bei der Frage nach Alzheimerauslösern ist die Suche nach statistischen Risikofaktoren. Wie sich herausgestellt hat, ist der am besten belegte statistische Risikofaktor, an einer Demenz zu erkranken, das Alter. Das bedeutet, dass die Erkrankungswahrscheinlichkeit eines Menschen zunimmt, je älter er wird. So beträgt im Alter von 90 Jahren das altersbedingte Risiko 33 Prozent.

Einig ist man sich heute, dass vorausgegangene Schädelhirnverletzungen ebenso wie kleine so genannte stumme Schlaganfälle, die von den Betroffenen gar nicht als solche wahrgenommen wurden, ein langfristig bestehender erhöhter Blutdruck, depressive Erkrankungen und eine Schilddrüsenunterfunktion das Entstehen einer Alzheimer-Erkrankung begünstigen.

Therapiemöglichkeiten

Bislang gibt es keine ursächliche Therapie, wohl aber vielfältige Möglichkeiten, die Symptome, die im Krankheitsverlauf auftreten, medikamentös und nicht medikamentös zu beeinflussen.

Heute stehen Medikamente zur Verfügung, mit denen sich die Gedächtnisleistungen verbessern und Verhaltensstörungen lindern lassen. Von besonderer Bedeutung für den Kranken sind menschliche Zuwendung, angemessener Umgang mit Verhaltensauffälligkeiten, Aktivierung und Beschäftigung.

Die psychischen Funktionen können bei Alzheimer-Patienten durch ein Training nicht verbessert werden. Eine sinnvolle Ergänzung der medikamentösen Therapie ist aber der Einsatz von Umwegstrategien wie der regelmäßige Gebrauch eines Notizbuchs mit den wichtigsten persönlichen Informationen für den jeweiligen Tag. Dadurch kann sich die Alltagsbewältigung spürbar steigern. Hilfreich und für die Patienten angenehm ist auch die intensive Beschäftigung mit Erinnerungen, unterstützt durch Fotos, Zeitungsausschnitte oder Musikstücke, die dabei helfen können, sich frühere Erlebnisse wieder ins Gedächtnis zu rufen.

DocTipp

Je früher Alzheimer erkannt wird, desto besser ist es. Durch eine möglichst frühzeitige Behandlung bleibt die Leistungsfähigkeit des Gehirns besser erhalten. Gehen Sie also schon im Falle eines Verdachtes auf Alzheimer zum Psychiater oder zum Neurologen. Vor Alzheimer schützen kann man sich jedoch nicht. Dennoch haben Forscher herausgefunden, dass Vitamin E eventuell einen vorbeugenden Effekt haben könnte. Unter Umständen kann sogar Rauchen vor Alzheimer schützen. Genaue Erkenntnisse liegen dazu allerdings nicht vor.

Schlaganfall

Rund 200 000-mal im Jahr schlägt er zu – und wenn es passiert, zählt jede Minute. Denn bei frühzeitiger und richtiger Behandlung können viele Folgeschäden vermieden werden. Der Schlaganfall ist eine der großen Volkskrankheiten. Er steht an dritter Stelle der Todesursachen und ist die häufigste Ursache für lebenslange Behinderungen.

Schlaganfall ist jedoch nicht gleich Schlaganfall. Verschiedene Ursachen können das Gehirn aus dem Gleichgewicht bringen. Am häufigsten sind Duchblutungsstörungen, zum Beispiel aufgrund eines Problems mit der Versorgung über die innere Halsschlagader. Lagern sich hier Kalkbestandteile und Fett ab, entsteht eine Engstelle, die sich immer weiter verschließt. Es bilden sich Turbulenzen, kleine Brocken können sogar abreißen und werden mit dem Blutfluss ins Gehirn geschwemmt. Dort angekommen, rufen diese Mitgeschosse kurze Ausfälle hervor, die so genannten TIAs (Transistorische ischämische Attacken) – gemeint sind Sehstörungen, kurzzeitige Lähmungen oder Sprachstörungen, quasi Vorboten des Schlaganfalls. Diese Signale müssen unbedingt ernst genommen werden. Man sollte sofort einen Arzt aufsuchen. Verengt sich nämlich die Halsschlagader weiter, kommt es schließlich zum völligen Stillstand des Blutflusses in Richtung Gehirn – zum Schlaganfall.

Ursachen

Das Gehirn kann seine vielfältigen Aufgaben nur erledigen, wenn die Blutversorgung in Ordnung ist. Ungefähr 80 Prozent aller Schlaganfälle sind auf Mangeldurchblutungen zurückzuführen. Teile des Gehirns werden von der Sauerstoffversorgung abgeschnitten und dadurch beschädigt. Das wiederum kann verschiedene Ursachen haben. Die Arterienverkalkung (Arteriosklerose) ist ein Engpass in einem Blutgefäß. Ist eine Arterie in ihrem Durchmesser zu mehr als 70 bis 80 Prozent verengt, kann nicht mehr genügend Blut die Engstelle passieren. Fällt dann zusätzlich noch der Blutdruck ab (zum Beispiel durch einen Herz-Kreislauf-Schock), wird der betroffene Bereich des Gehirns nicht mehr durchblutet. Man spricht von einer hämodynamischen, durch verminderten Blutfluss bedingten Ursache der Durchblutungsstörung.

Aus dem Engpass wird ein Verschluss: Eine Arteriosklerose kann auch dazu führen, dass die Gefäßinnenwand aufbricht. An der Wunde lagern sich Blutplättchen an und verkleben miteinander. Dieses Blutgerinnsel wächst weiter und kann schließlich das Gefäß ganz verschließen. Das nennt man eine Thrombose.

Thrombosen sind auch deshalb sehr gefährlich, weil kleine Teile sich ablösen und mit dem Blutstrom bis ins Gehirn gespült werden können. Dort dringen sie bis in kleinere Gefäße vor, in denen sie stecken bleiben und so ein wichtiges Blutgefäß verschließen. Löst sich der Pfropf nicht schnell wieder auf, kommt es zum Schlaganfall. Häufig bilden sich Blutgerinnsel aber auch im Herz und gelangen über eine der Schlagadern ins Gehirn. Ursache für solche kardialen Embolien können Herzrhythmusstörungen, ein Herzinfarkt, eine Schädigung der Herzklappen oder eine vorausgegangene Herzoperation sein.

Andere Ursachen für einen Schlaganfall können entzündliche Gefäßerkrankungen, Störungen der Blutgerinnung oder bestimmte Medikamente sein. Auch bei jüngeren Menschen ist der Schlaganfall heutzutage leider keine Seltenheit mehr. Rauchen scheint vor allem in der Kombination mit der Antibabypille und einer Migräne als Risikofaktor gerade für junge Frauen entscheidende Bedeutung zu haben.

Diagnose

Entscheidend ist zunächst eine umfangreiche Diagnose. Die neurologische Untersuchung prüft die Wahrnehmungsfähigkeit und die Reflexe des Patienten. Es geht darum, festzustellen, welche Regionen in Mitleidenschaft gezogen sind. Bei Verdacht auf einen Schlaganfall muss so rasch wie möglich eine Computertomographie des Gehirns veranlasst werden. Mit Hilfe von Röntgenstrahlen werden bei dieser schmerzfreien Untersuchung Schichtaufnahmen des Kopfes angefertigt. Auf diese Weise können Ausmaß und Ort des Schlaganfalls genau festgestellt werden.

Unerlässlich ist auch eine Untersuchung der wichtigsten Blutgefäße. Wenn Ablagerungen, zum Beispiel in der inneren Halsschlagader, für den Schlaganfall verantwortlich sind, lassen sich diese mit Hilfe der Dopplersonographie exakt erkennen und genau einordnen. Die Ultraschalltechnologie kann zusätzlich helfen, den Patienten über einen gewissen Zeitraum zu kontrollieren, indem der Blutkreislauf im Gehirn überwacht wird. Kommt es zu einer erneuten Durchblutungsstörung, schlagen die Geräte Alarm.

Vorbeugen

Je früher der Arzt mögliche Engstellen in der Halsschlagader entdeckt, desto besser kann man einer weiteren Verengung entgegenwirken. Denn ein erkanntes Risiko ist ein kontrollierbares Risiko. Auch die Frage, ob eine besondere Gefährdung angeboren ist, kann mit dem Gang zum Arzt rechtzeitig geklärt werden. Kennt man sein persönliches Risiko und nimmt man die ersten Warnzeichen seines Gehirns ernst, kann man viel tun, damit der große Schlag ausbleibt. So kann der Arzt beispielsweise mit gerinnungshemmenden Medikamenten den reibungslosen Blutfluss unterstützen. Regelmäßige Untersuchungen der Halsschlagader können zusätzliche Sicherheit über die Blutversorgung unserer grauen Zellen bringen. Genau wie bei anderen Zivilisationskrankheiten ist es wichtig, dass wir uns und unsere Blutwerte wieder in den Griff bekommen. Denn eines der Hauptrisiken ist und bleibt ein zu hoher Blutdruck – und damit auch die Dinge, die ihn unnötig in die Höhe treiben, wie Alkohol, Bewegungsmangel und Übergewicht.

Behandlung

Wenn es zu einem Schlaganfall gekommen ist, muss umgehend der Notarzt gerufen werden. Jede Minute zählt! Bei jedem Schlaganfall kommt es zu einem Ausfall bestimmter Hirnfunktionen. Es gibt gute Hinweise darauf, dass eine rechtzeitige Behandlung (innerhalb von sechs Stunden) mit neuen Medikamenten das Ausmaß dieser Ausfälle verringern kann. Diese Medikamente, die dem Körper als Infusion zugeführt werden, machen die Hirnzellen unempfindlicher gegen einen akuten Sauerstoffmangel, der beim Schlaganfall auftritt. Sie können also länger mit wenig Sauerstoff überleben. Außerdem scheint es sich zu bewähren, den die Hirnarterie verstopfenden Blutpfropfen medikamentös aufzulösen.

DocTipp

- *Hören Sie auf zu rauchen.*
- *Bewegen Sie sich häufig an der frischen Luft.*
- *Vermeiden Sie Übergewicht.*
- *Achten Sie auf zu hohen Blutdruck. Wenn Sie den Wert nur um zehn Punkte senken, verringert sich das Schlaganfallrisiko bereits um 40 Prozent.*
- *Lassen Sie sich regelmäßig vom Arzt untersuchen.*

Parkinson

Morbus Parkinson gehört nach der Epilepsie zu den häufigsten neurologischen Erkrankungen. In der Regel liegt der Krankheitsbeginn zwischen dem 50. und 60. Lebensjahr. Von einer reinen Alterskrankheit kann trotzdem nicht gesprochen werden, da bis zu 8 Prozent der Betroffenen vor dem 40. Lebensjahr erkranken.

Kennzeichen

Die Krankheit äußert sich in wechselhaften und uncharakteristischen Erstbeschwerden, die oft übersehen werden oder zu Fehldiagnosen führen. Erst nach etwa drei Jahren kommt es im Durchschnitt zur endgültigen

Diagnose »Morbus Parkinson«. Diese Problematik wurde schon in der ersten Beschreibung der wesentlichen Merkmale der Erkrankung durch den englischen Landarzt James Parkinson erkannt.

Sehr viele Patienten bemerken in der frühen Phase der Erkrankung einen Leistungsabfall, der sich in chronischer Müdigkeit und Konzentrationsschwäche zeigt und häufig nach Vorerkrankungen wie grippalen Infekten, größeren Operationen oder auch Unfällen auftritt. Zusätzlich kommt es oft zu Muskelverspannungen im Bereich der Hals- oder Lendenwirbelsäule und zu depressiven Verstimmungen.

Zu den typischen Kardinalsymptomen, die nicht unbedingt schon zu Beginn der Erkrankung auftreten müssen, gehören Zittern in Ruhestellung, der so genannte Tremor, Muskelverkrampfung oder Rigor und Unbeweglichkeit bzw. Unterbeweglichkeit.

Neben diesen motorischen Störungen können aber auch vegetative Anomalien auftreten wie extremes Schwitzen, verstärkter Speichelfluss, Hitzewallungen, Hitze- oder Kälteempfindungen wie auch juckende Füße und unruhige Beine.

Ursache und Diagnose

Zum Entstehen der hauptsächlichen Beschwerden kommt es durch das Absterben von pigmenthaltigen Nervenzellen.

Spezielle Botenstoffe, die Transmitter, dienen hier dem Informationsaustausch. Eine tragende Rolle kommt dem Transmitter Dopamin zu, bei dessen Verringerung die Fähigkeit zur Muskelkontrolle nachlässt. Bei Parkinson-Erkrankten ist eine sehr niedrige Konzentration von Dopamin nachweisbar.

Um den Patienten langfristig therapeutisch optimal versorgen zu können, ist eine frühestmögliche fachärztliche Diagnose notwendig, die allerdings häufig dadurch erschwert wird, dass die ersten unspezifischen Krankheitssymptome erst nach dem Absterben von circa 60 Prozent der dopaminergen Zellen auftreten. Allgemeine Richtlinien, an denen die Diagnostik ausgerichtet werden kann, fehlen jedoch. Meist wird Parkinson aber an dem Zittern in Ruhestellung erkannt.

Therapeutische Möglichkeiten und Ziele

Eine Heilung und Beeinflussung der Geschwindigkeit der Erkrankung ist heute noch nicht möglich. Das Ziel der Behandlung liegt in einer Besserung der Symptome, um den Betroffenen zu ersparen, auf ständige Hilfe im Alltag angewiesen zu sein und unter Umständen berufsunfähig zu werden.

Da nach einem Zeitraum von circa zehn Jahren die medikamentöse Therapie erschöpft ist, sollten dann auch operative Behandlungsmethoden in Betracht gezogen werden.

Bei der medikamentösen Einstellung des Patienten muss die vorherrschende Symptomatik berücksichtigt werden. Eine Behandlung der Erkrankung im Frühstadium unterscheidet sich grundlegend von einer Behandlung des fortgeschrittenen Parkinson-Syndroms, da hier mit zusätzlichen motorischen Komplikationen zu rechnen ist. Obwohl alle Stoffe miteinander kombinierbar sind, richtet sich die Gabe in Form einer Einzel- oder Kombinationstherapie nach diversen Faktoren wie individuelle Verträglichkeit, Langzeitwirkung und Nebenwirkungen.

DocTipp

Das Gehirn funktioniert wie ein Muskel. Wird es nicht mehr trainiert und somit nicht mehr aufgebaut, dann »erschlafft« es. Deshalb: Gehirnjogging! Man kann das Gehirn trainieren und sollte das auch im Alter noch tun. Dafür gibt es jede Menge Möglichkeiten, die zudem Spaß machen.

- *Lernen Sie jede Woche ein Gedicht auswendig!*
- *Lesen Sie einen Artikel aus der Zeitung und versuchen Sie ihn danach aus dem Kopf zusammenzufassen.*
- *Tagebuchschreiben hilft, sich an Ereignisse zu erinnern.*

- *Spielen Sie Schach. Das trainiert das Gehirn und hält jung!*
- *Kopfrechnen ist eine gute Methode, das Gehirn fit zu halten.*
- *Auch die richtige Ernährung hat einen Einfluss auf das Gehirn. Zum Schutz der Zellmembranen, die die Nervenzellen schützen, bieten sich vor allem E-Vitamine an. Grüner Tee oder Ginkgo biloba sind hier zu empfehlen.*
- *Wichtig ist gerade für ältere Menschen, regelmäßig ausreichend Flüssigkeit zu sich zu nehmen. Trocknen sie aus, kann das Gehirn nicht mehr richtig arbeiten.*

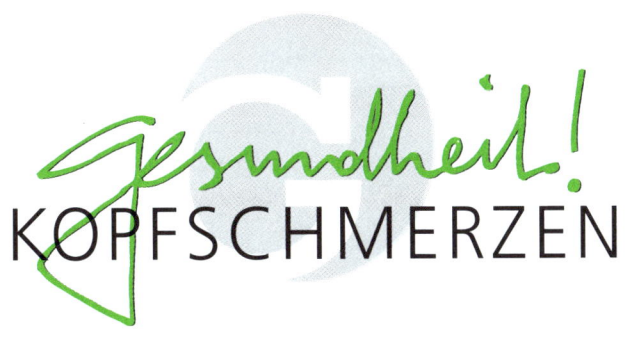

KOPFSCHMERZEN

Kater oder Dauerqual?

Kopfschmerzen – die meisten kennen sie. Meist liegt es nur am Stress oder der durchzechten Nacht. Das lässt sich mit Aspirin oder Ähnlichem leicht beheben und ist schnell wieder vergessen. Doch leiden auch viele Menschen unter besonders heftigen und häufig wiederkehrenden Kopfschmerzen, die meistens nicht so einfach in den Griff zu bekommen sind.

Kopfschmerzarten

In den Praxen von Allgemeinmedizinern und Internisten zählen Kopfschmerzen neben Rückenschmerzen und fieberhaften Infekten zu den häufigsten Beschwerden der Patienten. 176 verschiede Arten von Kopfschmerzen soll es geben, eine Zahl, die sich jedoch sehr schnell wieder relativiert, da sich über 90 Prozent aller Kopfschmerzen auf zwei Typen zurückführen lassen: Spannungskopfschmerz (54 Prozent) und Migräne (38 Prozent).

Die diagnostische Zuordnung von Kopfschmerzen ist deshalb schwierig, da es im Gegensatz zu vielen anderen Erkrankungen keine apparativen Untersuchungsmethoden gibt, mit denen sich eine Verdachtsdiagnose vergleichsweise einfach und schnell bestätigen ließe.

Ärztlicher Beistand

Ein guter Hausarzt, der seinen Patienten richtig führt und ihn mit seinen Beschwerden ernst nimmt, kann dem Kopfschmerz gut zu Leibe rücken. In der Regel kann der Arzt, der sich ein bisschen mehr Zeit für seinen Patienten nimmt, aus der Schilderung von Zeitverlauf und Charakteristik der Kopfschmerzen die diagnostische Zuordnung herleiten. Patienten, denen der Arzt die pathologischen Ursachen und Zusammenhänge der Kopfschmerzen erklärt und denen er mit einer entsprechenden Akuttherapie oder Prophylaxe hilft, ihre Beschwerden in den Griff zu bekommen, sind sehr dankbare und treue Patienten. 90 Prozent aller Kopfschmerzen können problemlos vom Hausarzt behandelt werden. Nur in den verbleibenden 10 Prozent aller Fälle ist die fachärztliche Betreuung durch einen Nervenarzt oder Schmerztherapeuten notwendig.

Was verursacht Kopfschmerzen?

Zu viel Alkohol erweitert die Blutgefäße im Gehirn und irritiert somit die Nervenfasern der Hirnhäute. Außerdem führen die Geschmacksstoffe und Gerbsäuren in den alkoholischen Getränken zusätzlich zu Stoffwechselstörungen und Entzündungen der Blutgefäße in den empfindlichen Hirnhäuten.

80 Prozent aller Kopfschmerzpatienten reagieren auf Wetterwechsel und Föhn sehr empfindlich. Tiefdrucksysteme werden dabei schlimmer empfunden als warmes und trockenes Wetter. Zudem kann es bei einem Wetterwechsel oft zu einem Absinken des Blutdrucks kommen.

Alle Arten von Stress können Kopfschmerz auslösen. Streit mit dem Partner und Probleme in der Arbeit wirken beispielsweise ebenso negativ wie Stress beim Autofahren oder Sport.

Übermüdung und zu wenig Schlaf gehören zu den häufigsten Auslösern einfacher Kopfschmerzen. Das Nervensystem ist überanstrengt und reagiert überempfindlich auf viele Reize. Der Stoffwechsel der Hirnzellen ist verlangsamt, der Kreislauf sackt ab, die Konzentration ist gestört.

Auch stundenlanges Arbeiten vor dem Computer kann die Augen sehr strapazieren. Die Anspannung gelangt über den Sehnerv ins Gehirn, es entstehen »Büro-Kopfschmerzen«. Zusätzlich kommt es dabei zu einer Überbelastung und Verspannung der Hals- und Nackenmuskulatur.

Kopfschmerz als Alarmsignal

Millionen von Menschen quälen sich mit Kopfschmerz, der vergleichsweise ungefährlich ist. Hinter dem Symptom Kopfschmerz kann aber auch eine gefährliche Krankheit stecken. Circa acht Prozent aller Patienten leiden an potenziell gefährlichen, symptomatischen Kopfschmerzen. Diese so genannten sekundären Kopfschmerzen deuten auf eine ernsthafte Erkrankung hin, sodass Kopfschmerz hier als Alarmsignal gesehen werden muss. Daher sollte man unbedingt sofort einen Arzt aufsuchen, wenn Kopfschmerzen schlagartig und mit einer Intensität auftreten, die einem bisher unbekannt war. Kommen nämlich Nackensteife und Fieber hinzu, kann es sich um eine Meningitis, eine Hirnhautentzündung, handeln.

Starke Kopfschmerzen mit gleichzeitigen neurologischen Ausfällen wie Lähmungen, Sprachstörungen, epileptischen Anfällen oder Bewusstseinsstörungen können auf eine Gehirnblutung hinweisen. Die Ursache ist dann das Platzen eines im Kopf liegenden Blutgefäßes.

Kopfschmerzen können auch auf eine Augenerkrankung wie beispielsweise den grünen Star hindeuten. Solche Kopfschmerzen gehen dann mit einer Rötung und Verhärtung des Augapfels einher.

Spannungskopfschmerz

Der häufigste Kopfschmerz von allen ist der Spannungskopfschmerz. Fast jeder hatte ihn schon einmal. Tritt er nur selten auf, wird er in der Regel mit frei verkäuflichen Schmerzmitteln behandelt und muss nicht zum Arztbesuch führen. Anders ist allerdings der chronische Spannungskopfschmerz. Ungefähr drei Prozent aller Erwachsenen sind davon betroffen – Männer und Frauen gleichermaßen. Im Gegensatz zur Migräne liegt der Beginn der Erkrankung meist zwischen dem 20. und dem 30. Lebensjahr.

Theorien über Spannungskopfschmerz

Der Begriff Spannungskopfschmerz leitet sich von zwei Theorien ab. Bei der einen wird der Kopfschmerz mit einer erhöhten Muskelanspannung, im Sinne einer Verspannung besonders der Nacken- und Stirnmuskulatur, in Verbindung gebracht. Die andere geht von einer dem Kopfschmerz vorausgegangenen seelischen Anspannung aus.

Studien haben mittlerweile gezeigt, dass es zwar beim Spannungskopfschmerz zur erhöhten Muskelspannung kommt, die jedoch nicht mit Ausprägung und Intensität der Kopfschmerzen korreliert. Darüber hinaus führt fast jeder Kopfschmerz zu einer Anspannung der Nackenmuskulatur. Ähnlich verhält es sich auch mit der zweiten Theorie. Aller Wahrscheinlichkeit nach ist es erst der Kopfschmerz, der entsteht und zu einer seelischen Anspannung im Sinne einer depressiven Verstimmung führt.

Heute geht man davon aus, dass es sich beim Spannungskopfschmerz um eine Verminderung der Schmerzschwelle im Gehirn handelt. Dafür scheint auch zu sprechen, dass bei Patienten mit chronischen Spannungskopfschmerzen die Schmerzschwelle ebenso in anderen Bereichen des Körpers herabgesetzt ist. Zusätzlich spricht für diese Annahme noch der Umstand, dass selbst sehr starke Kopfschmerzmittel wie Opioide nicht wirksam sind, wohingegen Antidepressiva, die die zentrale Schmerzstelle im Gehirn beeinflussen, eine relativ gute Wirksamkeit zeigen.

Auswirkungen

Anders als bei der Migräne betrifft der Spannungskopfschmerz den gesamten Kopf und wird als dumpf-drückend beschrieben. Die Intensität ist mittelhoch bis niedrig. Zusätzliche Phänomene wie Licht- und Lärmempfindlichkeit oder Übelkeit treten nur selten auf. Seh- oder Gefühlsstörungen wie bei den Aura-Symptomen der Migräne gibt es nicht. Bei körperlicher Belastung nimmt der Spannungskopfschmerz nicht zu, sondern manchmal sogar ab. Vielen der Betroffenen fällt es schwer, ihre Schmerzen genau zu beschreiben. Relativ typisch ist das Gefühl, einen »Stahlring um den Kopf« zu haben oder einfach nicht richtig denken zu können. Auch wenn der Patient in seiner Leistungsfähigkeit etwas eingeschränkt ist, so bleibt er doch im Gegensatz zum Migränepatienten arbeitsfähig. Tritt der Spannungskopfschmerz an weniger als 15 Tagen des Monats oder 180 Tagen des Jahres auf, spricht man von episodischem Spannungskopfschmerz. Alles hierüber Hinausgehende wird als chronischer Spannungskopfschmerz bezeichnet.

Therapie

Treten Spannungskopfschmerzen nur gelegentlich auf, können sie mit einfachen Schmerzmitteln wie Acetylsalicylsäure (Aspirin), Paracetamol oder so genannten nichtsteroidalen Schmerzmitteln wie Ibuprofen oder Naproxen behandelt werden. Allerdings sollten Schmerzmittel nicht häufiger als zehnmal pro Monat eingenommen werden. Wenn Patienten länger als drei Monate jeden zweiten Tag oder sogar täglich unter Spannungskopfschmerzen leiden, sind andere Strategien notwendig. In solchen Fällen empfehlen Experten die vorbeugende Behandlung mit Antidepressiva. Diese Medikamente beeinflussen auch die Verarbeitung von Schmerzreizen im Gehirn und können so den Teufelskreis durchbrechen. Allerdings müssen sie über einen längeren Zeitraum, mindestens sechs Monate, eingenommen werden, um ihre volle Wirkung zu entfalten.

DocTipp

Gerade beim Spannungskopfschmerz helfen zusätzlich zur medikamentösen Behandlung andere Therapien:
- *Treiben Sie Sport, das entspannt!*
- *Krankengymnastik hilft, bestimmte Muskulaturbereiche zu lockern.*
- *Muskelentspannungsübungen und Biofeedback haben sich als sehr hilfreich erwiesen.*
- *Vermeiden Sie zu starken Stress! Wenn Sie einen sehr stressreichen Beruf ausüben, lernen Sie bestimmte Übungen zur Stressbewältigung.*

Migräne

Migräne ist weit mehr als ein heftiger Kopfschmerz. Unter Migräne versteht man attackenweise auftretende und in gewissen Zeitabständen wiederkehrende, meist pulsierende und pochende Kopfschmerzen, die im Allgemeinen einseitig, selten aber auch beidseitig auftreten. Häufig wechselt die Seite der Kopfschmerzen von einem Migräneanfall zum anderen, manchmal auch während eines Anfalls.

Appetitlosigkeit, Übelkeit und Erbrechen, Licht- und Lärmempfindlichkeit sowie eine Überempfindlichkeit für bestimmte Gerüche, wie zum Beispiel Essensgerüche, sind typische Begleitsymptome einer Migräneattacke. Zwischen den Migräneattacken bestehen keine Kopfschmerzen.

Einteilung der Migräne

Mediziner unterscheiden zwischen zwei prinzipiellen Formen der Migräne. Zum einen die einfache Migräne ohne so genannte Aura, zum anderen die klassische Migräne mit Aura. Die einfache Migräne beginnt meist in den frühen Morgenstunden mit pulsierenden, pochenden oder stechenden Kopfschmerzen. Fast immer spielen sich diese Kopfschmerzen in nur einer Kopfhälfte ab, wobei bei der Einteilung in Kopfhälften nicht nur rechts und links, sondern auch vorne und hinten gemeint ist. Viele dieser Migränepatienten wachen morgens mit diesen Beschwerden auf und versuchen absolute Ruhe zu halten, damit es bloß nicht noch schlimmer wird. Insgesamt dauert so eine Attacke zwischen 6 und 48 Stunden, die Intensität der Kopfschmerzen kann von Attacke zu Attacke unterschiedlich sein.

Die klassische Migräne verläuft immer im Zusammenhang mit einer Aura. Mit Aura wird die Phase vor der eigentlichen Migräneattacke bezeichnet, die von neurologischen Reiz- oder Ausfallerscheinungen geprägt ist. Diese Aurasymptome können Sehstörungen in Form von Lichtblitzen, Flimmerphänomenen oder Einschränkungen des Gesichtsfelds sein. Möglich sind auch Gefühlsstörungen an den Armen und Beinen und Sprechstörungen.

Wer hat Migräne?

Migräne ist eine Volkskrankheit. Fast jeder achte Deutsche leidet unter den peinigenden Schmerzen. Zwei Drittel der Betroffenen sind Frauen. Immer wieder wurde versucht, eine bestimmte »Migräne-Persönlichkeit« mit bestimmten Eigenschaften zu definieren, doch neuere psychologische Studien haben gezeigt, dass sich das Bild einer typischen Migräne-Persönlichkeit nicht halten lässt.

Am häufigsten beginnt die Migräneerkrankung während der Pubertät, die Ursache hierfür liegt sicherlich in der Hormonumstellung des Körpers. Bezüglich Häufigkeit und Schwere der Attacken liegt der Höhepunkt der Erkrankungen zwischen dem 30. und 40. Lebensjahr. Bei den meisten Migränepatienten tritt jenseits des 50. Lebensjahres wieder eine Besserung der Erkrankung ein.

Die konkreten Ursachen der Migräneerkrankung sind bis heute ungeklärt. Nach den heutigen Theorien handelt es sich bei der Migräne um eine relativ kurzzeitige Entzündung in der Umgebung der kleinen Blutgefäße der Hirnhäute – allerdings ohne Bakterien und ohne Viren. Diese Theorie erklärt auch, warum gerade Aspirin, das unter anderem entzündungshemmend ist, eine so gute Wirkung bei Migräne hat.

Diagnose

Wichtig für den Arzt ist es, eine exakte Beschreibung der Kopfschmerzen in Bezug auf ihr erstmaliges Auftreten, ihre Häufigkeit und Dauer, den Charakter der Schmerzen und mögliche Begleitsymptome zu bekommen.

Viele Patienten haben große Schwierigkeiten, die Charakteristik ihrer Kopfschmerzen über einen längeren Zeitraum hinweg zu beschreiben. In diesen Fällen empfiehlt es sich, den Patienten zu bitten, ein Kopfschmerz-Tagebuch zu führen. Solche Tagebücher bestehen aus vorgedruckten Tabellen, in denen der Patient Auftreten, Charakteristik, Dauer und Intensität der Kopfschmerzen sowie die eingenommenen Medikamente und deren Wirksamkeit dokumentiert. Kommt der Arzt damit nicht weiter oder vermutet er eine andere Ursache der Kopfschmerzerkrankung, sollte er seinen Patienten an einen Neurologen seines Vertrauens überweisen.

Therapie

Bei Übelkeit sollte man zunächst ein Medikament gegen Übelkeit einnehmen und etwa 15 bis 20 Minuten später Aspirin in höherer Dosierung, etwa tausend Milligramm. Falls Aspirin nicht hilft, kann man Tabletten mit dem Wirkstoff Paracetamol nehmen. Wenn auch das nicht hilft, empfiehlt sich ein neuer Wirkstoff, Sumatriptan, oder ein Zäpfchen mit dem Wirkstoff Ergotamin. Dieselbe Attacke darf allerdings unter keinen Umständen gleichzeitig mit Ergotamin und Sumatriptan behandelt werden!

Mittel der ersten Wahl in der Vorbeugung von Migräneattacken sind so genannte Betablocker. Betablocker sind eigentlich Medikamente, die für die Behandlung von Herzrhythmusstörungen und hohen Blutdruck seit Jahren mit Erfolg eingesetzt werden. Ihre positive Wirkung auf Migräne wurde rein zufällig entdeckt, allerdings ist der genaue Wirkungsmechanismus der Betablocker bei der Migräne nicht bekannt. Um Nebenwirkungen zu vermeiden, wird mit einer geringen Dosis begonnen, die langsam gesteigert wird. Mit einer positiven Wirkung auf die Migräneattacken kann man erst nach frühestens zwei bis drei Monaten rechnen.

Über Nebenwirkungen sollte man auf jeden Fall mit dem Arzt sprechen. Natürlich können starke Medikamente auch Nebenwirkungen haben. Diese treten bei der richtigen Verwendung allerdings selten auf. Ergotamin kann Übelkeit hervorrufen oder sogar selbst Kopfschmerz verursachen. Das neue Sumatriptan soll man nur verwenden, wenn man nicht unter einer koronaren Herzerkrankung leidet.

Paradoxer Kopfschmerz

Eine besondere Form des Kopfschmerzes ist der durch Medikamente hervorgerufene, der so genannte paradoxe Kopfschmerz. Dieser Kopfschmerz betrifft Patienten, die die Therapie ihrer chronischen oder häufig wiederkeh-

renden Kopfschmerzen selbst in die Hand nehmen und regelmäßig und unkontrolliert Schmerzmittel in sich hineinschütten. Bei dieser Erkrankung handelt es sich um eine Suchtkrankheit, da der Patient nicht ohne weiteres auf sein Schmerzmittel verzichten kann, weil sofort wieder die ursprünglichen Kopfschmerzen eintreten.

Symptome

Wie viele Menschen von dieser Form des Kopfschmerzes betroffen sind, ist nicht bekannt. Die mit diesem Krankheitsbild einhergehenden Symptome sind abhängig von der ursprünglichen Art des Kopfschmerzes. Liegt dem Ganzen ein Spannungskopfschmerz zugrunde, so leiden die Patienten unter einem täglichen dumpf-drückenden Kopfschmerz. Charakteristischerweise ist dieser Kopfschmerz morgens etwas stärker und dann den ganzen Tag lang gleich bleibend. Dies liegt daran, dass die Konzentration des Schmerzmittels im Blut während des Nachtschlafes abgenommen hat – was am Morgen zum erneuten Griff zu den Tabletten führt.

Bei ursprünglichen Migränepatienten kommt es durch die häufige Einnahme von Migränemitteln zur Zunahme vom Migräneattacken oder zur Verlängerung des einzelnen Anfalls. Dies kann sich derart steigern, dass die Patienten unter täglichen Attacken leiden. Typisch ist dabei, dass die Patienten morgens unter den klassischen Migränesymptomen leiden, die sie mit der Einnahme des Migränemittels in den Griff bekommen, dann allerdings den Rest des Tages unter einem dumpf drückenden medikamenteninduzierten Kopfschmerz zu leiden haben.

Therapie

Die einzige Möglichkeit, den medikamenteninduzierten, paradoxen Kopfschmerz zu behandeln, ist strikter Medikamentenentzug. In Abhängigkeit von der Dauer und Intensität des Schmerzmittelmissbrauchs empfiehlt sich wahlweise ein ambulanter oder stationärer Entzug. Dabei ist auch psychologische Betreuung notwendig, in der dem Patienten klargemacht wird, dass alle weiteren therapeutischen Versuche unsinnig sind, solange der Teufelskreis der Sucht nicht durchbrochen ist.

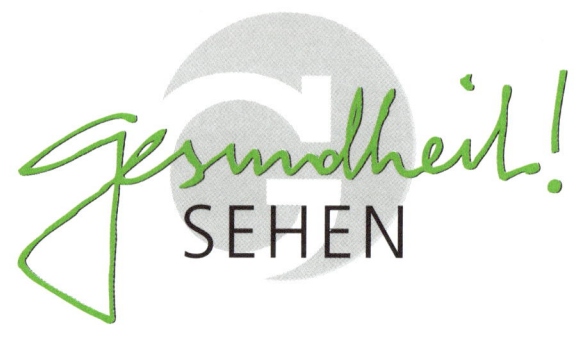

Der Blick nach vorn

Der Aufbau des Auges ist ein kleines Kunstwerk. Das Licht tritt durch die Optik im vorderen Teil des Auges ein und wird gebündelt. Dadurch entsteht auf der Netzhaut ein scharfes Bild, das im Gehirn weiter verarbeitet wird. Kontraste werden verstärkt und Unschärfen ausgeglichen. Auch Bewegungen der Augen, des Körpers und der Außenwelt werden ausgeglichen, sodass ein ruhig stehendes Bild erscheint.

Vergleicht man das Auge mit einer Fotokamera, entsprechen die Hornhaut und die Linse dem Objektiv, die Regenbogenhaut (Iris) der Blende und die Netzhaut dem Film.

Die verschiedenen Bereiche des Auges

Der Augapfel hat annähernd die Form einer Kugel, deren Inneres vom Glaskörper ausgefüllt wird. Der Raum zwischen Hornhaut und Regenbogenhaut ist die vordere, derjenige zwischen Glaskörper und Regenbogenhaut ist die hintere Augenkammer; er beherbergt die Linse. Beide Räume sind mit klarem Kammerwasser gefüllt.

Die Hornhaut wölbt sich über der Iris und der Vorderkammer kuppelartig hervor. Sie ist durch ihre Wölbung ein wichtiger Teil des lichtbrechenden Systems des Auges. Eine ungleichmäßige Wölbung der Hornhaut, der so genannte Astigmatismus führt zu einem unscharfen Sehen, das durch zylindrische Brillengläser behoben werden kann.

Die Iris ist – von vorne gesehen – der farbige Ring um die Pupille herum. Die schwarze Pupille ist ein Loch im Zentrum der Iris, die sich – wie die Blende eines Fotoapparates – je nach Helligkeit durch den Irisringmuskel eng (bei hellem Licht) oder weit (bei Dunkelheit) stellt.

Die Linse sammelt zusammen mit der Hornhaut die ins Auge einfallenden Lichtstrahlen und bewirkt eine scharfe Abbildung

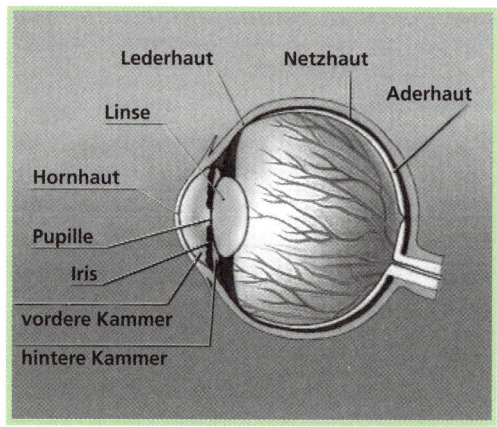

Querschnitt durch das Auge

des Objektes auf der Netzhaut. Sie ist ein durchsichtiger, elastischer, vorwiegend aus Wasser und Eiweißstoffen bestehender Körper. Ihre Form gleicht der gleichnamigen Hülsenfrucht. Sie liegt im vorderen Augenabschnitt zwischen der Regenbogenhaut und dem Glaskörper. Die Linse wird umhüllt von der Linsenkapsel. Die Linse ist durch die Linsenfasern aus vielen Schichten aufgebaut. Sie liegen wie die Jahresringe eines Baumstammes übereinander; innen die älteren und außen die jüngeren Fasern. Der innerste Teil, der Linsenkern, ist der älteste und festeste Teil der Linse.

Grauer Star

Der Graue Star, auch Katarakt genannt, ist eine Augenerkrankung, bei der sich die Augenlinse im Lauf der Jahre bis zur völligen Erblindung eintrübt.

Für den Augenarzt sichtbare Trübungen der Linse sind bei 95 Prozent aller Menschen ab dem 65. Lebensjahr festzustellen (so genannter »Altersstar«), ohne dass für den Betroffenen subjektiv eine Sehstörung vorliegen muss.

Um den Betroffenen das Sehen wieder zu ermöglichen, wird die eingetrübte Linse aus dem Auge entfernt und durch eine künstliche Linse ersetzt.

Folgen

Die Linsenalterung ist ein natürlicher Prozess, der in der Veränderung des ursprünglich glasklaren, durchsichtigen Linseneiweißes besteht.

Man kann die Linsentrübung weder verhindern noch durch Medikamente beeinflussen. Sie wird erst dann als Grauer Star bezeichnet, wenn die Trübung so stark ist, dass sie das Sehen erheblich behindert.

Durch die Trübung der Linse wird das wahrgenommene Bild unscharf, matt und verschleiert; die Farben verlieren an Klarheit. Typisch für den beginnenden Grauen Star ist ein Blendungsgefühl im hellen Tageslicht. Die Blendung entsteht dadurch, dass in der getrübten Linse das einfallende Tageslicht diffus reflektiert wird, ähnlich wie die Scheinwerfer eines entgegenkommenden Autos nachts an der Windschutzscheibe des eigenen Autos. Oft sehen die Betroffenen bei bewölktem Himmel oder in der Dämmerung besser, weil sich dann die Pupille erweitert und sie an den in der Mitte der Linse gelegenen Linsentrübungen vorbeisehen können.

Ursachen

Der so genannte »Altersstar« beginnt nach dem 45. Lebensjahr. Die Zunahme der Trübungen erfolgt sehr langsam im Laufe von Jahren und Jahrzehnten. Die Ursachen für den Altersstar sind weitgehend unbekannt; verschiedene Faktoren wie Ernährung und ultraviolette Strahlung sind als Ursachen in Betracht gezogen worden.

Bei Stoffwechselstörungen wie der Zuckerkrankheit oder der Milchzuckerunverträglichkeit bei Kindern können die beschriebenen Veränderungen des Linseneiweißes erheblich beschleunigt sein. Auch im Rahmen einiger vorbestehender Haut- und Muskelerkrankungen kann ein Grauer Star auftreten.

Die Star-Operation

Heute wird immer dann operiert, wenn die Linsentrübung für die Betroffenen eine Behinderung darstellt – unabhängig vom Lebensalter.

Noch vor 20 Jahren war die Star-Operation eine für die Patienten sehr belastende Operation. Heute ist sie eine Operation mit extrem geringem Risiko für die Patienten. Im Gegenteil: Durch die frühzeitige Behandlung ist die Operation wesentlich schonender geworden und es werden zudem bessere Resultate erzielt.

Die Operation des Grauen Stars dauert 20 bis 45 Minuten und wird in örtlicher Betäubung durchgeführt. Hierbei wird neben das Auge ein Betäubungsmittel eingespritzt, mit dem man die Schmerzen und die Bewegungen des Auges vollständig ausschalten kann. Die Operation besteht aus zwei Schritten: der Entfernung der trüben, verhärteten natürlichen Linse und dem Einsetzen einer Kunstlinse.

Grüner Star

Das Glaukom, besser bekannt als Grüner Star, ist eine der gefährlichsten Augenerkrankungen und eine der häufigsten Ursachen für Erblindung in den westlichen Industrienationen.

Einige der Risikofaktoren sind bekannt. Dazu gehören vor allem die erbliche Veranlagung, Diabetes und Kurzsichtigkeit. Der bei weitem größte Risikofaktor ist das Alter. Gefahr besteht besonders nach dem 40. Lebensjahr mit einer Zunahme in höheren Lebensdekaden.

Was ist der Grüne Star?

Eine grobe Charakteristik lautet: Der Augeninnendruck ist zu hoch. Doch diese Definition beschränkt sich nur auf die offensichtliche und leicht messbare Eigenschaft dieses Leidens. Und obwohl das Krankheitsbild seit über hundert Jahren bekannt ist, hat die Wissenschaft längst nicht alle Fragen beantworten können.

Mangels einer eindeutigen Beschreibung nennen die Ärzte das Glaukom heute eine Schädigung des Sehnervs, hervorgerufen durch dessen Intoleranz gegenüber dem im Auge herrschenden Druck. Ein gewisser Druck im Augeninneren – gemessen in mmHg (Höhe in Millimetern der Quecksilbersäule) – ist nämlich notwendig, damit das Auge seine Form und damit seine Funktionsfähigkeit erhält. Wesentlich für die Erzeugung dieses Drucks ist das Kammerwasser, das im vorderen Augenabschnitt zirkuliert. Das Kammerwasser wird hinter der Iris gebildet und wird nach einiger Zeit wieder aus dem Auge abtransportiert. Zwischen Produktion und Abfluss des Kammerwassers besteht in der Regel ein ausgeglichenes Verhältnis. Wird dieses Gleichgewicht allerdings gestört, das heißt, wird entweder zu viel Kammerwasser produziert oder funktioniert der Ablauf nicht oder ist beides gleichzeitig der Fall, steigt der Augeninnendruck an – ein Glaukomverdacht liegt vor.

Das Offenwinkel-Glaukom

Die häufigste Form ist das primäre Offenwinkel-Glaukom. Wie der Name sagt, ist der Kammerwinkel im Auge offen – wie bei gesunden

Augen üblich – und nicht verengt wie bei anderen Glaukomformen.

Dem Offenwinkel-Glaukom tritt man zunächst mit der konservativen Therapie in Form von augeninnendrucksenkenden Augentropfen und Tabletten entgegen, ein operativer Eingriff kann aber im fortgeschrittenen Stadium der Erkrankung unumgänglich sein. Heimtückisch am Offenwinkel-Glaukom ist, dass der Kranke keine Beschwerden hat. Das Äußere seines Auges ist unauffällig, die zentrale Sehschärfe anfangs nicht beeinträchtigt, sie kann sogar bis ins Spätstadium erhalten bleiben.

So kommt es, dass viele Glaukompatienten erst dann einen Augenarzt kontaktieren, wenn sie zufällig das noch gesunde Auge verdecken und dadurch den Schaden des anderen bemerken. Der Augeninnendruck ist in diesen Fällen nur mäßig erhöht, sodass die Erkrankung nur langsam fortschreitet. Oft dauert es Jahre, bis der Sehschaden eintritt.

Das akute Glaukom ist weitaus seltener. Die Konsequenz dieses Glaukoms ist ein akuter Anstieg des Augeninnendrucks – in extremen Fällen geschieht das innerhalb von Stunden – auf 50 mmHg und mehr, ausgehend von Normalwerten zwischen 10 und 21 mmHg.

Die Augenschmerzen sind beim Glaukomanfall stark und gehen mit unerträglichen Kopfschmerzen, häufig Übelkeit und Erbrechen einher. Betastet der Patient das kranke Auge, kann er den erhöhten Innendruck fühlen. Der Augapfel ist extrem hart, der Krankheitsverlauf nur durch eine sofortige Operation aufzuhalten.

Therapie

Ziel einer Therapie ist die Senkung des Augeninnendrucks und damit die Stabilisierung auf jene Werte, die Augenärzte als normal bezeichnen. Außerdem gibt es eine Reihe von Wirkstoffen, mit denen man den Augeninnendruck senken kann. In erster Linie werden Betablocker als Augentropfen eingesetzt. Zudem gibt es die so genannten Miotika und Adrenolytika, also Adrenalin-Derivate, die den Augendruck durch Verbesserung des Abflusses des Kammerwassers im Augeninneren senken.

DocTipp

- *Schützen Sie Ihre Augen!*
- *Schauen Sie nicht direkt in die Sonne oder in helle Flammen.*
- *Lassen Sie sich bei Augenbeschwerden immer vom Augenarzt untersuchen, nicht nur vom Optiker!*
- *Wenn Sie über 40 sind, lassen Sie Ihren Augeninnendruck alle zwei Jahre messen. So kann der Arzt frühzeitig Grauen und Grünen Star erkennen.*

Trockene Augen

Das unmerkliche Schließen der Augen erfüllt eine wichtige Funktion. Ein gesundes Auge wird durch jeden Lidschlag regelmäßig angefeuchtet. Dadurch wird Tränenflüssigkeit gleichmäßig über die Oberfläche des Auges verteilt. Um den Tränenfilm stabil zu halten, löst das Auge ganz von selbst alle 5 bis 10 Sekunden einen Lidschlag aus.

Bei einem trockenen Auge besteht eine Benetzungsstörung der Augenoberfläche. Der Flüssigkeitsfilm reißt auf, sodass die oberflächlichen Zellschichten austrocknen und Schaden nehmen.

Bei einem trockenen Auge kommt es über einen längeren Zeitraum langsam zu einer Unregelmäßigkeit der gleichmäßigen Benetzung. Die schmerzempfindlichen Sensoren werden so durchgehend gereizt. Das Auge reagiert einerseits mit einer erhöhten Blinkfolge, andererseits stumpft die Schmerzempfindung ab und stellt sich auf das erhöhte Reizniveau ein. Die Folgen sind unangenehmes Jucken, Rötungen, Lichtempfindlichkeit, schwere Augenlider und ein dauerhaftes Fremdkörpergefühl.

Ursachen

Die Verteilung der Tränenflüssigkeit hängt von vielen Faktoren ab. Dementsprechend gibt es verschiedene Ursachen, die den Tränenfilm und seine gleichmäßige Verteilung auf der Augenoberfläche stören. Alle verschiedenen Bestandteile des Tränenfilms oder des Verteilungs- und Abflusssystems können erkranken und eine Benetzungsstörung hervorrufen.

Eine durchaus natürliche Ursache ist die geringere Produktion von Tränenflüssigkeit mit zunehmendem Alter. Vor allem Frauen sind davon betroffen, da mit der hormonellen Umstellung nach den Wechseljahren auch die Bildung der Tränenflüssigkeit beeinflusst wird.

Auch eine Störung des Lidreflexes durch Missbildung der Lider oder durch eine Lähmung der Gesichtsnerven kann zu einer fehlerhaften Erneuerung des Schutzfilmes führen. Chronischer Rheumatismus, Vitamin-A-Mangel und verschiedene Hauterkrankungen können die Produktion der Tränenflüssigkeit stören.

Schädliche Außeneinflüsse sind künstliche Umweltbedingungen wie beheizte und daher meist zu trockene Raumluft oder Zugluft in Autos. Ebenso beschleunigt Zigarettenrauch die Austrocknung des Auges. Umweltverschmutzung in Form von Ozon, aber auch Abgase aus Verkehr und Industrie können den schützenden Tränenfilm angreifen. Bildschirmarbeit verhindert durch zu niedrige Lidschlaghäufigkeit ebenfalls eine regelmäßige Anfeuchtung des Auges.

Schaden durch trockene Augen?

In den allermeisten Fällen bedroht eine Benetzungsstörung nicht akut das Sehvermögen. Wird das Auge jedoch nicht ständig befeuchtet, können unterschiedlich schädliche Folgen eintreten wie zum Beispiel ständige Augen- und Lidmüdigkeit, mit mehr oder weniger gerötetem Auge. Dieser Verlauf ist nicht besonders gefährlich, hat aber vor allem psychische Folgen für die Betroffenen.

Die größte Gefahr durch das trockene Auge ist eine Schädigung der Hornhaut durch Austrocknung. Ist die Hornhaut nicht ständig von dem Schutzfilm bedeckt, wachsen kleine Gefäße in sie hinein, um sie mit den nötigen Nährstoffen zu versorgen. Die Hornhaut wird trübe und verschlechtert das Sehvermögen.

Eine weitere Gefahr besteht in der unvollständigen Keimabwehr einer nicht richtig zusammengesetzten Tränenflüssigkeit. Bakterielle Infektionen, Viruserkrankungen bis hin zu Geschwüren können Hornhaut und Augenschleimhaut schädigen. Behandelt man das Auge nicht schnell genug, können dauerhafte Entzündungen und Reizungen entstehen.

Diagnose und Therapie

Der Augenarzt wird zunächst eine genaue Untersuchung des Auges vornehmen. Gleichzeitig wird er die Beschaffenheit des Tränenfilms untersuchen und mit Hilfe einer Spaltlampe, einer Art Mikroskop, die Stabilität des Tränenfilms untersuchen. Dabei wird auch die Lidschlaghäufigkeit gemessen und der genaue Zeitpunkt vom Aufreißen der Tränenflüssigkeit bis zum nächsten Blinken bestimmt.

Diagnostiziert der Augenarzt ein trockenes Auge, ist die Behandlung von der jeweiligen Störung abhängig. Liegt das Problem in der Schleimschicht, dann ist es möglich, durch sehr teure Vitamin-A-Päparate die Schleimbildung anzuregen. Ansonsten werden spezielle Gelpräparate verordnet, die die Haftung der Schleimschicht am Auge und ihre Reißfestigkeit erhöhen können.

Ist die Nähr- und keimabtötende Schicht nicht voll funktionsfähig, wird in der Regel auf Tropfpräparate mit antibakterieller Wirkung zurückgegriffen. Problematisch ist hier die dauerhafte Anwendung, weil die geschwächte Augenoberfläche durch die Antibiotika weiter geschwächt werden kann.

Ist eine Lidfehlstellung oder eine Lähmung der Gesichtsnerven die Ursache des trockenen Auges, wird meist mit einer Einsalbung oder einer Bedeckung mit einer luftdichten Brille während der Schlafperiode und mit Änderung der Schlafposition gearbeitet.

DocTipp

Tipps zur Vorbeugung gegen trockene Augen:
- *Sorgen Sie für viel frische Luft in klimatisierten Räumen.*
- *Trinken Sie viel.*
- *Schauen Sie bei Bildschirmarbeit öfter auf und blinzeln Sie.*
- *Vermeiden Sie Luftzug.*
- *Kontaktlinsenträger: Wechseln Sie die Kontaktlinsen häufig mit der Brille ab.*
- *Unterlassen Sie nach Möglichkeit das Rauchen.*
- *Senken Sie Stressfaktoren.*
- *Suchen Sie regelmäßig den Augenarzt auf.*

Makula-Degeneration

Makula, auch gelber Fleck genannt, ist die medizinische Bezeichnung für die Netzhautmitte, die Stelle des schärfsten Sehens. Auf der Makula wird immer das abgebildet, was wir gerade direkt »ins Auge fassen«, also fixieren. Die weniger deutlich wahrzunehmenden Umgebungen des Fixierten werden auf die Netzhautbereiche außerhalb der Makula projiziert. Wir haben ein großes Gesichtsfeld, aber nur ein relativ kleiner Bildausschnitt in seinem Zentrum kann gestochen scharf sein.

Die Makula, der ovale, etwa 2 Millimeter große Bezirk in der Netzhautmitte, enthält die meisten Zapfen. Das sind die empfindlichsten Sinneszellen des Auges, nur sie befähigen uns zu scharfen Bildwahrnehmungen und zum Erkennen von Farben. Vom Rand der Makula nach außen hin nimmt der Anteil der Stäbchenzellen zu. Sie werden vor allem in der Dämmerung aktiv und ermöglichen sogar die

Orientierung, wenn es nahezu dunkel ist. Die Funktion der Stäbchen bleibt von Veränderungen der Netzhaut unberührt, darum behalten Patienten mit altersbedingter Makula-Degeneration in aller Regel ihr Orientierungsvermögen.

Verlaufsformen

Sehr viele Menschen sind heute von der altersbedingten Makula-Degeneration betroffen. In früheren Generationen trat sie wesentlich seltener auf. Das liegt aber nicht daran, dass unsere Vorfahren gesünder lebten, sondern daran, dass wir länger leben. Je älter wir werden, desto höher ist die Wahrscheinlichkeit, dass wir unsere zentrale Sehschärfe verlieren, weil die Sinneszellen in der Makula absterben. Welche Einflüsse dafür verantwortlich sind, konnte bis heute noch nicht geklärt werden.

Nach neueren Erkenntnissen der Ursachenforschung ist die altersbedingte Makula-Degeneration keine unmittelbare Folge von Durchblutungsstörungen der Aderhaut. Darum könnten auch durchblutungsfördernde Medikamente weder die Sehschärfe verbessern noch den Krankheitsverlauf beeinflussen. Ebenso wenig kann diese Krankheit selbst verschuldet sein – etwa durch eine unvernünftige Lebensweise. Neue wissenschaftliche Ergebnisse belegen, dass die Umwandlung von Lichtreizen in den Sinneszellen ein photochemischer Prozess ist, dessen Abfallprodukte vom Auge entsorgt werden müssen. Es hat den Anschein, als würde das Auge im höheren Lebensalter damit nicht mehr fertig. Dafür, dass das Licht ein wichtiger Faktor für das Entstehen einer altersbedingten Makula-Degenera-

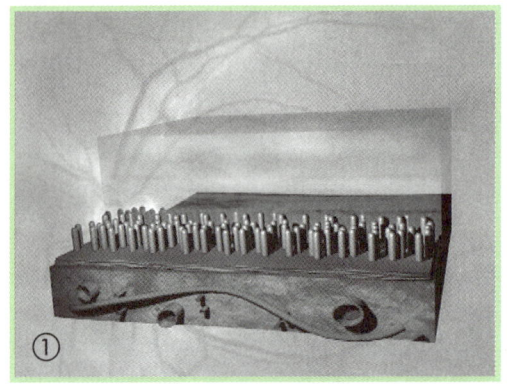

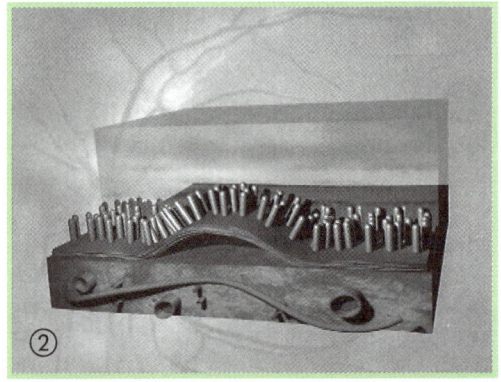

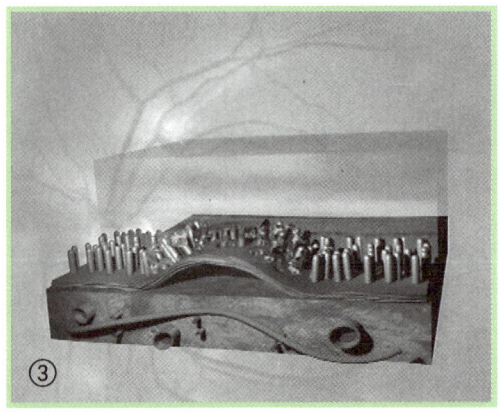

Makula-Degeneration: Die ursprünglich normale Makula ① hebt sich ab ②, was den Untergang der Sehzellen zur Folge hat ③

tion ist, spricht die Tatsache, dass Menschen mit hellen Augen häufiger an der Makula-Degeneration erkranken als Menschen mit dichter pigmentierten Augen.

Die altersbedingte Makula-Degeneration verursacht keine Schmerzen. Die ersten Anzeichen machen sich meist beim Lesen bemerkbar. Mitten im Schriftbild, dort, wo der Betroffene gerade hinschaut, ist ein verschwommener Fleck. Anfangs fehlen nur wenige Buchstaben, doch mit der Zeit wird dieser Fleck größer. Im späteren Stadium der Krankheit kann der Patient auch Gesichtszüge nicht mehr erkennen.

Trockene und feuchte Makula-Degeneration

Die altersbedingte Makula-Degeneration hat zwei unterschiedliche Verlaufsformen. Die weitaus häufigere Form ist die so genannte trockene, altersbedingte Makula-Degeneration mit ganz allmählicher Sehverschlechterung. Gelegentlich tritt bei dieser Form auch über längere Zeit ein Stillstand ein, sodass manche Patienten mit optischen oder elektronischen Hilfsmitteln noch bis ins hohe Alter lesen können.

Bei der feuchten Verlaufsform führt eine flüssigkeitsbedingte Schwellung der Netzhaut zu einer Verzerrung des auf der Netzhaut entworfenen Bildes, sodass für den Patienten als erstes Anzeichen verbogene Linien gerader Objekte, wie zum Beispiel des Fensterrahmens, erscheinen. Die Schwellung der Netzhaut wird durch Blutgefäße verursacht, die krankhafterweise aus der Aderhaut in die Netzhaut einwachsen und dort die Sinneszel-

len zerstören. Sind diese neu gebildeten Gefäße noch nicht allzu sehr ausgebreitet, so können sie durch die Behandlung mit Laserstrahlen verödet und der Krankheitsverlauf kann auf diese Weise wesentlich verlangsamt werden.

Aus einer trockenen altersbedingten Makula-Degeneration kann sich jederzeit die feuchte Verlaufsform entwickeln. Darum ist die ständige Beobachtung durch den Augenarzt unerlässlich. Die Chancen, mit Hilfe des Lasers einen dramatischen Abfall der Sehschärfe zu verhindern, sind am größten, wenn die aus der Aderhaut einspießenden Gefäße noch keinen für den Patienten erkennbaren Schaden angerichtet haben.

Hilfsmittel

Mit einer stärkeren Brille lässt sich höchstens im frühen Stadium der altersbedingten Makula-Degeneration eine geringe Sehverbesserung erreichen. Es gibt aber spezielle Sehhilfen, die eine Vergrößerung des Bildes auf der Netzhaut bewirken. Da die Makula Millionen von Sinneszellen enthält und die Krankheit langsam fortschreitet, können noch über lange Zeit intakte Inseln bleiben. Solange es genügend sind, um zum Beispiel eine vergrößerte Schriftzeile zusammenhängend zu erkennen, können optische oder elektronische Hilfsmittel dem Patienten das Lesen ermöglichen. Je stärker diese Sehhilfen das Bild vergrößern, desto mehr engen sie das Gesichtsfeld ein. Auch zum besseren Erkennen entfernter Objekte stehen für sehbehinderte Patienten Hilfsmittel zur Verfügung.

Vorbeugen

Überaus wichtig ist die Selbstbeobachtung, damit eine beginnende Makula-Degeneration erkannt werden kann, bevor eine Minderung der Sehschärfe eintritt. Darum sollte jeder spätestens ab dem 55. Lebensjahr in kurzen und regelmäßigen Abständen einen Test mit dem so genannten Amslernetz machen: Man fixiert den Punkt in der Mitte eines Gitters. Dass dabei zum Rand des Testbildes hin alles unschärfer wirkt, ist normal. Wenn jedoch die Linien krumm und die Quadrate verbogen erscheinen, besteht Grund genug, den Augenarzt sofort aufzusuchen und ihn über die Beobachtung zu informieren. Die Ursachen solcher Sehstörungen können aber auch anderer Natur sein. Deshalb ist in solchen Fällen eine ärztliche Untersuchung des Augenhintergrundes unbedingt erforderlich.

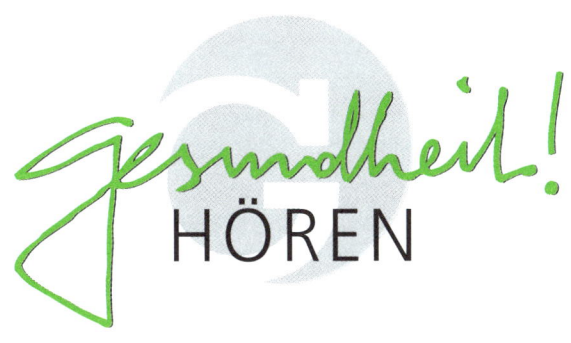

Gesundheit!
HÖREN

Das Ohr – ein akustisches Wunderwerk

Durch das Ohr werden die Schallwellen in elektrische Nervenimpulse umgewandelt. Das geschieht in mehreren Schritten in abgegrenzten Bereichen des Ohres: dem Außenohr, dem Mittelohr und dem Innenohr.

Das Außenohr besteht aus der Ohrmuschel und dem äußeren Gehörgang. Es dient der Sammlung und Konzentration der Schallwellen sowie der Ortung der Schallquelle. Ohrmuschel und Gehörgang bilden ein fein aufeinander abgestimmtes System, das im Optimum unserer Hörempfindlichkeit arbeitet. Töne, die vom äußeren Ohr abgefangen wer-

den, landen am Trommelfell, das sich am Ende des äußeren Gehörgangs befindet und das Außenohr vom Mittelohr luftdicht abtrennt.

Das Mittelohr, die Pauke, wird durch die Ohrtrompete vom Nasenrachen aus belüftet, sodass das Trommelfell nicht in seiner Schwingung beeinträchtigt wird. Im Mittelohr werden nun die Schallwellen in mechanische Schwingungen umgewandelt. Das geschieht durch eine gelenkig miteinander verbundene, bewegliche Knochenkette: Hammer, Amboss und Steigbügel. Diese vermitteln die von der großen Schallfläche des Trommelfells aufgenommenen Schallwellen zur kleinen Schallfläche des ovalen Fensters, das zum Innenohr gehört. Das Innenohr ist eine spiralförmig auf-

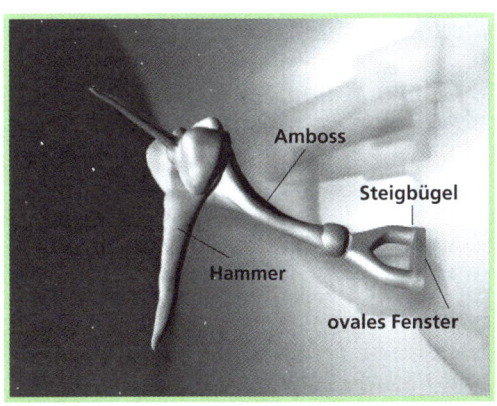

Mittelohr

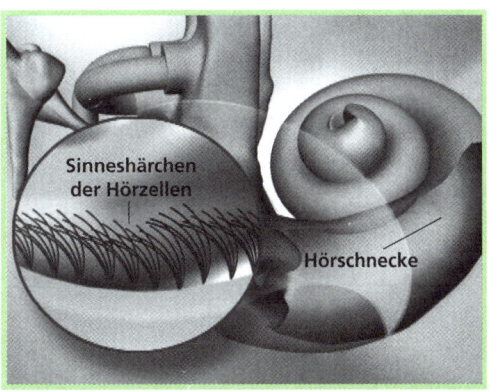

Innenohr

gerollte Hörschnecke, die mit Flüssigkeit gefüllt ist.

Wenn nun das durch Hammer, Amboss und Steigbügel in Schwingung versetzte ovale Fenster diese Schwingungen an die Schneckenflüssigkeit weiterleitet, entsteht eine Flüssigkeitsbewegung, die auf die feinen Haare der Sinneszellen übergreift und elektrische Impulse auslöst. Dieses elektrische Impulsmuster verläuft innerhalb der Hörbahn des Zentralnervensystems zur Hirnrinde und wird dort als Schall erkannt oder als Sprache verstanden.

Tinnitus

Mit Tinnitus bezeichnet man Geräusche, die man gemeinhin Ohrgeräusche, Ohrensausen oder Ohrenklingeln nennt. Der medizinische Begriff Tinnitus aurium bedeutet, wörtlich aus dem Lateinischen übersetzt, Klingeln in den Ohren. Charakteristisch ist, dass für diese Ohrgeräusche in der Regel keine äußere Schallquelle verantwortlich ist und sie nur vom Betroffenen wahrgenommen werden. Die Töne oder Geräusche sind unstrukturiert und besitzen keinen Mitteilungscharakter. Die Betroffenen erleben den Tinnitus als ganz unterschiedliche Geräusche, als Pfeifen, Rauschen, Summen, Zischen, Hämmern, Knarren, Klopfen oder Klingeln. Gelegentlich vernehmen sie sie in Verbindung mit hochgradiger Schwerhörigkeit auch als Melodien. Manchmal treten sogar mehrere Geräusche gleichzeitig auf. Es kann sein, dass diese Geräusche in einem Ohr, in beiden Ohren oder als Kopfgeräusche wahrgenommen werden. Die Lautstärke der Ohrgeräusche liegt häufig nur gering über der persönlichen Wahrnehmungsgrenze, der so genannten Hörschwelle.

Die Ohrgeräusche können seelische Beeinträchtigungen oder Behinderungen verursachen. Hierzu gehören unter anderem Depressionen und Schlafstörungen. Neuerdings wird deshalb der Begriff des »komplexen Tinnitus« verwendet. Er soll deutlich machen, dass die Ohrgeräusche von vielen Betroffenen als schwerwiegende Beeinträchtigung ihres gesamten Lebens empfunden werden.

Wie kommen die Ohrgeräusche zustande?

Die Wissenschaft hat noch keine allgemein gültigen Theorien entwickelt, weshalb und wie ein Tinnitus entsteht. Häufige, teils auf Vermutungen basierende Erklärungen gehen davon aus, dass die empfindlichen Haarzellen des Innenohres geschädigt oder Nervenbahnen fehlgeschaltet sind.

Eine häufige Ursache von Ohrgeräuschen ist eine Schädigung der feinen Haarzellen durch Lärm oder Knall. Dazu zählen vor allem die Freizeitmusik bei Jugendlichen (Disco, Walkman, Konzert) und der Lärm am Arbeitsplatz.

Von ärztlicher Seite werden am häufigsten Durchblutungsstörungen als Ursache angenommen und der Behandlung zunächst zugrunde gelegt. Diese erste Verdachtsdiagnose sollte durch eine frühzeitige Diagnostik abgeklärt werden.

Auch der Hörsturz kann einen Tinnitus auslösen. Unter Hörsturz versteht man den plötzlichen Verlust des Gehörs oder eine plötzliche Hörminderung, zumeist begrenzt auf ein

Ohr. Häufig ist dieses von Ohrgeräuschen und seltener auch von Schwindel begleitet. Man nimmt aufgrund zahlreicher Studien an, dass sich der Hörsturz in vielen Fällen von selber wieder behebt. Oft bleibt aber auch ein Ohrgeräusch und/oder ein Hörverlust zurück.

Auch Veränderungen und funktionelle Blockierungen an der Halswirbelsäule können zu Ohrgeräuschen führen oder sie verstärken. Das kann zum Beispiel als Folge eines unfallbedingten Schleudertraumas auftreten.

Akuter Tinnitus und Diagnose

Von einem akuten Tinnitus wird in den ersten Tagen und allenfalls Wochen nach dem Auftreten gesprochen. Im Grunde ist diese Phase schon dann weitgehend beendet, wenn die zur Verfügung stehenden Akutmaßnahmen ausgeschöpft sind.

Grundsätzlich sollte ein Patient bei einem erstmalig kontinuierlich auftretenden Ohrgeräusch zunächst erst einmal versuchen, auszuschlafen. Falls die Geräusche am nächsten Tag aber noch vorhanden sind, sollte er schleunigst als »Eilfall« einen Hals-Nasen-Ohren-Arzt aufsuchen. Stellt sich bei der Untersuchung nämlich eine Schädigung der kleinen Haarzellen heraus, ist große Eile geboten. Für ihre Revitalisierung stehen nur wenige Tage zur Verfügung.

Als »chronisch« bezeichnet man einen Tinnitus, wenn die Akutbehandlung erfolglos geblieben ist.

Therapie

Der Krankheitsmechanismus des Tinnitus ist bisher weitgehend ungeklärt, obwohl vor allem in den letzten Jahren darüber intensiv geforscht wurde. Hierin liegt auch ein Grund dafür, dass es bis heute keine ursächliche Therapie gibt.

Es gibt keine allgemein gültigen Therapieregelungen und zu zahlreichen Therapiemöglichkeiten sehr unterschiedliche fachliche Meinungen. Der Patient sollte sich aber eine gesunde Portion Misstrauen bewahren, wenn ihm vorschnell Heilversprechungen gemacht werden.

In der Therapie des chronischen Tinnitus sollten alle Bemühungen das Ziel haben, dass der Patient sein Ohrgeräusch immer weniger als Mittelpunkt seines Lebens wahrnimmt.

Schwerhörigkeit

Der Hörsinn ist das am präzisesten messende Organ des Menschen, das in seiner Bandbreite dem Auge weit überlegen ist. Der permanente Fluss von akustischen Informationen stimuliert das Gehirn des Menschen. Nicht nur die Denk- und Konzentrationsfähigkeit, das Gedächtnis und die Kombinationsgabe werden trainiert, sondern auch Eigenschaften wie Vitalität, Wachheit und Kreativität. Daher ist die Schwerhörigkeit nicht nur ein Symptom oder die Schädigung eines Sinnes, sondern sie betrifft den ganzen Menschen in allen Lebensbereichen: Sie beeinträchtigt die Kommunikation schlechthin. Das Tor zur Welt wird kleiner oder ist bei Taubheit ganz verschlossen. Es werden ja nicht nur die sprachlichen Elemente nicht wahrgenommen, sondern auch die ebenso wichtige »Begleitmusik« und Nebengeräusche, die den emotionalen Zustand während eines Gespräches deutlich beeinflussen. Der Schwerhörige muss alle Konzentration darauf verwenden, das oft nur bruchstückhaft Verstandene zusammenzusetzen, und ermüdet darum schnell.

Auch die Orientierung im Raum beruht nicht nur auf dem Sehsinn allein, Richtungshören und Entfernungshören ermöglichen im Alltag eine Reihe von Kontroll- und Anpassungsleistungen. Außerdem hat das Ohr eine wichtige Warn- und Alarmfunktion. Es funktioniert ununterbrochen, auch im Schlaf.

Die Kommunikation wird nicht nur durch das Nicht- oder Falschverstehen des Gehörten erschwert, sondern die fehlende akustische Kontrolle der eigenen Sprache führt auch zu einem Verfall der Artikulation und zur Monotonie der Sprachmelodie. Viele Hörgeschädigte verstehen darum nicht nur schlecht, sondern werden dazu auch noch schlecht verstanden.

Da die sozialen Kontakte in erster Linie über Gehör und Sprache geknüpft werden, ist leicht nachzuvollziehen, dass die Einschränkung oder der Verlust der Hörfähigkeit zu sozialer Isolation führen kann. Der Betroffene zieht sich zurück, häufig versteht er nichts, oft wird er falsch verstanden. Er traut seinen eigenen Ohren nicht mehr, Unsicherheit wird zum begleitenden Lebensgefühl. Misstrauen entsteht. Die Folge ist ein Verlust an Selbstvertrauen, dem Betroffenen kommt zunehmend die Fähigkeit abhanden, sein Leben selbst in die Hand zu nehmen.

Einstufung

Grundsätzlich stößt eine gerechte quantitative Bewertung der Schwerhörigkeit auf viele Schwierigkeiten, zu groß sind die individuellen Unterschiede.

Eine einfache Möglichkeit der Abstufung der Hörstörung ist die Hörweitenprüfung für Umgangssprache und Flüstersprache. Der Patient wendet das zu prüfende Ohr dem Untersucher zu und wiederholt zweistellige vielsilbige Zahlen, die der Untersucher in normaler Lautstärke und Flüstersprache spricht. Dies wird in unterschiedlicher Entfernung wiederholt. Anhand einer Tabelle lässt sich daraus der prozentuale Hörverlust ermitteln.

Die wichtigste Grundlage zur quantitativen Bewertung der Hörschädigung liefert heute allerdings das Sprachaudiogramm nach dem »Freiburger Sprachverständnistest«. Dabei wird der Hörverlust für Sprache erfasst. Der Hörverlust beschreibt, um wie viel lauter die Sprache beim Patienten gegenüber dem Normalhörenden sein muss, um verstanden zu werden.

Ursachen

Man unterscheidet Altersschwerhörigkeit und Lärmschwerhörigkeit. Bei der Altersschwerhörigkeit spielt allerdings weniger der körperliche Alterungsprozess eine Rolle als die lebenslange Lärmbelastung nicht nur im Berufs-, sondern auch im Privatleben. Weitere Faktoren sind Ernährung, Tabak, Alkohol und Medikamente. Die Altersschwerhörigkeit macht sich durch allmähliches Nachlassen der Hörfähigkeit im hohen Frequenzbereich bemerkbar. Der Patient überhört zunehmend die Türglocke oder das Telefonklingeln. Weiterhin fällt es schwerer, ein Gespräch mit mehreren Personen zu führen. Das Erkennen und

Unterscheiden von Konsonanten wird beeinträchtigt.

Bei der Lärmschwerhörigkeit spielt nicht nur der beruflich bedingte Lärm eine Rolle, sondern auch der Lärm in der Freizeit. Discobesuche und lang andauernder Gebrauch eines Walkmans können Lärmschäden hervorrufen. Das Ohr ist in der heutigen Gesellschaft relativ ungeschützt künstlichen Geräuschen ausgesetzt, die natürliche Schallquellen – wie zum Beispiel den Donner – bei weitem übertreffen.

Lärmschädigung ist zur häufigsten Berufskrankheit geworden. Geschädigt werden durch die längere Lärmbelastung die Haarzellen, die irreparabel untergehen.

Die Zahl derer, die sich mit den Folgen des Lärms als Betroffene auseinander setzen müssen, ist sehr hoch. Schätzungen gehen davon aus, dass allein in der Bundesrepublik etwa 14 Millionen Menschen aufgrund einer Lärmschädigung Hörprobleme davongetragen haben. Es sind aber nicht nur die Älteren, die ihre Umgebung nicht mehr verstehen. Sorgen macht Hörexperten auch, dass bereits jeder vierte Jugendliche nachweisbare Hörprobleme hat.

Forscher gehen daher davon aus, dass das menschliche Ohr nicht für die permanente Geräuschkulisse der modernen Industrie- und Kommunikationsgesellschaft geschaffen ist. Es ist eigentlich ein Organ der Stille, das Geräusche und Sprache als Informationen und Alarmierung vor Gefahren in einem niedrigen Störschallpegel wahrnehmen sollte. In unserer modernen Gesellschaft ist das Ohr permanentem Stress ausgesetzt.

Bei hohen Schalldruckpegeln wie bei Rockkonzerten in Lautsprechernähe können akute Gehörschäden schon nach Geräuscheinwirkungen über Minuten eintreten. Bei extrem hohen Schalldruckpegeln wie Knall oder Explosionen können Gehörschäden schon durch Einzelschallereignisse verursacht werden.

Typische Anzeichen für Hörschwächen sind, dass man bei Unterhaltungen schreien muss, Fernseher oder Radio so laut gedreht werden müssen, dass andere sich beschweren. Häufig muss man auch andere Menschen bitten, etwas Gesagtes noch einmal zu wiederholen, weil man es missverstanden oder gar nicht gehört hat.

Folgen der Lärmschwerhörigkeit

Durch laute Geräusche können die Haarzellen des Ohres beeinträchtigt werden. Es kommt dann zu einer vorübergehenden Vertaubung des Ohres. Wenn die Geräuschbelastung hoch ist und länger anhält, sterben die Haarzellen ab. Da sie nicht regenerationsfähig sind, entsteht ein bleibender Hörschaden. Hierbei nimmt zunächst die Hörfähigkeit für hohe Töne ab, dann auch für tiefere Töne. Die Entwicklung geht meist langsam und für die Betroffenen in der Regel unbemerkt vor sich.

Wenn der lärmbedingte Gehörschaden ein bestimmtes Maß erreicht hat, so spricht man von Lärmschwerhörigkeit. Nicht zuletzt aufgrund der schleichenden Entwicklung werden Hörminderungen meist unterschätzt. Dabei sind die Auswirkungen im alltäglichen Leben nicht nur lästig, sondern gravierend: Besonders leidet die Fähigkeit, Sprache zu verstehen, unter Hintergrundlärm, das heißt, der Hörgeschädigte hat erhebliche Schwierigkeiten, bereits bei relativ geringem Hintergrundlärm an der Kommunikation ungehindert teilzunehmen.

Doch die Entwicklung bleibt nicht stehen, denn ein vorgeschädigtes Ohr ist gegenüber weiterer Lärmbelastung noch anfälliger: Immer mehr Frequenzbereiche fallen aus, und die Verständigung wird zunehmend schwieriger.

Weitere Ursachen für Hörschäden können sein: Mittelohrentzündung, Knalltrauma, sonstige Schädigungen der Hörnerven und Hörsturz.

Die Alarmierungsfunktion des Gehörs ist infolgedessen eingeschränkt. Besondere Schallreize wie Telefonklingeln, Türläuten oder Warnsignale verlieren den Signal- und Warncharakter. Dies ist besonders im Straßenverkehr gefährlich. Die fehlende Orientierungsfunktion verhindert die Ortung von Geräuschen und das räumliche Orientierungsvermögen. Die Kommunikationsfunktion des Gehörs ist mehr oder weniger stark gestört.

Dadurch ist insbesondere bei Jugendlichen die Berufswahl und zuweilen auch die Freizeitgestaltung stark eingeschränkt. Häufig treten bei Heranwachsenden soziale Probleme auf: Ein schwerhöriger Jugendlicher hat Probleme, sich zu unterhalten, und trifft oft auf weitaus größeres Unverständnis als ältere Menschen mit Hörschäden. Das kann bis zum Rückzug in die Isolation führen.

Das Nicht-Hören-Können hat Informationsdefizite in vielen Bereichen des täglichen Lebens zur Folge. Die Informationsquellen der hörenden Umwelt wie Fernsehen, Radio, Telefon sind nur eingeschränkt nutzbar. Schwerhörigen entgehen häufig auch die Informationen zwischen den Zeilen, wie Ironie, Stimmungen, Erstaunen, denn ihre soziale und emotionale Wahrnehmung ist durch Hörschäden eingeschränkt.

Hörgeräte

Grundsätzlich braucht jeder Hörgeschädigte eine Hörhilfe, wenn er selbst oder seine Umgebung eine spürbare Verminderung seiner Kommunikationsfähigkeit bemerkt, weil sein Sprachverständnis am Arbeitsplatz, in der Familie und bei gesellschaftlichen Ereignissen eingeschränkt ist. Denn je länger mit einer Hörgeräteversorgung gewartet wird, desto größer sind die Schwierigkeiten, später mit einem Hörgerät wieder das Hören zu lernen.

Ein Hörgerät verstärkt den ankommenden Schall, den es über ein Mikrofon aufnimmt, und strahlt ihn über einen Lautsprecher an das Ohr ab. Man unterscheidet zwischen HdO- (Hinter-dem-Ohr)- und IdO(In-dem-Ohr)-Geräten.

Moderne Hörgeräte sollten einen Audio-Eingang haben. Das ist eine Steckvorrichtung, mit der ein anderer elektronischer Wandler direkt an das Hörgerät angeschlossen werden kann und die somit eine zusätzliche Hörverbesserung besonders bei hochgradig Schwerhörigen ermöglicht.

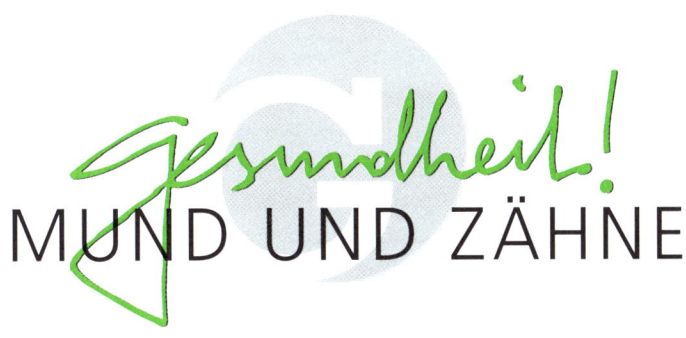

MUND UND ZÄHNE

Unser Kauorgan

Zum so genannten Kauorgan gehören Zähne, Kieferknochen, Kiefergelenke, Zunge, Wangen, Lippen, Gaumen, Kaumuskulatur, Schleimhäute, Speicheldrüsen, Blutgefäße und viele Nerven.

Das Kauorgan dient nicht nur zur Nahrungsaufnahme, es prägt den Menschen insgesamt. Bereits der Verlust eines einzelnen Zahnes kann das Erscheinungsbild eines Menschen stark beeinträchtigen. Zahnverlust führt aber auch zu Störungen des Kausystems, später unter Umständen sogar zu ernsthaften Erkrankungen.

Aufbau der Zähne

Jeder einzelne Zahn besteht aus einer Zahnkrone, einem Zahnhals und einer oder mehreren Zahnwurzeln. Die Krone ist der sichtbare Teil des Zahns oberhalb des Zahnfleischs. Sie wird von festem Zahnschmelz umschlossen, der das darunter liegende Zahnbein und das Zahnmark, in dem die Nerven, Blut- und Lymphgefäße laufen, schützt. Im Bereich der Zahnwurzel wird das Zahnbein vom so genannten Zement umschlossen, einer gefäßlosen, knochenähnlichen Substanz. An ihm und am umliegenden Kieferknochen ist die Wurzelhaut befestigt, mit der der Zahn gehalten wird.

Die Zähne unterscheiden sich in ihren Formen, abhängig davon, welche Aufgaben sie erfüllen: Die scharfkantigen Schneidezähne dienen dazu, Nahrungsstücke abzubeißen, die Eckzähne halten das Essen fest, und die vorderen und hinteren Backenzähne zermahlen die einzelnen Bissen.

Mundgeruch

Jedem ist es schon einmal so ergangen: Man kommt einem Menschen nahe, der kurz vorher Knoblauch oder Zwiebel gegessen hat – erschrocken zuckt man zurück vor diesem strengen Geruch. Diese Art von Mundgeruch ist zwar störend, aber harmlos, da er nach kurzer Zeit wieder verschwindet.

Der als Halitose (vom lateinischen halitus: Hauch, Atem) bezeichnete Mundgeruch hingegen ist ein ernsthaftes Problem, unter dem fast 50 Prozent der Bevölkerung leiden. Er ist zwar für sich allein genommen keine Krankheit, kann jedoch als Begleiterscheinung bestimmter Krankheiten auftreten. Dabei bemerken die Betroffenen den Mundgeruch meistens selber überhaupt nicht. Oft sind es erst die Reaktionen der Mitmenschen, die den Verdacht aufkommen lassen, dass etwas mit dem eigenen Atem nicht stimmt.

Wie entsteht Mundgeruch?

Der Geruch entstammt dem fauligen Zerfall von Nahrungsresten, die durch den Kauakt und mangelnde Mundhygiene aus der Mundhöhle nicht dauerhaft entfernt werden. Ursache sind Bakterienstoffwechselprodukte beim Abbau von Aminosäuren und Eiweißen. 100 Milliarden Bakterien wachsen im Mund täglich heran und finden in dem, was von unserer Nahrung übrig bleibt, die ideale Brutstätte. Das Gegenüber riecht meist gasförmige Zersetzungs- und Verdauungsprodukte von Bakterien. Übler Geruch tritt grundsätzlich dort auf, wo sich organische Bausteine – Eiweiß, Fett und Kohlenhydrate – zersetzen. Dies wird zusätzlich von der Art der Nahrungsmittel begünstigt.

Bevorzugte Tummelplätze für die Bakterien sind Karieshöhlen in den Zähnen, Zahnzwischenräume, Zahnfleischtaschen sowie Lücken oder auch Zahnprothesen. Es hat sich gezeigt, dass Personen, die über Mundgeruch klagen, wesentlich mehr offene Stellen und Plaque an den Zähnen haben als Personen, die nicht über Mundgeruch klagen. Unzureichende Mundhygiene kann zu Zahnfleischentzündungen und zur Bildung von Parodontaltaschen führen, die zwischen Zahnfleisch und Zähnen liegen und einen sauerstoffarmen und somit idealen Nährboden für Bakterien bilden, die anaerob, also ohne Sauerstoff, leben. Aufgrund ihrer großen Oberfläche ist die Zunge ebenfalls ein hervorragender Wirt für anaerobe Bakterien. Das Gedeihen von Bakterien auf der Zunge ist zu vergleichen mit der Staubanhäufung auf einem großen, faltigen, zotteligen Teppich.

Die Frage liegt nun nahe, warum nicht mehr Erwachsene unter Halitose leiden, wenn doch der Mund eine so optimale Lebens- und Wachstumsbedingung für Bakterien bietet. Der Grund: Der Mund als Ganzer im gesunden Zustand ist ein System, das sich in konstantem thermischem, chemischem und mechanischem Fluss befindet.

Doch auch psychische Faktoren können Mitverursacher der Halitose sein. Ein Mensch mit einem nervösen Magen, der häufig Sodbrennen und Aufstoßen verspürt, leidet oft auch unter Mundgeruch. Nervöse Menschen kommen bei psychischem Stress in für sie extreme Situationen, die in der Folge zu verstärktem Körper- und Mundgeruch führen können. So erstaunlich es klingen mag: Stress, Ärger und ständige physische und seelische Belastungen beeinflussen nachweislich die Stoffwechselprozesse und sind somit von großer Bedeutung für das Säure-Basen-Verhältnis im Körper. Die inneren Organe stehen nämlich über das vegetative Nervensystem mit dem Gehirn im Austausch. In Stresssituationen kurbelt das Nervensystem die Aktivität des Stoffwechsels stärker an, sodass mehr Säuren als normal freigegeben werden. Der so entstehende Geruch kann durch den Atem oder die Haut »freigesetzt« werden.

Erkrankungen der Atemwege, die zur Halitose führen können, sind die Nasennebenhöhlenentzündung, Tuberkulose, bronchogene Karzinome und einfache Halsentzündungen. Der Zusammenhang zwischen Erkrankungen des Magen-Darm-Traktes und Halitose ist hingegen umstritten. Allerdings wurde aufgrund von Untersuchungen bewiesen, dass es einen Zusammenhang gibt zwischen Mundgeruch und dem Helicobacter pylori, einem Bakterium, das als Hauptverursacher von Magengeschwüren gilt. Es wurde nämlich festgestellt, dass bei einer Eliminierung des Helicobacter-pylori-Bakteriums auch der Mundgeruch verschwand.

Behandlung

Die wirksamsten Mittel für die Behandlung sind: Zahnbürste, Zahnseide, eine Zungenbürste und, wo die Zahnbürste nicht hinkommt, antibakterielles Mundwasser.

Der Einsatz der Zungenbürste kostet anfänglich etwas Überwindung, weil man dadurch einen Würgreiz bekommen kann, er ist aber sehr effektiv.

Beim Zähneputzen sollte man auf das richtige Putzen achten: Die Zahnbürste in langsam kreisenden Bewegungen von rot (Zahnfleisch) nach weiß (Zahn) führen. Innen- und Außenseite sowie die Kaufläche eines jeden Zahnes berücksichtigen. Die Zwischenräume der Zähne sollten täglich mit Zahnseide gereinigt werden. Mundduschen können die Zwischenräume zusätzlich reinigen. Die Zahnbürste regelmäßig alle vier Wochen wechseln, weil sie dann verstärkt mit Bakterien behaftet ist und die Borstenspitzen beschädigt sind. Zahncreme mit Fluorid wählen, um den Zahnschmelz zu stärken.

Mehrmals jährlich sollte beim Zahnarzt eine Individualprophylaxe und professionelle Zahnreinigung durchgeführt werden.

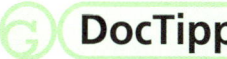

DocTipp

- *Vermeiden Sie Stress.*
- *Vitaminreiche Rohkost ist gesund und hilft gegen lästigen Mundgeruch. Auf Zucker sollten Sie weitgehend verzichten, ebenso auf Nikotin und Koffein, da diese den Mund sehr trocken machen.*
- *Es gibt verschiedene Hausrezepte gegen Mundgeruch: Öfters mal auf eine Kaffeebohne beißen oder auch in ein Stück Zitrone. Beides zieht im wahrsten Sinne des Wortes den Mund zusammen und fördert die Speichelbildung. Auch ein paar Samenkörner von Fenchel, Anis oder Dill sollen wirkungsvoll sein. Spülungen mit Salbei- oder Kamillentee sind empfehlenswert. Sie helfen, Entzündungen zu mindern.*

Parodontitis

Gesundes Zahnfleisch sieht rosa aus und blutet auch bei Berührung nicht. Allerdings haben nur drei Prozent der Bevölkerung ein so gesundes Zahnfleisch. Die meisten Menschen leiden an chronischen Entzündungen an und zwischen den Zähnen, die sie lange Zeit nicht einmal spüren: Es handelt sich um Gingivitis, eine leichte Form der Zahnfleischentzündung, die oft zur lang anhaltenden Parodontitis führt, einer dauerhaften Entzündung mit Taschenbildung am Zahn. Parodontitis verursacht im schlimmsten Fall Zahnausfall – durch sie gehen viermal mehr Zähne verloren als durch die gefürchtete Karies.

Parodontitis ist eine Volkskrankheit, an der ungefähr 80 Prozent der Bevölkerung leiden. Oft bleibt sie lange Zeit unbemerkt, da sie schmerzlos verläuft, dem typischen Zahnfleischbluten nicht genügend Beachtung geschenkt wird und auch nicht jeder Zahnarzt die nötigen Spezialuntersuchungen durchführt. Viele Patienten gehen erst zum Arzt, wenn die ersten Zähne wackeln. Parodontitis führt im Endstadium zur Zersetzung des Kieferknochens, wodurch die Zähne den Halt verlieren und ausfallen.

Krankheitsverlauf

Bei der Gingivitis, die der chronischen Entzündung vorausgeht, ist das Zahnfleisch oberflächlich entzündet, also gerötet und geschwollen, und spannt. Beim Putzen kommt es zuweilen zu leichten Blutungen.

Durch mangelnde oder falsche Zahnhygiene in Verbindung mit diversen anderen Faktoren kommt es zur Parodontitis, der chronischen Entzündung des Zahnfleisches. Am Zahnhals bildet sich in manchen Fällen das Gewebe zurück, der Patient hat das Gefühl, seine Zähne würden länger. Aber auch wenn das Zahnfleisch nicht zurückgeht, entstehen tiefe Taschen, in denen sich Bakterien sammeln. Diese zerstören Zahnfleischgewebe und greifen im schlimmsten Fall den Knochen um den Zahn herum an, der sich zu zersetzen beginnt. Es kommt zum Teil zu spontanen Blutungen oder Schmerzen, die sich mit völlig beschwerdefreien Phasen abwechseln können. Süßlicher oder fauliger Mundgeruch ist eine mögliche Begleiterscheinung, je nach Typus der überwiegenden Bakterien.

Letztendlich ziehen sich Zahnfleisch und Knochen immer weiter zurück, die Zahnzwischenräume werden größer, Zähne beginnen zu wackeln und kippen. Im Endstadium haben die Bakterien das gesamte Zahnstützgewebe zerfressen und Zahnbett und Kieferknochen aufgelöst. Der Zahn hat keinen Halt mehr und fällt aus. Besonders ältere Menschen sind davon betroffen, wenn sie ihre chronische Parodontitis nicht rechtzeitig fachgerecht behandeln ließen.

Ursachen

Bei der Diagnose »Zahnfleischentzündung« erwägt der Arzt verschiedene Ursachen. Generell stellt er folgende Fragen: Welcher Faktor stört das Immunsystem des Körpers so sehr, dass das Bakteriengleichgewicht in der Mundhöhle so stark gestört werden kann? Raucht der Patient? Hat er viel Stress? Ernährt er sich einseitig? Nimmt er regelmäßig Medikamente? Gestagene (in der Pille) können sich nachteilig auf die Bakterienzusammensetzung auswirken. Auch gelegentliche Stoffwechsel- oder Hormonstörungen (zum Beispiel aufgrund von Diabetes oder Schwangerschaft) können verantwortlich sein für die Entzündung.

Die Hauptursache für Parodontitis ist allerdings eindeutig Plaque. Durch ungenügende Putztechniken bleiben Nahrungsreste und andere Partikel als weicher, klebriger Belag an Zahn und Zahnfleisch haften. In den Belägen befinden sich Nährstoffe für die im Mund lebenden Bakterien. Wird dieser Belag nicht mindestens einmal in 24 Stunden auch zwischen den Zähnen entfernt, kommt es zu einer rasanten Vermehrung der Bakterien, deren giftige Ausscheidungen zur Entzündung des Zahnfleisches führen können. Nicht entfernter Belag verhärtet sich leicht und wird zu Zahnstein, der nur noch mit Spezialinstrumenten beim Zahnarzt entfernt werden kann. Auf der rauen Oberfläche von Zahnstein können sich Bakterien noch leichter ansiedeln.

Die Beläge befinden sich meist in Zahnzwischenräumen oder am Zahnfleischrand. Von dort gerät das von den Bakterien abgesonderte Gift besonders leicht in den Bereich zwischen Zahnhals und Zahnfleisch. Entlang der Wurzel lagert sich ebenfalls Zahnstein ab, darauf sammeln sich erneut Bakterien, die nun innerhalb des Zahnfleisches zu Entzündungen führen und zu Taschen werden. Eine Reinigung dieser Taschen kann der Patient nicht vornehmen, oft bemerkt er seine Entzündung gar nicht.

Therapie

Die gängigste und effektivste Behandlungsmethode ist die so genannte Wurzelglättung. Hierbei wird am Zahn entlang ein Instrument eingeführt, mit dem die durch Zahnstein raue, plaquebesetzte Wurzeloberfläche im Bereich der Tasche geglättet wird. Dabei werden auch die eingenisteten Bakterien herausbefördert. Der glatte Zustand kann die Heilung des gereizten Zahnfleisches fördern und macht Bakterien die Neuansiedlung schwer. Weiterhin kommen noch verschiedene Antibiotika zum Einsatz, die je nach Grad der Parodontitis verwendet werden.

Zahnersatz

Als dritte Zähne bezeichnet man jegliche Form von Zahnersatz. Zahnersatz wiederum ist der Überbegriff für Kronen, Brücken, Teilprothesen, Vollprothesen und Implantate. Umgangssprachlich versteht man unter den dritten Zähnen meist abnehmbare Teil- oder Vollprothesen.

Herkömmlicher Zahnersatz: Kronen, Brücken, Teil- und Vollprothesen

Prothesen werden entweder an benachbarten, noch gesunden Zähnen befestigt, oder sie müssen sich an der Schleimhaut festsaugen. Prothesen können festsitzend oder abnehmbar sein.

Man unterscheidet mehrere Arten von Zahnersatz:

Kronen werden verwendet, wenn die vorhandenen natürlichen Zähne bereits so geschädigt sind, dass Frakturgefahr bestünde, wenn sie ausschließlich mit Füllungen versorgt würden. Kronen werden auf den Restzahn aufgesetzt. Es gibt sie in verschiedenen Typen und Ausführungen. Häufig verwendet werden Vollgusskronen aus Metall, Verblendmetallkronen, deren Kern mit zahnfarbenem Kunststoff oder Keramik überzogen wird, oder Keramikkronen, auch Porzellankronen oder Jacketkronen genannt. Sie haben keinen Metallkern und können auch aus Kunststoff gefertigt sein.

Eine Brücke kann einen oder auch mehrere Zähne ersetzen. Konventionelle festsitzende Brücken tragen ein Zwischenglied, das den fehlenden Zahn bzw. die fehlenden Zähne ersetzt. Friend- oder Extensionsbrücken werden verwendet, wenn ein oder mehrere Backenzähne fehlen. Sie werden an zwei Zähnen vor der Lücke befestigt. Klebebrücken werden vor allem bei Frontzähnen verwendet. Die umliegenden Pfeilerzähne werden von hinten angeschliffen und die Brücke wird eingeklebt. Klebebrücken halten allerdings nicht so lange wie herkömmliche Brücken.

Je mehr Zähne fehlen, desto eher geht die Versorgung in Richtung Prothese. Müssen mehr als drei Zähne einer Zahnlücke oder Freiendlücken mit Zahnersatz versorgt werden, bietet sich eine Teilprothese an. Es gibt sie aus Metall, Keramik und Kunststoff. Letztere sind qualitativ besser, aber auch teurer. Auf einem dem Gaumen angepassten Metall- oder Kunststoffstück sitzen die Ersatzzähne, die mit Klammern aus einer Metall-Legierung an den noch vorhandenen Zähnen befestigt werden.

Das größte Problem bei Vollprothesen ist die Frage der Befestigung am Kiefer. Da sie verwendet werden, wenn keine Zähne mehr vorhanden sind, gibt es auch keine Möglichkeit, die Prothese an Restzähnen zu verankern. Die Vollprothese muss sich auf der Schleimhaut festsaugen, muss quasi auf ihr kleben. Das funktioniert jedoch nur, wenn die Unterseite der Prothese perfekt auf der Schleimhaut und dem Kieferbogen aufsitzt. Vollprothesen werden nach einem Kieferabdruck und nach Vermessung des Kiefers individuell angefertigt.

An eine Prothese muss ein Patient sich erst gewöhnen, da sie oft als Fremdkörper empfunden wird. Die Gewöhnung dauert in der Regel einige Tage, selbst bei einem perfekt angepassten Zahnersatz. Es entstehen Probleme beim Sprechen und das Gefühl, die Prothese mit den Mundmuskeln und der Zunge festhalten zu müssen. Auch das Essen ist am Anfang nicht so leicht, wie es mit den eigenen Zähnen war, und muss geübt werden. Bei festsitzendem Zahnersatz, also bei Kronen oder Brücken, gibt es in der Regel weniger Gewöhnungsprobleme.

Implantate

Implantate sind künstliche Zahnwurzeln, die operativ in den zahnlosen Kieferknochen eingepflanzt werden. Die verwendeten Schrauben oder Stifte haben gewöhnlich einen Durchmesser von 3 bis 6 Millimetern und eine Länge von 8 bis 15 Millimetern. Sie wachsen in das Knochengewebe ein. Der obere Teil, der aus dem Zahnfleisch herausragt, dient zur Verankerung des Zahnersatzes. Das kann ein einzelner Zahn sein. Fehlen zwei oder mehr Zähne, wird eine mehrgliedrige Brücke oder eine Teilprothese befestigt.

Allerdings ist nicht jeder Mensch für eine Implantation geeignet. Bei schweren Allgemeinerkrankungen wie zum Beispiel Herzerkrankungen, Blutungsneigungen, Knochenerkrankungen oder Stoffwechselstörungen muss auf eine Implantation verzichtet werden. Auch die Einnahme bestimmter Medikamente wie Immunsuppressiva, Kortison, Zytostatika kann diese Maßnahme verbieten. Auf jeden Fall sollte der Zahnarzt über alles informiert sein, um eine richtige Entscheidung treffen zu können.

Neben den Allgemeinerkrankungen sind auch krankhafte Veränderungen in der Mundhöhle ein möglicher Hinderungsgrund. Diese Veränderungen können die Mundschleimhaut oder den Kieferknochen betreffen und müssen daher behandelt werden.

Für eine Implantation ist die vorhandene Knochensubstanz des Kiefers von Bedeutung. Ist bei stärkerem Knochenabbau nicht genug Knochengewebe vorhanden, muss auf eine Implantation unter Umständen verzichtet werden. Allerdings gibt es heute Möglichkeiten, für den Aufbau eines ausreichenden Knochenfundaments, wobei hier auch Knochenmaterialien aus dem eigenen Körper zum Einsatz kommen.

Das Risiko einer Einpflanzung ist gering, wenn eine gründliche Voruntersuchung und eine sorgfältige Planung durchgeführt wurden.

In der Einheilungsphase treten nur selten Komplikationen auf. In manchen Fällen wachsen die Implantate nicht an. Die Ursachen hierfür sind noch nicht hinreichend bekannt. Häufig sind sie aber auf ein falsches Verhalten des Patienten zurückzuführen, der sich nicht an die Weisungen des Zahnarztes gehalten hat. In seltenen Fällen können Allgemeinerkrankungen, die nach der Implantation auftreten, zu Problemen führen.

Aussehen

Das Tragen einer Prothese dient in erster Linie der Wiederherstellung der Kau- und Sprechfähigkeit. Aber auch die Optik ist für den Patienten wichtig, denn unsere Gesellschaft setzt Zahnlücken und Zahnlosigkeit mit fehlender Attraktivität gleich.

Die Farbe des Zahnersatzes sollte der Originalfarbe angepasst werden. Sitzen die neuen Zähne direkt neben den eigenen, wirkt zu weißer Zahnersatz künstlich. Aber auch bei einer Vollprothese sollte die Farbe nicht zu hell sein, denn auch Außenstehende erkennen, ob Zähne natürlich weiß wirken oder nicht. Makellos weiße Zähne passen in der Regel nicht ins Gesicht – die meisten Menschen haben elfenbeinfarbige Zähne in verschiedenen Schattierungen.

Pflege

Bei fest verankertem Zahnersatz gilt, wie bei den eigenen Zähnen auch, regelmäßiges Zähneputzen, mindestens zweimal täglich, besser noch nach jeder Mahlzeit.

Abnehmbarer Zahnersatz sollte nach jeder Mahlzeit unter fließendem Wasser abgespült werden. Einmal täglich sollte die Prothese zudem mit einer Zahn- oder Prothesenbürste und Zahnpasta bzw. einem speziellen Reinigungsmittel gesäubert werden. Neben dieser Grundreinigung sollte die Prothese jeden zweiten Tag für 15 Minuten in eine Reinigungslösung gelegt werden. Ein Prothesenträger sollte täglich seine Mundschleimhäute und die Zunge mit einer weichen Bürste reinigen und massieren.

Nicht alle Zahnprothesen können auch nachts getragen werden. Wenn man sie nicht trägt, sollten sie nachts in einem Glas mit sauberem Wasser liegen. Die Lagerung an der Luft schadet dem Prothesenkunststoff. Kochendes Wasser oder Scheuermittel sollte niemals zur Reinigung verwendet werden.

Wenn sich trotz regelmäßiger Reinigung Zahnstein an der Prothese bildet, kann der Zahnarzt eine professionelle Reinigung vornehmen. Um die Prothese nicht zu beschädigen, sollte man nicht selbst versuchen, etwaige Beläge abzukratzen.

Träger von Zahnersatz sollten ihre Prothese und die Mundschleimhaut zweimal jährlich beim Zahnarzt kontrollieren lassen. Gewebeveränderungen oder altersbedingter Knochenschwund können Veränderungen im Kiefer hervorrufen, sodass die »Dritten« neu angepasst werden müssen.

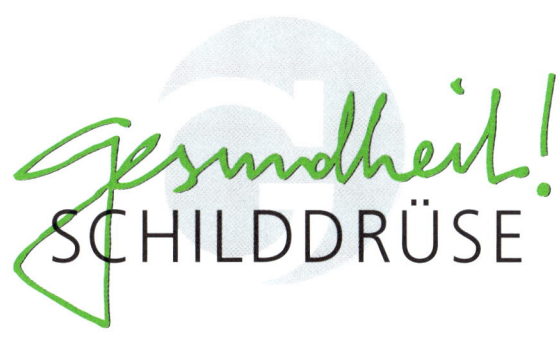

Gesundheit! SCHILDDRÜSE

Energiesteuerung vom Hals

Jod ist wie Eiweiß, Vitamine, Kalzium und Eisen ein lebensnotwendiger Nährstoff. Es ist ein Spurenelement, wir brauchen davon nur winzige Mengen. Mit Jod werden in der Schilddrüse die Schilddrüsenhormone aufgebaut. Diese wiederum greifen vielfältig in die Körperabläufe ein. Sie steuern ganz entscheidend Wachstum und geistige Entwicklung bei Kindern.

Ob man sich fit und leistungsfähig oder schlapp und müde fühlt, kann ebenfalls mit Jod zusammenhängen. Jod reguliert nämlich über die Schilddrüsenhormone die Aktivität des Stoffwechsels und damit auch den Energieumsatz.

Der Körperbestand von Jod beträgt 10 bis 15 Milligramm. 70 bis 80 Prozent sind in der Schilddrüse konzentriert. Diese Drüse befindet sich an der Luftröhre in Höhe des Kehlkopfes. Die Schilddrüse ist das größte Jodspeicherorgan des menschlichen Körpers.

Jod – aus der Nahrung in die Schilddrüse

Das Jod wird in Form von Jodid aus der Nahrung aufgenommen und auf dem Blutweg in die Schilddrüse transportiert. Die schwammartige Drüse, die mit vielen Blutgefäßen durch-

setzt ist, kann die winzigsten Mengen Jod aus dem Blut filtern. Bekommt die Schilddrüse zu wenig Jod angeboten, versucht sie sich durch einen Trick auf die unterschiedliche Jodzufuhr einzustellen: Zunächst erhält sie vom Gehirn den Befehl, mehr Schilddrüsenhormone zu produzieren. Durch Vergrößerung ihres Volumens versucht sie eine Mehrproduktion von Schilddrüsenhormonen zu erreichen. Die Vergrößerung der Schilddrüse bezeichnet der Arzt als »Struma«, im Volksmund wird sie Kropf genannt

Schilddrüsenhormone – Steuerung von Lebensvorgängen

In der Schilddrüse werden zwei Hormone gebildet, die ohne Jod nicht zustande kämen: das Trijodthyroxin und das Thyroxin. Das Blut transportiert diese Hormone in die Körperzellen. Beim Abbau der Hormone gelangt frei werdendes Jod zum Teil erneut in den Jodkreislauf oder wird über die Niere und Leber ausgeschieden. Die jodhaltigen Schilddrüsenhormone regulieren die Geschwindigkeit, mit der die Körperzellen aus der Nahrung Energie herstellen und verbrauchen, und bestimmen somit, wie viel Energie umgesetzt wird.

Sie sind auch für Wachstum und Entwicklung notwendig. Der Grundumsatz des Menschen richtet sich nach der Konzentration der Schilddrüsenhormone im Blut. Es hängt also von den Schilddrüsenhormonen ab, ob der Stoffwechsel und damit der gesamte Organismus normal, verlangsamt oder auf Hochtouren läuft.

Jodmangelerkrankungen

Ein Jodmangel führt unweigerlich zur Kropfbildung. Anfangs verursacht eine krankhafte Vergrößerung der Schilddrüse meist keine Beschwerden. Erst bei stärkerem Wachstum, wenn der Hals allmählich dicker wird, schöpft man Verdacht. Die entstandene Struma kann sich entweder sichtbar nach außen oder mehr nach innen vermehren. Drückt die vergrößerte Schilddrüse auf Luft- und Speiseröhre, treten Atem- und Schluckbeschwerden auf. Die Schilddrüse verändert ihre Struktur, dabei können Knoten entstehen. Die Veränderungen führen zu autonomen Bezirken, den so genannten heißen Knoten, die sich nicht mehr regulieren lassen. Wenn in diesem Fall die Jodaufnahme wieder steigt, produziert das Gewebe ungehemmt Hormone, was schwerwiegende Störungen verursachen kann. Diese Überfunktion der Schilddrüse ist eine Folge des vorangegangenen Jodmangels.

Es gibt aber auch die Möglichkeit, dass einige Zellen durch den beständigen Jodmangel ihre Funktion nach einiger Zeit einfach einstellen. Diese Ansammlung von funktionsunfähigen Schilddrüsenzellen nennt man kalte oder inaktive Knoten.

Bei einer Überfunktion, das heißt bei einer Mehrproduktion von Hormonen, werden alle

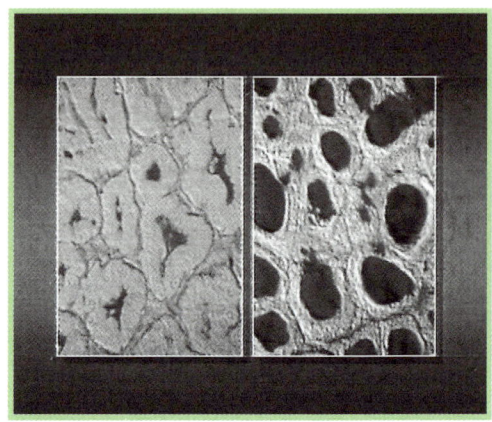

Links das Gewebe einer normalen, rechts einer durch Jodmangel vergrößerten Schilddrüse

Stoffwechselprozesse beschleunigt. Uns befällt eine innere Unruhe, wir schlafen schlecht, haben einen erhöhten Puls, sondern vermehrt Schweiß ab, bekommen Durchfall, Haarausfall und verlieren, trotz Appetit, an Gewicht.

Produziert die Schilddrüse zu wenig Hormone, entwickelt sich eine Unterfunktion, das heißt, Stoffwechselprozesse werden verlangsamt. Wir sind antriebsarm, haben ein großes Schlafbedürfnis, werden depressiv, sind kälteempfindlich, die Haut wird trocken und teigig, die Haare dünn, wir nehmen zu und leiden unter Verstopfung.

Neben dem Jodmangelkropf gibt es noch weitere gesundheitliche Risiken durch lang andauernde ungenügende Jodzufuhr. Die Fruchtbarkeit bei Mann und Frau kann gestört sein. Bei Neugeborenen kann es zu einer Neugeborenenstruma oder einer angeborenen Überfunktion kommen. Bei Kindern ist eine Struma, eine gestörte mentale Funktion oder eine retardierte körperliche Entwicklung möglich.

Diagnose und Therapie

Die Erkennung einer Schilddrüsenvergrößerung ist nicht einfach. Bei jungen Leuten ist es besonders schwierig, da sie in der Regel noch keine Knoten haben, die man ertasten kann. Ältere Menschen haben oft Knoten, die ertastet werden können. Das wichtigste Mittel zur Erkennung einer Schilddrüsenvergrößerung ist heute der Ultraschall.

Ein Kropf kann prinzipiell in jedem Lebensalter entstehen. Meistens entwickelt er sich bereits vor dem 20. Lebensjahr. Häufig wird in der Schwangerschaft ein bisher verborgener Kropf größer und bemerkbar oder aber eine bereits vorhandene Struma verschlimmert sich.

Die Schilddrüsenuntersuchung läuft folgendermaßen ab: Der Arzt stellt dem Patienten einige Fragen: ob er Druck in der Schilddrüsengegend verspüre, Schluckbeschwerden habe oder Probleme beim Luftholen verspüre. Werden diese Fragen bejaht, tastet der Arzt die Schilddrüse in der vorderen Halsregion ab und bestimmt mit Hilfe von Blutuntersuchungen die Konzentrationen der Schilddrüsenhormone wie auch des Steuerhormons Thyreotropin, das in der Hypophyse ist. Mit Hilfe des Ultraschalls untersucht der Arzt die Größe und Struktur der Schilddrüse. Mit der Szintigraphie, einem bildgebenden Untersuchungsverfahren, kann man dann feststellen, ob sich innerhalb der Schilddrüse knotige Bezirke entwickelt haben und ob diese vermehrt oder vermindert Schilddrüsenhomone produzieren. Stellt der Arzt bei der Untersuchung eine Vergrößerung fest, jedoch keine Knoten oder eine Überfunktion, wird der Patient mit Jodtabletten behandelt.

Bei kalten Knoten können durch eine Punktion mit einer feinen Hohlnadel Zellen entnommen werden. Unter dem Mikroskop lässt sich feststellen, ob sie gutartig oder bösartig sind. Bei kalten Knoten muss operiert werden. Schilddrüsenoperationen gehören heute zu den häufigsten Routineeingriffen der modernen Chirurgie. Die ebenfalls mögliche Behandlung mit radioaktivem Jod ist eine altbewährte Methode und völlig ungefährlich, da sich das radioaktive Jod nur in der Schilddrüse anlagert und den Knoten zerstrahlt. Die Behandlung wird bei einem kurzen stationären Aufenthalt durchgeführt.

Die Jodierung von Salz

Verschiedene Institutionen, darunter auch die Weltgesundheitsorganisation, empfehlen zur Erhöhung der Jodzufuhr die ausschließliche Verwendung von Jodsalz im Haushalt, in Großküchen, in der Nahrungsmittelindustrie sowie den Einsatz von jodierten Mineralstoffmischungen bei der Nutztierhaltung. In vielen Ländern wird schon seit Jahren ausschließlich Jodsalz verwendet, da es gesetzlich vorgeschrieben ist. Innerhalb weniger Jahre sank die Zahl der Schilddrüsenerkrankungen, in der Schweiz und in Österreich ist der Jodmangelkropf nahezu verschwunden. Im Gegensatz zu der in Österreich und der Schweiz bestehenden gesetzlich vorgeschriebenen Jodmangelprophylaxe mit Jodsalz beruhen in Deutschland alle Formen der Verbesserung der Jodversorgung auf dem Prinzip der Freiwilligkeit.

DocTipp

- *Die einzigen bedeutsamen natürlichen Jodlieferanten in der Nahrung sind Seefische und Meerestiere. Schon etwa 100 Gramm Schellfisch, Seelachs oder Kabeljau decken den Tagesbedarf an Jod. Deshalb: Unbedingt ein- bis zweimal Fisch pro Woche essen!*
- *Auch Milch, Milchprodukte, Fleischprodukte und Eier können die Jodzufuhr verbessern.*
- *Die Verwendung von jodiertem Speisesalz ist ein wichtiger Schritt zur Jodvorsorge. Jodsalz ist gewöhnliches Kochsalz, das nachträglich mit Jod angereichert wurde. Vor allem bei Brot, Wurstwaren und Fertiggerichten sollten die bevorzugt werden, die mit Jodsalz hergestellt sind.*
- *In der Schwangerschaft und Stillzeit sollten Frauen zusätzlich zu ihrer Ernährung Jodtabletten einnehmen. Bei Kleinkindern ist darauf zu achten, dass diese viel Milch trinken, regelmäßig Seefisch essen und dass nur Brot gekauft wird, das mit Jodsalz hergestellt wird.*

Schadet zu viel Jod?

Jodiertes Speisesalz oder Jodtabletten zur Vermeidung eines Jodmangels sind in normalen Dosierungen völlig ungefährlich. Sogar Patienten mit Jodüberempfindlichkeit vertragen Mengen im Mikrogramm-Bereich ohne Reaktion. Mit 10 Gramm Speisesalz wird gerade erst die Jodmenge zugeführt, die für Erwachsene pro Tag empfohlen wird. Um die tolerierbare Obergrenze durch Zufuhr von jodiertem Speisesalz zu überschreiten, müssten 40 bis 50 Gramm Speisesalz verzehrt werden.

Überempfindlichkeitsreaktionen wie Fieber, Hautentzündungen, Juckreiz, brennende Augen, Kopfschmerzen zeigten sich hauptsächlich nach Einnahme jodhaltiger Medikamente, jodhaltiger Röntgenkontrastmittel und Verwendung von jodhaltigen Desinfektionsmitteln (Jodtinktur)

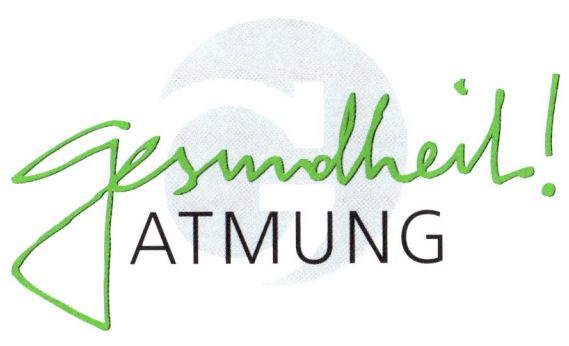

ATMUNG

Die Luft zum Leben

Die Lunge besteht aus zwei Lungenflügeln, die geschützt im Brustkorb liegen. Der rechte Flügel ist in drei Lappen unterteilt, der linke besteht aus zwei Lappen. Der innere Teil der linken Lunge ist vom Herzen überdeckt.

Das röhrenförmige Atemwegssystem, der Bronchialbaum, beginnt hinter den Stirnbändern mit der Luftröhre. Sie bildet sozusagen den Stamm des Bronchialbaums. Die Luftröhre gabelt sich in zwei Hauptäste, die als Stammbronchien bezeichnet werden. Sie teilen sich in der Lungenwurzel entsprechend der Anzahl der Lungenlappen in die Lappenbronchien auf. Aus diesen gehen die Segmentbronchien hervor, die sich wiederum zu feineren Bronchien verästeln und verzweigen, bis die kleinsten Atemwege, die Bronchiolen schließlich in die traubenförmigen Lungenbläschen, die Alveolen münden.

Aufgabe der Lunge

Die Lunge hat die Aufgabe, dem Körper Sauerstoff zuzuführen und vom Körper gebildetes Kohlendioxid an die Außenluft abzugeben. Dieser Austausch erfolgt über die Lungenbläschen, die an kleine Blutgefäße grenzen. Die frisch eingeatmete, sauerstoffreiche Luft gibt durch die feinporige Wand der Lungenbläschen die Sauerstoffmoleküle in das Blut ab und nimmt im Gegenzug die Kohlendioxid-Moleküle auf.

Das Bronchialsystem dient jedoch nicht nur als Übergang für die ein- und ausgeatmete Luft, sondern hat darüber hinaus die Aufgabe, die großen Mengen der täglich eingeatmeten Luft vor ihrem Eintritt in die Lungenbläschen zu filtern: DIe Innenwand der Bronchien ist mit einer hauchdünnen Schleimhautschicht ausgekleidet, die durch das von Drüsenzellen gebildete Bronchialsekret feucht gehalten wird. Die in der Atemluft enthaltenen Staub- und Schwebeteilchen schlagen sich je nach Größe auf der feuchten Innenwand der Bronchien nieder und verfangen sich im schleimigen Bronchialsekret. Winzige, ständig mundwärts schlagende Härchen, so genannte Flimmerhärchen, die sich auf der Bronchialschleimhhaut befinden, transportieren den Schleim mit den darin haftenden Schmutzteilchen in Richtung Mund, bis er schließlich abgehustet oder abgeräuspert wird. Dieses in seinen Einzelkomponenten fein abgestimmte Reinigungssystem sorgt auch dafür, dass sich Krankheitserreger wie Viren oder Bakterien in den Atemwegen nicht ausbreiten.

Schnarchen

Schnarchen ist ein Atemgeräusch, das meist beim Schlafen entsteht, wenn der obere Luftweg verengt ist und seine Weichteile – vor allem Gaumensegel, Zäpfchen und Schleimhautfalten – durch die schneller strömende Atemluft in Vibrationen versetzt werden. Es tritt vor allem beim Einatmen auf, bei manchen Menschen aber auch bei der Ausatmung. Der Mensch schnarcht, wenn die Nasenatmung so weit eingeschränkt ist, dass sie allein zum Luftholen nicht ausreicht und die Mundatmung zu Hilfe genommen werden muss.

Schnarchen tritt beim Schlafen auf, weil in dieser Zeit bei den meisten Menschen die Spannung nachlässt. Auch die Muskeln im Rachen und der Zungenmuskel, der die Zunge nach vorn zieht, erschlaffen – beim ruhig Schlafenden ebenso wie beim Schnarcher. Die Rachenwand, der weiche Gaumen und die Zungenwurzel nähern sich bei der Einatmung durch den Sog, der von der Lunge ausgeht, und durch die verringerte Muskelspannung einander an. Im Normalfall ist die Muskelspannung jedoch groß genug, um den Rachen weit genug offen zu halten, sodass die Luft ungehindert durchströmen kann.

Was geschieht beim Schnarchen?

Beim Schnarcher kommt es aufgrund der entspannten Rachen- und Zungenmuskulatur zu solchen Verengungen, dass im Bereich dieser Engen die Luft beim Einatmen schneller strömt und es zu den Vibrationen kommt, die das Schnarchgeräusch verursachen. Bedingt ist das durch eine Störung oder einen »Schlaf« des Gehirnzentrums, das die Atmung aufrechterhält und steuert und so normalerweise auch im Schlaf für einen ausreichend großen und stabilen Querschnitt im Bereich der oberen Luftwege sorgt. Manchmal sind aber auch die Engstellen zusätzlich durch ein vergrößertes Zäpfchen oder vergrößerte Mandeln bedingt.

Durch den rascheren Luftstrom in den oberen Atemwegen kann sich im Einzelfall der Unterdruck im Rachen weiter erhöhen, wodurch die Rachenwände stärker nach innen gezogen werden, sodass sich die Atemwege noch mehr verengen. Im schlimmsten Fall kann das dazu führen, dass sich die Atemwege völlig schließen – vor allem an der natürlichen Engstelle des Rachens, wo das Gaumensegel und die Zungenwurzel liegen. Dieser Verschluss wird auch als Kollaps bezeichnet, die Atmung setzt für eine Zeit lang aus und anschließend mit einem heftigen Schnarchgeräusch wieder ein. Diese Form der Atemaussetzer bezeichnet man dann als obstruktive oder verschlussbedingte Apnoen.

Folgen des Schnarchens

Der Atemstillstand kann bis zu zwei Minuten dauern, dann holt der Schnarcher wieder tief Luft, wobei sich die Schlaftiefe verringert und man aufwachen kann. Die Atemstillstände können mehrmals in der Nacht auftreten, zum Teil bis zu 500-mal pro Nacht. Während sie auftreten, sinkt der Sauerstoffgehalt im Blut beträchtlich, Gehirn und andere Organe werden nicht mehr ausreichend mit Blut versorgt. Die Folge: Der Betroffene kann einen Herzinfarkt oder gefährliche Herzrhythmusstörungen bekommen.

Da ferner durch die sich ständig wiederholenden Erstickungsanfälle der Schläfer die gesamte Nacht in oberflächlichen Schlafstadien verbringt und sich niemals im Tiefschlaf wirklich erholen kann, fühlt er sich am nächsten Tag müde und zerschlagen. An die Erstickungsanfälle kann er sich nicht erinnern. Die Betroffenen schlafen dann häufig tagsüber ein, ihre Konzentrations- und Leistungsfähigkeit sind deutlich eingeschränkt. Besonders riskant ist dies für Autofahrer.

Der dauernde Schlafmangel kann auch zu weiteren Langzeitfolgen führen wie zur Ausschüttung von Stresshormonen, die zu Bluthochdruck führen, zu Engstellung der Lungengefäße, die wiederum einen Hochdruck im Lungenkreislauf bewirken können, und – wie bereits erwähnt – zu Herzrhythmusstörungen.

Aus alldem wird deutlich, dass es sowohl verschiedene Ursachen wie verschiedene Schweregrade des Schnarchens gibt, dass sehr starkes Schnarchen organische Ursachen haben kann und zur Vermeidung von Folgekrankheiten behandlungsbedürftig ist, abgesehen von der Lärmbelästigung für den Partner oder andere Menschen. Denn Schnarchgeräusche können nach Messungen im Schlaflabor Werte bis zu 90 Dezibel erreichen, was der Lautstärke eines vorbeifahrenden LKWs entspricht oder einer voll aufgedrehten 50-Watt-Stereoanlage.

Die zwei Formen des Schnarchens

Beim so genannten primären oder harmlosen Schnarcher sind die oberen Atemwege verengt, jedoch nicht so stark, dass es zu Atemaussetzern kommt. Es strömt eine genügende Menge Luft in die Lungen ein, sodass kein Sauerstoffmangel eintritt und es dadurch zu keiner Schädigung des Herzens und anderer Organe kommen kann.

Harmlose Schnarcher erkennt man daran, dass sie in der Regel weniger lautstark schnarchen als Personen mit Schlaf-Apnoe. Bei ihnen treten auch nicht die für die Schlaf-Apnoe typischen, mit den Atempausen einhergehenden Weckreaktionen auf. Die negativen Folgen des harmlosen Schnarchens sind eher sozialer Art: Der Partner oder andere Personen aus dem sozialen Umfeld können nicht schlafen, es kann zu Beziehungsstörungen und -konflikten kommen.

Allerdings bedeutet auch harmloses Schnarchen eine erhöhte Atmungsanstrengung, die Übergänge zum krankhaften Schnarchen können fließend sein, und auch der harmlose Schnarcher kann unter Tagesmüdigkeit leiden.

Wenn mindestens zehn krankhafte Atempausen (Apnoen) pro Stunde beobachtet werden, die regelmäßig mit Herzrhythmusveränderungen und dem Absinken der Sauerstoffkonzentration im Blut gekoppelt sind, spricht man von einem »obstruktiven Schlaf-Apnoe-Syndrom«. Dieser Begriff ist mit krankhaftem Schnarchen gleichzusetzen. Ernst zu nehmende Gesundheitsstörungen wie zum Beispiel ausgeprägte Tagesmüdigkeit, morgendliche Kopfschmerzen, Bluthochdruck, Herz-Lungen-Erkrankungen und sexuelle Funktionsstörungen sind durch diese Störung des normalen Schlafes und den damit verbundenen Sauerstoffmangel möglich. Die Gefahr, einen Herzinfarkt oder einen Schlaganfall zu bekommen, steigt mit der Schwere der Apnoe. Auffallend oft kommt es bei Schlaf-Apnoe-Patienten zu einem Versagen der rechten Herzkammer. Natürlich sind Patienten, die bereits unter einer koronaren Herzkrankheit leiden, besonders gefährdet.

Wissenschaftler gehen mittlerweile davon aus, dass das Risiko, innerhalb von 15 Jahren an den Folgen einer unbehandelten Schlaf-Apnoe zu sterben, in etwa genauso hoch ist wie das Risiko, an Aids zu sterben.

Außerdem ist die Schlafapnoe die größte medizinische Ursache von Übermüdung und damit gesteigerter Einschlafneigung. Dass dies nicht nur eine harmlose Begleiterscheinung dieser Krankheit ist, zeigt die Tatsache, dass Einschlafen am Steuer bei 24 Prozent der tödlichen Unfälle auf Autobahnen die Ursache ist.

Ursachen

Zu hohes Gewicht kann Schnarchen einerseits hervorrufen, andererseits so verstärken, dass eine Schlaf-Apnoe die Folge sein kann. Denn bei der Gewichtszunahme lagert sich das Fett auch an den Rachenweichteilen, dem weichen Gaumen und an der Zungenwurzel ab. Die oberen Atemwege verengen sich, das Schnarchgeräusch entsteht, das Risiko für Schlaf-Apnoe steigt.

Die Einnahme von Alkohol, Nikotin und Tabletten, besonders von Schlafmitteln, ruft nicht nur harmloses Schnarchen hervor, sondern verstärkt auch die Schlaf-Apnoe, da sie die Muskelanspannung im Schlaf stark herabsetzt. Die Zunge kann dann – vor allem in Rückenlage – nach hinten rutschen und den Rachenraum verengen.

Eine Vielzahl körperlicher Veränderungen oder von Geburt an vorhandene Fehlbildungen können ebenfalls am Schnarchen schuld sein. So kann bei vielen Schnarchern die Atmung durch die Nase zum Beispiel durch vergrößerte Nasenmuscheln, Verkrümmung der Nasenscheidewand, chronische Nebenhöhlenentzündung oder Nasenpolypen behindert sein, natürlich auch durch akute Verengungen aufgrund von Schnupfen, Heuschnupfen etc.

Etwa 50 bis 60 Prozent der über 50-jährigen Männer sind Schnarcher, im Alter von 30 bis 40 Jahren sind es dagegen nur etwa 20 bis 30 Prozent. Die Zahl der schnarchenden Frauen liegt in allen Lebensaltern weit darunter, allerdings beginnen auch im Alter immer mehr Frauen zu schnarchen. Die Ursache für die Zunahme des Schnarchens im Alter ist nicht bekannt. Natürlich ist die Spannung der Rachenmuskulatur – wie alle Muskulatur – im Alter nicht mehr so hoch wie in jungen Jahren. Zusätzlich müssen aber nach Auffassung der Wissenschaftler weitere Faktoren wie hormonelle Veränderungen oder Störungen in der atemregulierenden Funktion des Gehirns eine Rolle spielen.

Besonders begünstigt wird das Schnarchen durch Schlafen in der Rückenlage, da in dieser Position der Zungenmuskel leicht nach hinten fallen und die Atemwege verengen kann. Aber es gibt auch Menschen, die in jeder Schlafposition schnarchen. Bei ihnen liegen dann Engstellen im Rachenraum vor, die nicht durch die Schwerkraft bedingt sind, sondern entweder durch die bisher genannten Faktoren oder aber auch durch andere körperliche Ursachen.

Behandlungsmöglichkeiten

Es gibt kein einheitliches Heilmittel für alle Schnarcher. Gezielte Hilfe kann erst nach eingehender ärztlicher Diagnose angeboten werden. Sie kann vom autogenen Training über die Änderung der Schlafgewohnheiten, Gewichtsreduktion, Behandlung einer Nasenallergie, Alkoholabstinenz, Bissschienen, nasale Überdruckbeatmung mit Hilfe einer Nasenmaske bis hin zur Entfernung der Rachen- oder Gaumenmandeln, Nasenscheidewandbegradigung, zu Luftröhrenschnitt, Unterkieferoperationen oder einer operativen Verkleinerung der Rachenweichteile reichen.

Die zur Zeit erfolgreichste Behandlung der Schlaf-Apnoe ist die Überdruckatmung. Der Patient trägt während des Schlafes eine Atem-maske und ist über die Maske und einen Schlauch mit dem eigentlichen Gerät zur Überdruckatmung verbunden. Der Betroffene wird dabei nicht beatmet, sondern atmet weiterhin selbstständig. Der Druck der Atemluft wird aber erhöht, sodass sich die Atemwege stabilisieren und nicht mehr verschließen können. Der Patient kann weiterhin ein- und ausatmen, Atempausen und anschließende Weckreaktionen bleiben aus. Das Gerät muss allerdings jede Nacht benutzt werden, da es sonst erneut zu Atemaussetzern kommt.

DocTipp

- *Vermeiden Sie abendlichen Alkoholgenuss oder auch die Einnahme von Schlaftabletten.*
- *Zu fette und vor allem zu späte Mahlzeiten am Abend begünstigen das Schnarchen. Lieber früher essen und vor dem Schlafengehen noch eine leichte Kleinigkeit zu sich nehmen.*
- *Eine Reduzierung des Gewichts kann oft Wunder wirken!*
- *Vermeiden Sie die Rückenlage beim Schlafen.*
- *Wichtig ist auch eine Schlafüberwachung durch den Partner. Dadurch wird eine eventuell vorhandene Apnoe frühzeitig festgestellt.*

Allergien

Unter einer Allergie versteht man eine immunologisch bedingte Reaktion. Der Betroffene reagiert auf im Normalfall »ungefährliche« Substanzen aus der Umwelt mit einer extremen Abwehrreaktion, in der der Organismus vermehrt Antikörper gegen den vermeintlichen Auslöser bildet. Auslöser der Reaktion ist in diesem Zusammenhang nicht das komplette Nahrungsmittel, sondern nur einer seiner Bestandteile. In den meisten Fällen handelt es sich um eine Eiweiß-Komponente des Nahrungsmittels. Manchmal können auch Verbindungen von Protein und Kohlenhydraten eine Reaktion auslösen.

Die Anlage, allergisch zu reagieren, ist erblich. Der Ausbruch dagegen ist im Wesentlichen von externen Faktoren wie Lebens- und Essgewohnheiten abhängig.

Nahrungsmittelallergie

Die Anzahl der behandlungsbedürftigen Nahrungsmittel-Allergiker, die aufgrund des Verzehrs bestimmter Nahrungsmittel von allergischen Reaktionen betroffen sind, wird bundesweit auf zwei bis vier Prozent der Gesamtbevölkerung geschätzt. Allergische Beschwerden, die durch Nahrungsmittel ausgelöst werden, können sehr unterschiedlich ausfallen. Die Verlaufsformen sind bei Kindern und Erwachsenen unterschiedlich.

Jedes Nahrungsmittel kann ein potenzielles Allergen aufweisen. Dies hängt auch von Zubereitungsformen, lokalen Präferenzen, veränderter Lebensmitteltechnologie und Lebensalter des Patienten ab. Eine Kiwi-Allergie zum Beispiel wurde vor zwanzig Jahren aufgrund anderer Essgewohnheiten oder nur des fehlenden Imports noch nicht beobachtet.

Gehäuft sind zudem in den letzten Jahren pollenassoziierte Nahrungsmittelallergien aufgetreten. Diese Form der so genannten Kreuzallergie wird durch identische Allergenstrukturen in Pollen und einigen pflanzlichen Lebensmitteln wie zum Beispiel Obst, Nüssen und Gemüse ausgelöst.

Symptome

Zu den häufigsten Symptomen bei Nahrungsmittelallergien zählen nach Reaktionen der Haut und der Atemwege diejenigen im Magen-Darm-Bereich wie Blähungen, Durchfall, Übelkeit, Erbrechen und Verstopfung.

Neben diesen lokalen Symptomen gibt es aber ebenfalls ein breites Spektrum an »Fernsymptomen«: Durch die bei der allergischen Reaktion frei werdenden Botenstoffe, welche ins Blut abgegeben und weitertransportiert werden, umfassen die Beschwerden bei einem entsprechend disponierten Allergiker eine vielschichtige Symptomkonstellation. Hierzu gehören Reaktionen an der Haut (zum Beispiel Quaddeln, Nesselfieber, Rötung, Juckreiz) genauso wie im Hals-Nasen-Ohren-Bereich (zum Beispiel Niesattacken, Fließschnupfen) und an der Lunge (zum Beispiel Husten, Atemnot, Verschleimung).

Behandlungsmöglichkeiten

Man kann die Strategie zur Bekämpfung von Allergien auf folgende prägnante Faustformel bringen: Suchen – Finden – Weglassen.

Bereits das Eingangsgespräch mit dem Patienten kann wichtige Informationen zur Erkennung einer Allergie enthalten. Die eigene und die Vorgeschichte der Familien geben in solchen Fällen Anhaltspunkte für eine mögliche Nahrungsmittelallergie. Es wird nachgeforscht, wann, wo und wie die Symptome erstmalig beobachtet wurden und ob sie nur punktuell oder ganzjährig auftreten. Zur genaueren Bestimmung dieser Faktoren kann auch ein vom Patienten geführtes Ernährungstagebuch, das den Verzehr und aufkommende Beschwerden aufführt, dienlich sein. In der Regel schließen sich Tests an, mit welchen eine Sensibilisierung gegen spezielle Nahrungsmittel über die Haut oder über spezifische Antikörper im Blut nachgewiesen werden kann.

Bei den Hauttests werden je nach Verfahren Allergenlösungen in die Haut gekratzt, gestochen oder injiziert (Scratch-, Prick- oder Intrakutantest). Nach etwa zwanzig Minuten kann eine mögliche Reaktion mittels Quaddelbildung mit Hautrötung abgelesen werden.

Reagiert der Patient auf eines oder mehrere Nahrungsmittel, so werden diese in einer entsprechend zusammengestellten Eliminationsdiät aus dem Speiseplan gestrichen. Existiert ein Zusammenhang zwischen den weggelassenen Nahrungsmitteln und den Krankheitssymptomen, verschwinden die Beschwerden während der Eliminationsphase. Anschließend werden diese Nahrungsmittel wieder nacheinander in den Speiseplan aufgenommen, um mittels gezielter Provokation eine vorliegende Allergie nachzuweisen. Um auf mögliche Schockreaktionen reagieren zu können, sollte die Provokation immer unter ärztlicher Aufsicht stattfinden.

Asthma

Asthma ist eine chronisch-entzündliche Atemwegserkrankung, die durch eine Verengung der Atemwege und eine Hyperreagibilität der Atemwege charakterisiert ist. Für die Betroffenen macht sich Asthma durch eine akute Luftnot bemerkbar. Drei Gründe führen in der Hauptsache zu einer solchen Luftnot:
1. Die Schleimhaut der Bronchien ist entzündet, geschwollen und verdickt. Dadurch verringert sich der Innendurchmesser der Bronchien.
2. Die entzündete Schleimhaut produziert einen zähen, stark haftenden Schleim, der sich nur schwer abhusten lässt und die Bronchien teilweise oder völlig verstopfen kann.
3. Die Muskulatur der Bronchien zieht sich auf bestimmte Reize (Anstrengung, Temperaturwechsel, Rauch) hin zusammen und verkrampft sich, wodurch sich der Innendurchmesser der Bronchien noch weiter verengt.

Wichtigstes Kennzeichen des Asthmas ist die so genannte Hyperreagibilität der Atemwege gegen unspezifische Reize wie Kaltluft oder Staub. Auch emotionale und körperliche Belastungen können eine Verengung der Bronchien zur Folge haben.

Ursachen für Asthmaerkrankungen

Die Ursachen dieser Erkrankung sind bisher nicht umfassend bekannt. Wahrscheinlich spielen sowohl genetische als auch äußere Faktoren eine Rolle. Bei den genetischen Faktoren wurde bisher an erster Stelle die Allergie genannt. Voraussetzung ist die angeborene Disposition, auf Umweltantigene mit der Bildung von spezifischen Antikörpern zu reagieren. Wichtige Allergene sind zum Beispiel Hausstaubmilben, ihr bevorzugtes Biotop ist der Bettenbereich. Hier finden sie Hautschuppen als Nahrung und das für ihre Vermehrung wichtige Mikroklima: Wärme und Luftfeuchtigkeit.

Auch Pollen sind wichtige Allergieauslöser: Unter den Pollen sind wegen ihrer großen Verbreitung die Gramineen (Gräser, Roggen) am wichtigsten. Saisonale Asthma-Symptome in den Monaten Februar bis April/Mai sind hierzulande hauptsächlich durch die Pollen von Erle, Birke und Haselnuss bedingt. In den Sommermonaten haben einige Kräuterpollen (Beifuß, Nessel) sowie Schimmelsporen oft eine asthmaauslösende Wirkung.

Verschiedene Asthmaformen

Der Begriff »Asthma« bezeichnet eine heterogene Gruppe von Atemwegserkrankungen. Die Krankheitsverläufe unterscheiden sich erheblich, sodass man überspitzt sagen kann, jeder Patient habe »sein eigenes Asthma«. Unterschiede bestehen bezüglich der Manifestation, der Auslöser, Häufigkeit und Intensität der Beschwerden. Man unterscheidet exogen-allergisches Asthma, endogenes Asthma, Belastungsasthma und berufsbedingtes Asthma.

Medikamentöse Therapie

Das Ziel der Behandlung ist die möglichst weit gehende Normalisierung der Lungenfunktion und der klinischen Hyperreagibilität gegen unspezifische Reize. Die meisten Medikamente, die seit den letzten 20 Jahren bei Asthma eingesetzt wurden, unterdrücken zwar die Symptome, aber sie heilen nicht. Zur Zeit erhofft man sich Besserung von einer neuen Generation von Medikamenten.

Japanische Ärzte haben berichtet, dass Kinder, die im ersten Lebensjahr gegen Tuberkulose geimpft wurden, ein um die Hälfte bis ein Drittel reduziertes Risiko haben, später einmal Asthma zu bekommen.

In Deutschland lassen sich die Asthmamedikamente entsprechend ihrem Wirkungsprinzip unterteilen in Bronchodilatoren, die der Verkrampfung der Bronchialmuskulatur entgegenwirken, und antientzündliche Medikamente, die der Entzündung der Bronchialschleimhaut entgegenwirken und damit deren Schwellung und die Schleimabsonderung reduzieren.

Eines der wichtigsten antientzündlichen Asthmamittel ist Cortison. Die so genannten Kortikosteroide sind Abkömmlinge des natürlichen Nebennierenhormons Cortison und sind die wirksamsten Medikamente. Sie wirken der Entzündung entgegen und haben eine antiallergische Wirkung. Bei dauerhafter Anwendung bewirken diese Mittel ein Abschwellen der Bronchialschleimhaut, verringern die Schleimproduktion, hemmen die allergischen Reaktionen und vermindern die bronchiale Hyperreagibilität.

Kortikosteroide werden zur antientzündlichen Dauertherapie von Asthma angewandt. Bis zur vollen Wirkungsentfaltung dauert es oft mehrere Tage bis Wochen, dafür hält aber die Wirkung nach Absetzen des Medikamentes oft noch lange an. Moderne inhalierbare Cortisone haben kaum Nebenwirkungen.

In letzter Zeit haben sich besonders Kombinationspräparate aus Cortison und einem β-2-Mimetikum – einem Bronchodilator – bewährt.

Alternativ können bei leichten Asthmaanfällen oder auch bei Kindern Präparate mit Cromoglicinsäure verwendet werden. Die Wirkung ist protektiv, das heißt, bei einer dauerhaften Anwendung bieten diese Arzneimittel Schutz vor Verengungen der Bronchien, die durch Rauch und Kaltluft oder durch körperliche Belastung ausgelöst werden. Allerdings haben diese Präparate keine Wirkung bei einem akuten Asthmaanfall. Daher werden sie vor allem bei leichtem Asthma im Rahmen einer Dauertherapie angewandt.

Bei einem akuten Asthmaanfall haben sich muskelentspannende Mittel bewährt, wobei es am besten ist, diese als Spray einzuatmen. So gelangen die Substanzen direkt an den Wirkort in der Lunge. Man benötigt weniger Wirkstoff, es kommt seltener zu Nebenwirkungen.

Die meisten Betroffenen begreifen mit der Zeit, dass Asthma eine Krankheit ist, die man als solche akzeptieren muss. Doch wenn man sich an gewisse »Spielregeln« hält, dann muss diese Erkrankung nicht unbedingt einen Verlust an Lebensqualität bedeuten:

- *Sorgen Sie für ausreichende Bewegung.*
- *Ausdauersportarten wie Wandern, Fahrradfahren oder Schwimmen sind ebenfalls zu empfehlen.*
- *Verzichten Sie in jedem Fall auf Nikotin.*
- *Lassen Sie Ihr Gewicht regelmäßig kontrollieren, denn Übergewichtige haben mehr Probleme mit Asthma.*
- *Hilfreich kann auch ein Entspannungsprogramm in Form von autogenem Training sein.*
- *Achten Sie auf ausreichende Zufuhr von Kalzium, wenn Sie Cortison einnehmen.*

Chronische Bronchitis

Asthma und chronische Bronchitis gehören in Europa zu den häufigsten Erkrankungen, in den Industrieländern nimmt die Zahl der Erkrankten immer mehr zu. In den Statistiken der Rentenversicherungsträger steht die chronische Bronchitis mit ihren Folgekrankheiten als Ursache einer vorzeitigen Erwerbsunfähigkeit mit an vorderster Stelle.

Die Bronchitis spielt sich – wie der Name schon sagt – im Bereich der Bronchien ab. Es handelt sich dabei um eine Entzündung der Bronchien, genauer der Bronchialschleimhaut.

Diese Entzündung macht sich mit Husten und Auswurf bemerkbar und kommt durch zwei hauptsächliche Ursachen zustande. Zum einen können Infektionen mit unterschiedlichen Krankheitserregern für die Bronchitis verantwortlich sein, zum anderen das, was der Mensch einatmet – vom Tabakrauch bis hin zu verschmutzter Luft und schädlichen Stäuben. Aber auch andere Stoffe, die wir mit der Luft einatmen, können die Entwicklung einer Bronchitis begünstigen: Luftschadstoffe, wie Auto- oder Industrieabgase, ebenso wie erhöhte Ozonkonzentrationen. Auch spielt bei den Betroffenen eine Veranlagung oder Neigung zu Atemwegserkrankungen eine Rolle.

Krankheitsverlauf

Aufgrund des Krankheitsverlaufes wird zwischen einer akuten und einer chronischen Bronchitis unterschieden. Mit einer akuten Bronchitis hat jeder schon einmal zu tun gehabt, sie entwickelt sich fast immer im Gefolge einer Erkältungskrankheit. Die typischen Symptome dafür sind Husten und Auswurf. Diese klingen jedoch in der Regel nach zwei Wochen ab und hinterlassen keine gesundheitlichen Schäden.

Die chronische Bronchitis dauert dagegen nicht nur länger, hier besteht auch eine Neigung zu Rückfällen und die Erkrankung wiederholt sich in gewissen Abständen. Zusätzlich richtet sie im Lauf der Jahre bleibende Schäden an. Zuerst leiden die Strukturen der Bronchien, später werden die Lungen und sogar das Herz in Mitleidenschaft gezogen. Eine Bronchitis ist dann chronisch, wenn die beiden wichtigsten Krankheitszeichen Husten und

Auswurf in zwei aufeinander folgenden Jahren jeweils mindestens für insgesamt drei Monate bestanden haben.

Im Gegensatz zu Asthmakranken leiden Menschen mit chronischer Bronchitis viele Jahre nicht unter Atemnot. Husten und Auswurf sind die einzigen Symptome. Erst nach längerer Zeit zeigt sich bei körperlicher Anstrengung Atemnot, die allmählich immer häufiger schon bei leichterer Belastung, zuletzt sogar in Ruhe auftritt. Wenn es zu Anfällen von Atemnot kommt, unterscheiden sich diese praktisch nicht von echten Asthmaanfällen.

Eine schleichende Krankheit

Da die chronische Bronchitis sehr schleichend beginnt und die Symptome Husten und Auswurf nicht schwerwiegend erscheinen, gehen viele Kranke oft zu spät zum Arzt. Wirksame Gegenmaßnahmen bleiben zu lange aus. Eine rechtzeitige Behandlung würde jedoch in vielen Fällen zum Abheilen führen oder zumindest die Entwicklung von Spätschäden verhindern beziehungsweise wesentlich hinausziehen oder abmildern. Auf diesem Gebiet lässt sich mit wenig Aufwand sehr viel Wirkung erreichen. Deshalb ist verstärkte Aufklärung hier dringend erforderlich. Denn mit den modernen Medikamenten kann heute den meisten Menschen, die an chronischer Bronchitis leiden, geholfen werden, auch wenn eine vollkommene Heilung nur bei einem Teil der Patienten möglich ist. Wirklich schwere Krankheitsverläufe sind relativ selten. Aber auch in diesen Fällen kann eine konsequente Behandlung zumindest zu einer spürbaren Besserung des Leidens führen.

Behandlung

Je nach Ausprägung der chronischen Bronchitis wählt der Arzt unter verschiedenen Behandlungsmöglichkeiten aus. Betroffene können jedoch auch einiges selbst tun. Da in den allermeisten Fällen langjährige Raucher von chronischer Bronchitis betroffen sind, lautet das oberste Gebot: Rauchen aufhören! Auch passives Rauchen sollte vermieden werden. Viel trinken hilft, den zähen Schleim zu verflüssigen. Schleimlösende Mittel wie Acetylcystein (ACC), Bromhexin oder Ambroxol kann man ebenfalls einnehmen. Außerdem empfiehlt es sich zu inhalieren, beispielsweise Kochsalz.

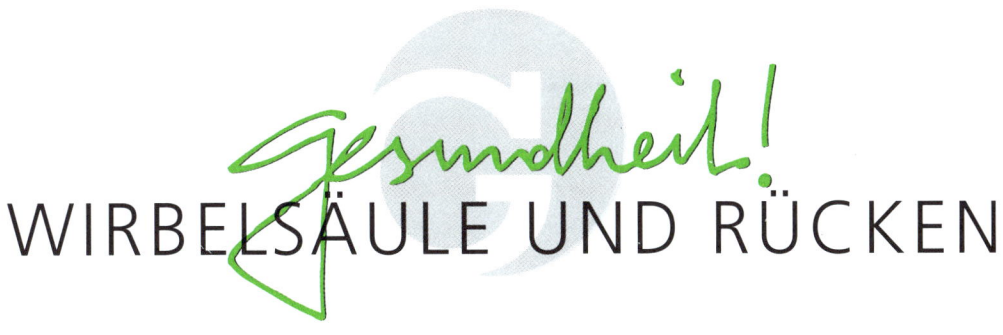

WIRBELSÄULE UND RÜCKEN

Unsere wichtigste Stütze

Rückenschmerzen sind in den Industrienationen heute die Zivilisationskrankheit Nummer eins. Jeder dritte Bundesbürger leidet unter Rückenbeschwerden. Seit längerem schon weiß man, dass die Ursache für Rückenschmerzen und -beschwerden in der Lebensweise der Menschen liegt. Die falsche Belastung der Wirbelsäule meist von Kindheitstagen an rächt sich mit zunehmendem Alter häufig bitterlich, da sie zu vorzeitigem Verschleiß und damit zu Bewegungseinschränkungen sowie Schmerzen führt.

Der aufrechte Mensch

Der Mensch ist das einzige »Wirbelwesen«, das in seiner Entwicklungsgeschichte zum »Zweifüßler« wurde. Die Wirbelsäule musste dabei völlig neue Aufgaben übernehmen und änderte grundlegend ihre Struktur. Der Schwanz als Balance-Organ zum Klettern und Springen wurde überflüssig und verkümmerte. Um die vorderen Gliedmaßen zum Greifen, Halten und Herstellen von Gegenständen benutzen zu können, veränderte die Wirbelsäule abermals ihre Form. Wir haben also eine entwicklungsgeschichtlich viel jüngere Konstruktion im Rücken als alle anderen Wirbelwesen.

Die aufrechte Haltung erfordert von unserer Wirbelsäule mehr und kompliziertere Aufgaben als bei Vierfüßlern. Sie muss das ganze Körpergewicht tragen, Stöße beim Gehen und Springen abfedern, Sitzhaltung und jedwede Arbeitshaltung sowie das Heben und Tragen von Lasten ermöglichen und Bewegungen von Kopf und Rumpf zulassen.

Der Aufbau

Die Wirbelsäule ist ein knöchernes Gerüst und besteht aus 33 Wirbeln: 7 Hals-, 12 Brust- und 5 Lendenwirbeln. 9 Wirbel am unteren Ende der Wirbelsäule sind zum Kreuzbein und Steißbein zusammengewachsen. Die einzelnen Wirbel sind durch Wirbelgelenke miteinander verbunden. Jeder Wirbel besitzt vier Wirbelgelenke, zwei verbinden ihn mit dem darüber gelegenen, zwei mit dem darunter gelegenen. Die Wirbelgelenke ermöglichen uns die Bewegung der Wirbelsäule, sie verhindern auch, dass die wie Bausteine übereinander geschichteten Wirbelkörper gegeneinander abgleiten. Zwischen jeweils zwei Wirbeln tritt immer ein Nervenpaar aus dem Rückenmark aus. Insgesamt sind es 31 Nervenpaare, die an Hals-, Brust-, Lendenwirbelsäule und Kreuzbein die schützende Wirbelsäule verlassen. Die sich weiter verzweigenden Nerven leiten Reize, zum Beispiel Berührungen, Schläge, Stiche, Wärme, Kälte, an das Gehirn und Informationen vom Gehirn an die Bestimmungsorgane. Klemmt sich ein Nerv im Bereich der Bandscheiben ein oder wird das Rückenmark durch Unfälle oder Erkrankungen beschädigt, hat dies Schmerzen und Bewegungseinschränkungen der Muskulatur, bis hin zur kompletten Lähmung, zur Folge.

Ursachen von Rückenschmerzen

Durch den aufrechten Gang ist die Wirbelsäule großen Belastungen ausgesetzt. Tätigkeiten in Zwangshaltung, zum Beispiel am Arbeitsplatz, in der Schule oder am Schreibtisch, das Tragen von Lasten, falsche Sitzmöbel und Matratzen, wenig Bewegung und fehlender Ausgleichssport, Übergewicht und auch zu hohe Absätze fordern ihren Preis. Fehlbelastungen und Fehlhaltungen der Wirbelsäule führen zu schmerzhaften Muskelverspannungen und tragen auch zum vorzeitigen Verschleiß der Wirbelkörper, der kleinen Wirbelgelenke und der Bandscheiben bei.

Häufige Ursachen bei wirbelsäulenbedingten Rückenschmerzen sind: Bandscheibenschäden, Muskelhärten, Verschleiß der Wirbelgelenke, Wirbelsäulenverkrümmungen.

Da fast alle inneren Organe so genannte »Projektionsfelder« auf der Körperoberfläche haben, gibt es eine Reihe von Erkrankungen, die typische Schmerzfelder in der Rückengegend erzeugen, mit der Wirbelsäule jedoch nichts zu tun haben. So strahlen zum Beispiel Nierenentzündungen unter anderem in Flanke und Lendengegend aus.

Stress kann ebenfalls der Auslöser von Rückenschmerzen sein. Ein Bandscheibenvorfall ist oft der »Spiegel der Seele«. Weil es manchmal nicht gelingt, die familiären und beruflichen Belastungen oder Probleme zu lösen, verschaffen sich manche Betroffene unbewusst über das Körpersymptom Bandscheibenvorfall die nötige Distanz. Die Krankheit zwingt zur Ruhe und erlaubt den benötigten, aber uneingestandenen Rückzug.

Andererseits kann ein mit sich und der Welt in Frieden Lebender sogar physische Schäden ausgleichen. Man hat festgestellt, dass zwei von drei Menschen, die mit Kernspintomogrammen untersucht wurden, einen Bandscheibenvorfall haben und nichts davon wissen. Nicht jeder Vorfall muss Beschwerden hervorrufen, und es ist fraglich, ob bei den Menschen, die sowohl Rückenschmerzen als auch einen Bandscheibenvorfall haben, die Schmerzen nicht eigentlich von Verspannungen herrühren und fälschlicherweise dem Bandscheibenvorfall zugeschrieben werden.

Hitzetherapie (Radiofrequenzmethode) bei Rückenschmerzen

Die Radiofrequenzmethode im Bereich der Schmerztherapie fußt auf den Erkenntnissen der Nervenblockade, wobei die Nerven nicht mit gewebetoxischen Substanzen oder Kälte »ausgeschaltet« werden, sondern durch Hitze. Diese Methode zählt zu den so genannten minimalinvasiven Methoden, das heißt, es kommt nur zu einer geringen Schädigung des umliegenden Gewebes bei guten Therapieerfolgen. Die Radiofrequenz ist in Deutschland, im Gegensatz beispielsweise zu den

USA, wo Hunderte Schmerztherapeuten, vor allem im Universitätsbereich, diese Methode anwenden, noch nicht sehr weit verbreitet. Dies hat unter anderem den Grund, dass die Methode als solche nur sehr aufwendig zu erlernen ist.

Grundsätzlich ist es mit der Radiofrequenzmethode möglich, betroffene Nerven an nahezu jeder Stelle des menschlichen Körpers aufzufinden und, wenn erforderlich und sinnvoll, kontrolliert zu erhitzen und damit die Nervenleitung zu unterbrechen. Der angerichtete Schaden, der in diesem Falle der eigentliche Nutzen ist, wird nach einer gewissen Zeit reversibel, das heißt, der Nerv erholt sich wieder, wächst zusammen und leitet erneut Schmerzen weiter. Die Methode kann dann aber durchaus wiederholt zur Anwendung kommen. Ernsthafte Komplikationen sind bislang nicht bekannt. Es können (je nach Schmerzform) Raten von Schmerzfreiheit im Bereich zwischen 30 und über 90 Prozent erreicht werden.

Die Krankenkassen übernehmen nicht grundsätzlich die Kosten. Es besteht aber mittlerweile eine Tendenz zur Kostenübernahme, weshalb es sich lohnt, diese bei der Kasse zu beantragen. Die Kosten für die Behandlung betragen maximal 500 bis 600 DM.

Anwendung der Hitzetherapie

Jeglicher Schmerz im Körper wird über Nerven aus der Peripherie zum Rückenmark und von dort zum Gehirn geleitet. Erst dort wird er in seiner Lokalisation, Qualität und Intensität bewusst. Die Radiofrequenz lässt sich veranschaulichen als Versuch, die Bahnen, die den Schmerz leiten, zu sperren. Zunächst müssen mit einer Testblockade eines Lokalanästhetikums die entsprechenden Nerven identifiziert werden, um herauszufinden, welchen Anteil sie am Schmerz haben. Das Einbringen des Anästhetikums mit einer Nadel wird unter Röntgendurchleuchtung vorgenommen; kommt es zu einer Schmerzreduktion bis -freiheit, kann eine Radiofrequenzkoagulation vorgenommen werden. Dabei wird eine Kanüle mit einer Nadel durch die Haut bis zum Nerv vorgeschoben. Ist der Punkt gefunden, wird durch die Gabe von Schwachstrom festgestellt, ob es zu einer Schmerzreduktion kommt. Ist dies der Fall, wird je nach Ort der Nerv komplett oder partiell, das heißt nur die Schmerzbahn innerhalb der Nerven, durchtrennt.

Die Radiofrequenzströme liegen bei circa 20 Volt bei 800 000 Hertz – gut vergleichbar mit einer Mikrowelle. Das Ergebnis ist in Abhängigkeit der Stromstärke eine exakt steuerbare Erhitzung der unter Strom gesetzten Nadelspitze auf 60 bis 80 Grad Celsius. Das umliegende Gewebe wird dadurch in der Größenordnung einer kleinen Erbse zerstört.

Da sich, wie bereits erwähnt, nach einer gewissen Zeit die Nerven wieder regenerieren, ist die zeitliche Wirkung allerdings begrenzt. Am längsten hält sie bei der Behandlung der Trigeminusneuralgie an, hier wird eine Schmerzfreiheit von 18 Monaten bei 92 Prozent aller Patienten im statistischen Mittel erzielt. An der Wirbelsäule hält die Wirkung zumeist mehrere Monate an (statistisches Mittel: 50 Prozent der Patienten sind schmerzfrei bis gelindert), die Behandlung kann allerdings wiederholt werden.

Diejenigen Nerven, die ausschließlich Schmerzen leiten, können bedenkenlos koaguliert werden. Bei gemischten Fasern, das heißt Nerven, die neben den Schmerzfasern auch Fasern für Bewegung oder Temperatur- oder Berührungsempfinden leiten, können ausschließlich die für die Schmerzverarbeitung zuständigen Anteile radiofrequent behandelt werden.

Bandscheibenvorfall

Zwischen den Wirbelkörpern sind als »Stoßdämpfer« Zwischenwirbelscheiben, die so genannten Bandscheiben, eingefügt. Eine Bandscheibe ist eine etwa 4 bis 6 Millimeter dicke Knorpelscheibe. In aufrechter Körperhaltung hat eine Bandscheibe jeweils das gesamte anteilsmäßige Körpergewicht, das über ihr liegt, zu tragen, das heißt, eine untere Lendenbandscheibe trägt ein größeres Gewicht als eine obere Halsbandscheibe.

Die Bandscheiben werden durch die Längsbänder, die an der gesamten Wirbelsäule von oben bis unten rundherum angewachsen sind und fest umspannend aufliegen, in dem Zwischenwirbelraum gehalten. Eine gesunde und elastische Bandscheibe kann nicht vorfallen, denn sie ist in sich stabil. Anfällig für einen Vorfall wird die Bandscheibe allerdings dann, wenn ihre Faserhülle, die den gallertartigen Kern umgibt, durch die normalen Veränderungen des Alters spröde wird. Man spricht medizinisch von altersbedingter Degeneration, die man unter dem Mikroskop schon im dritten Lebensjahrzehnt sehen kann. Im Verlauf der Jahrzehnte entwickeln sich dann auch

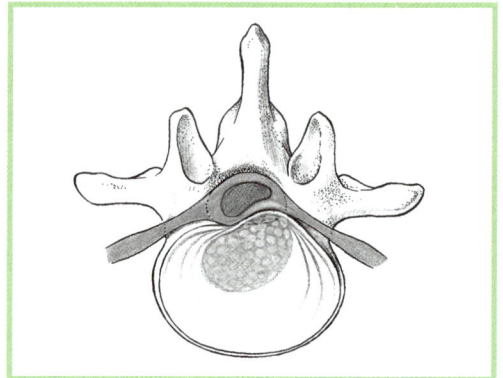

Beim Bandscheibenvorfall wölbt sich der Bandscheibenkern in den Wirbelkanal und drückt auf die Nerven

degenerative Veränderungen an den benachbarten Wirbelkanten (Osteochondrose) und Wirbelgelenken (Spondylose), die sich wegen der dort ablaufenden Verkalkungen bei jedem älteren Menschen in mehr oder weniger deutlicher Ausprägung darstellen.

Hat der Knorpelring der Bandscheibe durch die degenerativen Veränderungen viel von seiner Elastizität verloren, so kann er sich unter dem Druck des Körpergewichtes an bestimmten Stellen nach außen vorwölben (Bandscheibenvorfall). Männer haben in allen größeren Klinikstatistiken etwa 1,7-mal häufiger einen operativ zu behandelnden Bandscheibenvorfall als Frauen.

Klassische Operationsmethoden

Beim »üblichen« Bandscheibenleiden der Wirbelsäule ist zunächst immer eine konservative, das heißt nicht operative Behandlung angezeigt, die das Ziel hat, die Protrusion, die unkomplizierte Vorwölbung, zum Zurückgleiten zu bringen. Wichtige Voraussetzung hierfür ist eine Lockerung der Muskulatur, die wegen der bestehenden Schmerzen verspannt ist und somit die Wirbelkörper fest aufeinander presst. Mit einer Entspannung kann sich das Bandscheibenfach etwas öffnen und der herausgewölbte Bandscheibenanteil wieder zurückgleiten.

Wenn das Beschwerdebild in heftiger Ausprägung trotz aller konservativen Behandlungen fortbesteht, als neue Erscheinung eine Schwäche an Fuß- bzw. Beinmuskeln entsteht oder gar zusätzlich eine Entleerungsstörung der Blase, eventuell auch des Mastdarms, eintritt, dann besteht – nach Bestätigung der Diagnose – die Notwendigkeit zur Operation.

Die klassische Operationsmethode ist der offene Zugang zu Nervenwurzel und Bandscheibenvorfall durch einen circa vier Zentimeter langen Hautschnitt hinten über der kranken Wirbelsäulenetage, die so genannte Diskektomie. Meist ist der Patient bei der Operation in Vollnarkose und muss für fünf bis zwölf Tage in der Klinik bleiben. Die Diskektomie wird bei größeren Bandscheibenvorfällen verwandt. Sie hat eine Erfolgsrate von 90 Prozent und ist seit vielen Jahrzehnten weltweit bewährter Standard.

Die meisten Patienten können 5 bis 12 Tage nach der Bandscheibenoperation wieder nach Hause entlassen werden und nach 4 bis 6 Wochen wieder einer beruflichen Tätigkeit, soweit sie nicht mit körperlicher Belastung verbunden ist, nachgehen. Ein gewisser Prozentsatz der Patienten hat noch lange Zeit Nachbeschwerden, sodass Nachbehandlungen, Kuren und Vermeidung körperlicher Belastungen angezeigt sind.

Minimal-invasive Behandlungen

Als alternative Operationsmethode entwickelte sich vor 10 bis 15 Jahren die Chemonukleolyse, bei der unter Röntgenkontrolle die erkrankte Bandscheibe mit einer langen Nadel punktiert wird. In die mürbe gewordenen Bandscheibenteile wird zunächst das Enzym Papin aus dem Latex der Papaya injiziert, das die schnelle Auflösung des Bandscheibenkerns bewirkt. Anschließend wird die so entstandene Flüssigkeit abgesaugt.

Weiterhin wurde in jüngerer Zeit eine endoskopische Technik entwickelt, die perkutane Nukleotomie. Bei dieser Methode wird die Bandscheibe ebenfalls punktiert. Durch entsprechend dicke Nadeln werden Mikroinstrumente eingeführt, mit denen das Bandscheibengewebe per Mini-Zange abgeknipst, mit einer Schneidevorrichtung zerkleinert oder mit einem Laserstrahl zerstört und abgesaugt wird.

Die Erfolgsrate minimal-invasiver Methoden liegt bei etwa 80 Prozent. Der Eingriff ist insgesamt schonender als die Diskektomie. Nicht geeignet ist eine minimal-invasive Behandlung, wenn der Bandscheibenvorfall sehr ausgeprägt ist oder bereits größere Teile der Bandscheibe abgerissen sind.

Hexenschuss

Ein Fehltritt oder ein ungeschicktes Bücken reicht aus, und »die Hexe hat geschossen«. Im medizinischen Fachjargon wird diese plötzliche Kreuzschmerzattacke akute Lumbago genannt. Sie kann zur fast vollständigen Bewegungseinschränkung führen. Auslösend ist meist eine ruckartige, falsche Bewegung wie zum Beispiel eine plötzliche Haltungsänderung aus einer Tätigkeit in starrer Körperhaltung heraus, eine Überanstrengung, eine Zerrung oder ein Sturz. Obwohl der Hexenschuss meist aus heiterem Himmel auftritt, sollte man alle Vorbeugemaßnahmen nach den Regeln der Rückenschule beachten, um ihn zu vermeiden.

Ursachen

Meist liegt dem Hexenschuss ein Verschleiß des betreffenden Wirbelsäulenabschnitts zugrunde. Bei jedem Menschen kommt es zu einem natürlichen Abnutzungsprozess der Wirbelsäule, der individuell aber unterschiedlich ausgeprägt sein kann. Von diesen Verschleißerscheinungen sind besonders die Bandscheiben betroffen, da sie zwischen zwei Wirbelkörpern liegen, die bei jeder Bewegung die auftretenden Stoßbelastungen abpuffern müssen. Im Laufe der Zeit verlieren sie an Elastizität und werden flacher. Dann nimmt auch die Stabilität des sonst festen Gefüges der Wirbelsäule ab und die Wirbelsegmente werden beweglicher. Es kann zu einer leichten Vorwölbung der Bandscheibe kommen, die dann auf schmerzempfindliche Strukturen drückt.

Durch den Elastizitätsverlust der Bandscheibe wird die Kraft von einem Wirbel zum anderen nicht mehr über diese Knorpelscheibe übertragen, sondern über die kleinen Wirbelgelenke. Diese sind jetzt besonderen Belastungen ausgesetzt und verschleißen schneller. Zunächst werden Gelenkkapsel und Knorpel-

überzug dieser kleinen Gelenke gereizt und abgenutzt. Da sie viele schmerzempfindliche Nervenrezeptoren haben, machen sich diese bei Überlastung bemerkbar. Der ausgelöste Schmerz führt über Reflexe zu einer Anspannung der zugehörigen Rückenmuskulatur, um eine Schonhaltung einzunehmen.

Der Schmerz ist für den Betroffenen in der Tiefe der Lendenregion zu spüren. Schmerzbedingt ist die Beweglichkeit in diesem Wirbelsegment dann aufgehoben. Die sonst übliche S-förmige Biegung der Wirbelsäule mit nach innen gewölbter Lendenkrümmung ist nicht mehr gegeben. Die typische Haltung eines an Hexenschuss leidenden Menschen ist, dass er nach vorn gebeugt geht und zum Teil auch etwas zur Seite geneigt.

Beim Hexenschuss nehmen die Muskelverspannungen zu, die Fehlhaltung und falsche Belastung für den Wirbelsäulenabschnitt werden dadurch größer und der Schmerz wird stärker. Der Betroffene ist somit in einem Teufelskreis gefangen.

Treten Schmerzen auf, die ins Bein ausstrahlen, oder kommt es zu Rückenschmerzen mit Kribbelempfindungen oder sogar Lähmungen, so handelt es sich um einen Bandscheibenvorfall oder andere Reizungszustände von Nervenwurzeln der Zwischenwirbelräume.

Hexenschüsse treten häufiger in der zweiten Lebenshälfte auf. Im hohen Alter wird der Hexenschuss wieder seltener, da die Wirbelsäule an den am stärksten belasteten Stellen Knochen anbaut und die Fehlbewegungen mit Hilfe dieser langsamen Verknöcherung mehr und mehr ausgleicht.

Diagnose und Behandlung

Im Mittelpunkt der Diagnose steht die ärztliche Untersuchung. Sie gibt Aufschluss darüber, ob es sich tatsächlich nur um einen akuten, aber vorübergehenden Rückenschmerz, einen Bandscheibenvorfall oder eine andere Erkrankung handelt. Sofern keine Nervenstörung vorliegt, ist die Anforderung eines Röntgenbildes nicht unbedingt notwendig, in der Regel aber angebracht.

Das Wichtigste ist, den Teufelskreis aus Schmerz, Fehlhaltung, Muskelverspannung und Verstärkung des Schmerzes zu durchbrechen. Daher stehen die Schmerzbekämpfung und die Entspannung der Rückenmuskulatur im Vordergrund. Es werden schmerzstillende Mittel (Analgetika) in Form von Tabletten oder Spritzen wegen der schnelleren Wirksamkeit verabreicht, ebenso entzündungshemmende Präparate, um die Reizung an den kleinen Wirbelgelenken zu behandeln. Um die Muskelverspannungen medikamentös zu lösen, erhält der Patient so genannte Muskelrelaxantien, Mittel, die den Muskel entspannen.

Die Anwendung von Wärme in Form eines heißen Bades oder von Packungen wirkt unterstützend. Auch Bettwärme, ein Heizkissen oder eine Wärmflasche sind wohltuend und entspannend.

Um die Wirbelsäule bzw. die Bandscheiben zu entlasten, legt man sich am besten flach hin und winkelt Hüftgelenke und Knie jeweils im 90-Grad-Winkel an (hierbei hilft ein Würfel, der unter die Unterschenkel geschoben wird).

In der akuten Phase eines Hexenschusses sollten keine Massagen und keine krankengymnastischen Übungen durchgeführt werden.

Vorbeugung

Sportliche Betätigungen, die den Rücken stärken, dienen als Prophylaxe sowohl gegen Hexenschuss wie gegen Ischias. Lesen Sie auf Seite 75 nach, welche Maßnahmen Sie vorbeugend ergreifen können.

Ischias

Der Ischiasnerv besteht aus der Vereinigung von Nervenwurzeln, die in Höhe des 4. und 5. Lendenwirbels und des 1. Kreuzbeinwirbels aus dem Rückenmark austreten, durch die Zwischenwirbellöcher seitlich in die Körperperipherie kommen und dann als breiter Nervenstrang vom Gesäß mit Verästelungen bis zur Fußspitze verlaufen.

Ischias ist eigentlich eine Abkürzung für Ischialgie, zu Deutsch: »Schmerzen im Verlauf des Ischiasnervs«. Auch Hüftweh genannt, tritt der Ischiasschmerz häufiger auf der linken als auf der rechten Seite des Rückens auf. Die Schmerzen entstehen meist plötzlich und verschlimmern sich, wenn der Patient hustet oder niest. Sie ziehen hinten am Oberschenkel nach unten, bis in die Wade und zum Fuß. Zunächst verspürt der Patient verstärkt Schmerzen im Bereich der Lende, die dann aber ins betroffene Bein und sogar bis an den Fußaußenrand ausstrahlen können. Besonders schmerzhaft ist das Anheben des gestreckten Beines, wenn er auf dem Rücken liegt.

Das Beklopfen der Lendenwirbelsäule ist ebenfalls schmerzhaft. Der Patient kann die

Schmerzen bei leicht angewinkeltem und nach außen gestelltem Bein am besten ertragen. Verspannungen der Rückenmuskulatur verstärken die Symptomatik. Als Komplikationen können auftreten: Kribbeln, Taubheitsgefühle, Empfindungsstörungen und Lähmungserscheinungen.

Ursachen

Ischias ist nicht dasselbe wie ein Hexenschuss, obwohl die Ursachen die gleichen sein können. Beim Hexenschuss bleibt der Schmerz aber auf den Rücken beschränkt, er strahlt also nicht so weit nach unten aus wie beim Ischias.

Die häufigste Ursache der Schädigung des Ischiasnervs ist ein Bandscheibenschaden. Weitere Ursachen können aber auch eine Erkältung, Durchzug oder eine Abkühlung des Körpers sein, ebenso wie Entzündungen oder Stoffwechselerkrankungen, statische Fehlhaltungen, zum Beispiel durch ein verkürztes Bein, Unfälle oder Haltungsstörungen.

Ischialgie durch Bandscheibenschaden oder -vorfall

Sowohl bei einem Bandscheibenvorfall wie bei einer Bandscheibenperforation (wenn der Knorpelring der Bandscheibe mitsamt dem bedeckenden Längsband aufreißt und Teile des weichen Bandscheibenkerns in den Wirbelkanal freigibt) kann es zu einem Druck auf den Ischiasnerv kommen, der zu Schmerzen führt, denn der Ischiasnerv ist, wie jeder andere Nerv auch, druckempfindlich. In diesen Fällen muss natürlich die Ursache, also das Bandscheibenproblem, angegangen werden.

Diagnose und Behandlung

Der behandelnde Arzt versucht mit Hilfe der genauen Schmerzangaben des Patienten, durch Abtasten, durch Provokation des Schmerzes sowie anhand des neurologischen und orthopädischen Untersuchungsganges und der Röntgenbilder das betroffene Segment der Wirbelsäule zu lokalisieren.

Der erste Schritt zu einer erfolgreichen Behandlung besteht in der richtigen Instruktion des Patienten: nämlich Bettruhe und Lagerung in der »Böcklistellung« (Rückenlage, Hüftgelenke und Beine um jeweils 90 Grad angewinkelt, bevorzugt mit der Unterstützung eines Würfels), um die Wirbelsäule bzw. die Bandscheiben zu entlasten. Eisapplikationen im Abstand von einer bis zwei Stunden werden in akuten Fällen angeordnet. Leichte Massagen und Bäder können nach einigen Tagen der Ruhe entspannend und gesundheitsfördernd wirken.

In Absprache mit dem behandelnden Arzt kann auch folgendes Haus- und Naturheilmittel angewendet werden: Eine Wärmebehandlung unter anderem mit Wasseranwendungen wirkt schmerzlindernd; dabei kann Apfelessig die heilende Wirkung des Wassers wesentlich verstärken.

Wichtig ist auch eine Umstellung der Ernährung auf möglichst eiweiß- und salzarme Kost, dazu viel Rohkost. Alkohol, Nikotin und Kaffee sollten während der Erkrankung absolut tabu sein.

Ist ein schwerer Bandscheibenvorfall gegeben, kann eine Bandscheibenoperation erforderlich sein (Seite 70).

Vorbeugung

Die vorbeugenden Maßnahmen, die gegen Hexenschuss zur Anwendung kommen, helfen auch gegen Ischialgie und gegen Bandscheibenprobleme. Eine feste Bauch- und Rückenmuskulatur ist die beste Vorsorge gegen Rückenschmerzen: Sie stützt die Wirbelsäule und macht sie fit für alltägliche Belastungen. Allerdings ist nicht jede Sportart gut für das Kreuz.

Schwimmen

Schwimmen entlastet. Im Wasser werden Wirbelsäule und Rückenmuskulatur von ihrer anstrengenden Haltearbeit befreit. Der gleichmäßige Wasserwiderstand, gegen den alle Gliedmaßen arbeiten, wirkt kräftigend. Brustschwimmen mit erhobenem Kopf sollte vermieden werden, Delphin-Schwimmen belastet die Lendenwirbel. Am besten ist Rückenschwimmen.

Krafttraining

Wer regelmäßig mit Hanteln und Kraftmaschinen trainiert, kann der Wirbelsäule zu einem stabileren Muskelkorsett verhelfen. Allerdings müssen die Übungen von einem ausgebildeten Trainer vorgemacht und kontrolliert werden.

Radfahren

Beim Radfahren werden die Bandscheiben und Lendenwirbel durch das Auf und Ab der Beine massiert. Das Rad muss jedoch individuell auf seinen Fahrer angepasst sein. Lenker und Sitzhöhe müssen so eingestellt werden, dass der Oberkörper um 45 Grad nach vorne geneigt ist.

Laufen

Der harmonische Wechsel zwischen Be- und Entlastung der Rumpfmuskeln kurbelt den Bandscheibenstoffwechsel an. Die pendelnden Arm- und Beinbewegungen massieren den Rücken. Allerdings ist darauf zu achten, dass man auf federndem Untergrund (Waldwegen) läuft und das richtige Schuhwerk anhat.

DocTipp

- *Sorgen Sie für eine bewusste Lebensführung und schalten Sie nach Möglichkeit Risikofaktoren für Fehlhaltungen und Muskelverspannungen aus.*
- *Lernen Sie nach den Regeln der Rückenschule richtiges Tragen, Heben, Sitzen und Liegen.*
- *Treiben Sie die genannten Sportarten: Schwimmen, Krafttraining, Radfahren und Laufen.*
- *Beginnen Sie so bald wie möglich nach einer Ischialgie oder einem Hexenschuss wieder mit dem Bewegungstraining. Länger als zwei oder drei Tage im Bett zu bleiben, ist nicht ratsam. Auch ein Bandscheibenvorfall ist keine Entschuldigung für mangelnde Bewegung.*

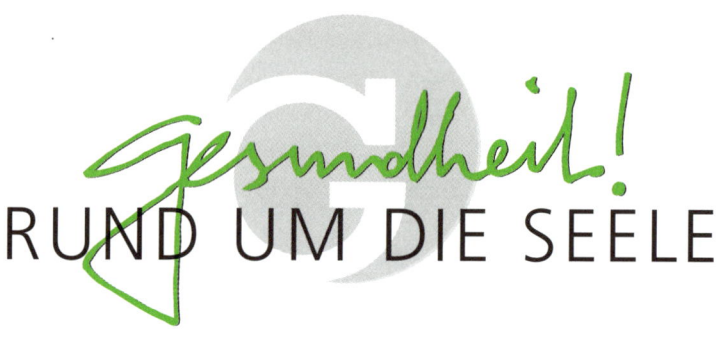

RUND UM DIE SEELE

Was ist die Seele?

Das ist eine der ältesten und grundlegenden Fragen der Menschheitsgeschichte. Der Philosoph René Descartes (1596–1650) hat versucht, Ordnung in die Diskussion zu bringen: Er trennte Geist und Körper und machte daraus zwei voneinander unabhängige Existenzen. Auf der einen Seite steht die Welt als Materie (Körper), eine Maschine, die mathematisch beschreibbar ist. Auf der anderen Seite steht die unsterbliche Seele, die unser Denken und unsere Wünsche bestimmt. Die Seele oder, modern ausgedrückt, die Psyche ist das, was den Menschen »eigentlich« ausmacht, das Emotionale, das Geistige, das Wesen des Menschen an sich. Mit dieser zum Teil auch heute noch gültigen Definition wurde die materiell erfassbare Welt zu einem seelenlosen Etwas.

Auf der Grundlage der descartschen Trennung von Leib und Seele entwickelte sich auf der einen Seite der wissenschaftliche Rationalismus, auf der anderen Seite der oftmals nur schwer durchschaubare Pfad der Psyche und des Transzendentalen.

Die Seele und die Medizin

Alte Kulturen haben schon immer das Heilungsvermögen mit einem ausgeglichenen Leben und mit einer Achtung vor der Beziehung zwischen Körper, Geist und Seele verbunden. In der Entwicklung der westlichen Medizin jedoch verlagerte sich, in dem Maße, wie die Medizin mehr zur Wissenschaft als zur Heilkunst wurde, das Schwergewicht stärker auf praktische Behandlungsmethoden als auf eine ganzheitlich orientierte Sichtweise, die die Seele mit einbezieht. Erst langsam und mit wachsendem Wissen über den Heilungsprozess zeichnet sich immer deutlicher ab, dass die physische Erneuerung des Körpers unter dem Einfluss geistig-seelischer Kräfte stehen könnte. Im Zuge der Verbindung von wissenschaftlichen Methoden und so genannten alternativen Ansätzen geht die Tendenz dahin, den Patienten in seiner Ganzheit wahrzunehmen und nicht mehr als zu reparierenden Mechanismus zu behandeln.

Depression

Der Begriff »Depression« leitet sich vom Lateinischen »deprimere« ab und bedeutet so viel wie unterdrücken, herabdrücken. Jeder Mensch kennt Stunden, in denen er sich bedrückt fühlt, und Tage, an denen er sich selbst nicht so recht leiden mag. »Heute bin ich mit dem falschen Fuß aufgestanden«, sagt er dann und deutet damit an, dass diese Stimmung vorübergehend ist. Bei einer wirklichen Depression hingegen ist das quälende Gefühl von Niedergeschlagenheit, Trauer und Hoffnungslosigkeit von längerer Dauer. Etwa fünf Prozent der Weltbevölkerung leiden daran.

Depressionen werden oft nicht sofort erkannt. Viele der Betroffenen wenden sich zunächst einmal an ihren Hausarzt oder Internisten, da Depressionen oft mit körperlichen Beschwerden einhergehen. So klagen viele über Schlafstörungen, Engegefühl in der Brust, Magen- und Herzbeschwerden. Da es keinen pathologischen Befund gibt, stellen Ärzte oft die Diagnose »Erschöpfungszustand« und verlängern damit ungewollt das Leiden der Patienten.

Wann spricht man von einer Depression?

Bei der Depression handelt es sich um eine psychische Störung, deren Kernsymptome Interesse- und Freudlosigkeit, gedrückte Stimmung und rasche Ermüdbarkeit sind. Weitere Symptome sind zum Beispiel Konzentrations- und Schlafstörungen, Appetitmangel und Unruhe. Aufgrund der Zahl der Haupt- und Nebensymptome wird die Krankheit in leicht, mittelgradig und schwer unterteilt. Depressionen treten in Phasen auf, die Wochen (mindestens zwei) bis Monate dauern können.

Traditionell wurden Depressionen nach drei ursächlichen Gesichtspunkten unterteilt, nämlich in psychogene Depressionen (reaktiv, »neurotisch«), endogene Depressionen (anlagebedingt) und somatogene Depressionen (organisch-körperlich bedingt). Da man hier einerseits von genetisch-biologischen und andererseits von psychogenen Ursachen ausging, setzte man auch lange Zeit verschiedene, ja gegensätzliche Therapieschwerpunkte.

Forschungsergebnisse konnten jedoch inzwischen belegen, dass die beschriebenen drei Faktoren bei fast allen Depressionsformen – in unterschiedlicher Gewichtung – eine Rolle spielen. Die traditionelle Dreiteilung der depressiven Erkrankungen nach Ursachen wird heute deshalb nicht mehr aufrechterhalten. Die heutigen Diagnose- und Klassifikationssysteme gehen von einer möglichst exakten reinen Beschreibung der Krankheitssymptome aus.

Es gibt einige Formen der Depression, die im äußeren Erscheinungsbild von der üblichen Passivität und Niedergeschlagenheit abweichen und deshalb oft nicht erkannt werden. Beim Sisi-Syndrom etwa ist Aktivität die Methode der Krankheitsbewältigung. Es kann oft jahrelang dauern, bis diese Menschen körperlich so erschöpft sind oder ein schwerer Schicksalsschlag sie schließlich doch in eine resignativ-depressive Stimmung fallen lässt. Im Gegensatz zu anderen Depressionsformen tritt die Krankheit in relativ frühen Jahren auf, zwischen dem 18. und 35. Lebensjahr. Die Symptome dieser Erkrankung sind: Unrast, sprunghafte Aktivitäten mit raschen Stimmungswechseln und eine starke Abhängigkeit des Selbstwertgefühls vom Aussehen. Das Auftreten erscheint selbstsicher.

Wer leidet an Depressionen?

Grundsätzlich kann eine Depression jeden treffen, wobei Frauen öfter betroffen sind als

Männer. Depressionen treten gehäuft im frühen Erwachsenenalter sowie im fünften und sechsten Lebensjahrzehnt auf.

Zur Entstehung können folgende Faktoren Anlass geben: genetische Veranlagung, körperliche Erkrankung, Stress, ein einschneidendes Lebensereignis oder eine Lebenskrise, eine hirnorganische Krankheit, Medikamente oder Drogen.

Ursache und Therapie

Im Gehirn steuern serotoninhaltige Nervenzellen die Stimmung des Menschen. Die Botenstoffe (Neurotransmitter) tragen wichtige Informationen von Nervenzelle zu Nervenzelle. Die wichtigsten dieser Botenstoffe sind Acetylcholin, Dopamin, Noradrenalin, Adrenalin, Serotonin, Histamin. Man bezeichnet diese Botenstoffe auch als »biogene Amine«, es sind vom Körper selbst synthetisierte Stickstoffverbindungen (Amine), die einem ständigen Auf- und Abbau unterliegen. Einige Botenstoffe haben einen fördernden Einfluss auf die Stoffwechselvorgänge im Gehirn, andere führen insgesamt zu einer Hemmung der Aktivitäten im zentralen Nervensystem.

Ein Serotoninmangel bringt das Stimmungsgefühl des Menschen aus dem Gleichgewicht. Der Betroffene findet keine Ruhe und Ausgeglichenheit mehr, er leidet unter Schlafstörungen und hoher unkontrollierter Impulsivität. So genannte Zwangshandlungen (»Ich muss aktiv sein, sonst komme ich mir faul und unnütz vor«) sind sehr ausgeprägt. Neueren Hypothesen zufolge liegt der Depression eine Serotonin-Dysbalance zugrunde, die sich in vielen Fällen mit Serotonin-Wiederaufnahme-Hemmern (SSRI) behandeln lässt. Spürbare Vorteile dieser Antidepressiva für den Patienten zeigen sich darin, dass die pathologische Unruhe sich bereits nach einer Einnahmezeit von zwei Wochen legt, die Ängste verschwinden, die Stimmung sich aufhellt und die Empfindungsfähigkeit von Freude zurückkehrt.

Kein Arzt sollte jedoch Antidepressiva verschreiben, ohne zugleich den Patienten psychotherapeutisch zu betreuen. Als besonders empfehlenswert gelten hierbei die Depressionstherapie von Lewinsohn und die kognitive Therapie von Beck. Die Depressionstherapie von Lewinsohn ist ein 1974 entwickeltes Verfahren, das auf der Annahme beruht, dass Depressionen entstehen, weil dem Patienten positive Rückmeldungen aus seiner Umwelt fehlen. Der Therapeut entwickelt für ihn einen Plan von Aktivitäten, durch die er unweigerlich solche Rückmeldungen aus seiner Umgebung erhält. Der Therapeut übernimmt die Initiative und lenkt den Patienten, bis dieser wieder von sich aus Freude am Leben verspürt. Unterstützt wird die Therapie durch körperliche Aktivitäten wie zum Beispiel Jogging, da so Endorphine, körperliche Glückshormone, freigesetzt werden, die die Stimmung nachhaltig aufhellen.

Die kognitive Therapie von Beck wurde 1979 entwickelt. Sie macht durch Übungen und Analysen verzerrte Denkmuster und Wirklichkeitswahrnehmungen bewusst. Diese Therapie hat sich bei der Behandlung von Depressiven als außerordentlich wirksam erwiesen.

Psychotherapie kombiniert mit Ergotherapie (Arbeits- und Beschäftigungstherapie) bietet den Betroffenen effektive Hilfe zur Selbsthilfe. Unterstützend können dabei dann auch Medikamente wie Seroxat wirken.

Schizophrenie

Weltweit leidet etwa ein Prozent der Bevölkerung an einer Psychose aus dem schizophrenen Formenkreis. Interessanterweise ist diese Erkrankung in allen Völkern und Kulturen in gleicher Häufigkeit vertreten. Der einzige Unterschied besteht in dem, worauf sich die Ängste und Wahnvorstellungen beziehen. Sind es in unserem Kulturkreis vornehmlich Agenten und Vertreter der Staatsmacht, so sind es beispielsweise bei afrikanischen Stämmen eher wilde Tiere und Hexer.

Prinzipiell kann die Erkrankung in jedem Alter zum Ausbruch kommen, meistens manifestiert sie sich jedoch zwischen dem Ende der Pubertät und dem 30. Lebensjahr.

Begriffsbestimmung

Die Schizophrenie gibt es nicht. Zu verschieden können Ursachen, Auswirkungen und Verlauf sein. Daher spricht man heute eher von Psychosen aus dem schizophrenen Formenkreis.

Der aus dem 19. Jahrhundert stammende Begriff »Psychose« leitet sich von dem Wort »psychisch«, also »mit der Seele zusammenhängend«, ab und bezeichnet schwere seelische Erkrankungen, die nicht allein aus eigener Kraft bewältigt werden können. Ärztlich-therapeutische Hilfe ist hierzu unbedingt erforderlich, da charakteristischerweise der Bezug zur Wirklichkeit, die Einsichtsfähigkeit sowie die Fähigkeit, mit den üblichen Lebensanforderungen zurechtzukommen, erheblich gestört sind.

Das Wort »schizophren« stammt aus dem Griechischen und bedeutet »Spaltung des Gemüts oder Geistes«. Hiermit ist jedoch nicht die Spaltung des Menschen in zwei unterschiedliche Persönlichkeiten gemeint, sondern die Tatsache, dass der Schizophrene zwei verschiedene Wirklichkeiten kennt: zum einen die reale Wirklichkeit, die dem normalen Empfinden und Verständnis der Durchschnittsbevölkerung entspricht, und darüber hinaus eine zweite, irreale Wirklichkeit, geprägt von Wahrnehmungen und Empfindungen, die für Gesunde nicht nachvollziehbar sind. Somit umschreibt »schizophren« das Erleben zweier nebeneinander stehender Wahrnehmungswelten, zwischen denen der Erkrankte nicht mehr zu differenzieren vermag.

Auch der umgangssprachlich benutzte Begriff »verrückt« greift diesen Umstand auf. »Verrückt« meint nämlich, dass das Wahrnehmungsvermögen des Betreffenden weggerückt, eben ver-rückt im Vergleich zum Erleben der anderen Menschen ist.

Die zweite Wirklichkeit

Zu Beginn der Erkrankung stellen einige der Betroffenen mit Erschrecken fest, dass sie eine andere, ihnen vorher niemals bewusste Erlebnisqualität besitzen, jedoch fällt es ihnen schwer, zwischen der realen und der irrealen Erlebniswelt zu unterscheiden. Wie sollten sie auch? Schließlich verlassen wir uns doch alle auf unsere Sinne, da wir uns und unserer Wahrnehmung am meisten vertrauen.

Ist es anfänglich noch der Widerspruch zwischen bisherigen Erfahrungen und dem jetzigen Erleben, der noch ein gewisses Maß an

Unterscheidung zulässt, werden die Patienten im Vollbild der Psychose oft vollständig von ihren krankhaften Vorstellungen beherrscht. Sie wirken dann wie von einer inneren Gewissheit erfüllt und lassen sich auch durch noch so eindeutige Gegenbeweise nicht mehr von ihrer inneren Überzeugung abbringen oder fühlen sich gar in ihrer Annahme bestätigt, dass derjenige, der sie gerade auf den rechten Weg zurückbringen will, mit den Feinden bzw. Verfolgern unter einer Decke steckt. Man spricht dann von einer absoluten Wahngewissheit.

Frühwarnzeichen

Allgemein gültige Regeln zum Erkennen des Ausbruchs einer schizophrenen Psychose gibt es nicht. Die ersten Anzeichen der Erkrankung können von Mensch zu Mensch sehr unterschiedlich sein, jedoch gibt es bestimmte Häufungen. Viele Patienten klagen zu Beginn über eine zunehmende Empfindlichkeit gegenüber Geräuschen und Lärm und empfinden eine allgemeine Unruhe und Nervosität, oftmals in Verbindung mit einer unbestimmten Angst. Schlaflosigkeit, verminderte Leistungsfähigkeit, Verstimmung und Gereiztheit können weitere Anzeichen sein. Sie fühlen sich von ihrer Umwelt nicht mehr verstanden, werden allmählich misstrauisch, suchen ihre innere Ruhe und ziehen sich mehr und mehr zurück.

In der Allgemeinheit dieser Symptome liegt auch die Schwierigkeit, sie frühzeitig einer beginnenden schizophrenen Psychose zuzuordnen, denn selbstverständlich kündigt bei weitem nicht jede Gereiztheit oder vorübergehende Schlaflosigkeit den Beginn einer Psychose an. Doch gerade bei einer in Schüben verlaufenden chronischen Erkrankung wie dieser ist es wichtig, die Vorboten einer erneuten schizophrenen Krise rechtzeitig zu erkennen. Denn je früher die Therapie eingeleitet wird, desto einfacher und schneller kann dem Patienten geholfen werden.

Symptome

Trotz vieler Gemeinsamkeiten gibt es kein einheitliches Erscheinungsbild der zum schizophrenen Formenkreis gehörenden Psychosen. Jeder Patient hat aufgrund seiner Persönlichkeit und Lebensgeschichte seine individuelle Ausprägung der Erkrankung.

Die Hauptsymptomatik der schizophrenen Psychosen wird in zwei große Gruppen unterteilt: Plus-Symptome und Minus-Symptome. Mit dem Begriff Plus-Symptome ist die zusätzliche Erlebniswelt des Patienten gemeint, die von Außenstehenden nicht nachvollzogen werden kann. Hierzu gehören Denkstörungen (wie Konzentrationsstörungen), deutlich verlangsamte Gedankengänge oder das sich in endlosen Gedankenketten Verlieren. Dabei ist der Patient so stark mit seinen inneren Gedankenkreisen beschäftigt, dass es ihm unmöglich sein kann, mit seiner Umwelt in Kontakt zu treten. Weitere Plus-Symptome sind innere Erregung und Anspannung, Wahnzustände, Halluzinationen und Ich-Störungen.

Mit dem Begriff Minus-Symptomatik, auch Negativ-Symptomatik genannt, wird das Empfinden des Patienten bezeichnet, in zahlreichen Dingen eingeschränkt zu sein und viele Fähigkeiten verloren zu haben, was sich wiederum negativ auf das Selbstwertgefühl auswirkt. Viele fühlen sich leer und ausgebrannt, können sich über nichts mehr freuen und geraten in eine schwere depressive Verstimmung mit Niedergeschlagenheit, allgemeiner Mut- und Hoffnungslosigkeit in Verbindung mit verstärktem Grübeln und genereller Antriebseinbuße. Die Folge ist, dass sich der Patient immer stärker zurückzieht und nach und nach sämtliche Kontakte zur Außenwelt verliert.

Ursachen und Therapie

Trotz weltweiter wissenschaftlicher Bemühungen gibt es bisher keine letztendlich befriedigende Erklärung für die Ursachen der Psychosen aus dem schizophrenen Formenkreis. Jedoch wird heute davon ausgegangen, dass es sich nicht um isolierte Einzelursachen, sondern um ein multifaktorielles Bedingungsgefüge handelt. Diskutiert werden:

- genetische Faktoren (erblich bedingt),
- somatische Faktoren (Veränderungen der Gehirnsubstanz) und
- psychosoziale Faktoren (Familie und gesellschaftliches Umfeld betreffend).

Auch die Therapie der Psychosen aus dem schizophrenen Formenkreis lässt sich generell in drei Bereiche unterteilen:

- medikamentöse Therapie,
- psychotherapeutische Behandlung,
- soziotherapeutische Maßnahmen.

Diese drei Säulen der Therapie stellen keine Alternative zueinander dar, sondern müssen sinnvoll aufeinander abgestimmt zusammen eingesetzt werden, um den größtmöglichen Behandlungserfolg zu erzielen. Das Bestreben der medikamentösen Therapie ist es, den Dopaminüberschuss im Gehirn auf ein normales Niveau herunterzubringen, um die normale Weiterleitung und Verarbeitung von Reizen wieder herzustellen. Hierfür gelten Neuroleptika als das Mittel der Wahl. Sinngemäß übersetzt bedeutet »Neuroleptikum« so viel wie »Medikament, das einen beruhigenden Einfluss auf das Nervensystem hat«. Neuroleptika gehören zur Gruppe der Psychopharmaka. Unter diesem Begriff werden alle Medikamente zusammengefasst, die einen Einfluss auf die Psyche haben und sich regulierend auf das seelische Befinden auswirken.

In der psychotherapeutischen Behandlung lassen sich die Behandlungskonzepte in zwei Strategien unterteilen: erstens die Bearbeitung von überwiegend lebensgeschichtlich bedingten Problemen, die auf Enttäuschungen und Kränkungen in frühester Kindheit und Jugend zurückgeführt werden können, und zweitens die Bearbeitung von Konflikten, die durch eine mangelhaft entwickelte Problembewältigung entstanden sind. Hier haben sich verhaltenstherapeutische Behandlungstechniken bewährt. Sie sollten Bestandteil eines jeden längerfristigen Behandlungskonzeptes sein.

Unter soziotherapeutischen Maßnahmen versteht man die gezielte Beeinflussung der Alltagssituation des Patienten durch lebenspraktische Maßnahmen. Die nähere Umgebung des Patienten soll so umorganisiert werden, dass er sich trotz seiner krankheitsbedingten Leistungseinbuße wohl fühlen kann. Die hierbei wichtigsten Aspekte sind Wohnen, Arbeit, Finanzen, Freizeit und soziale Integration.

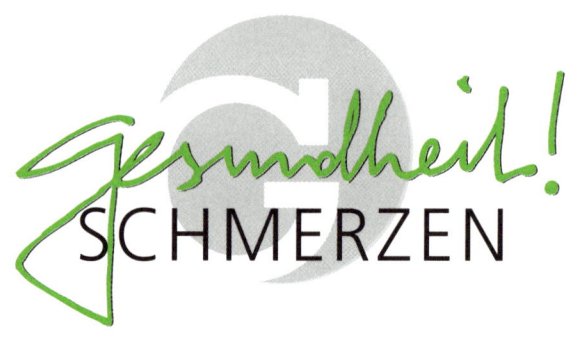

Notruf des Körpers

Grundsätzlich muss beim Thema Schmerz zwischen dem akuten und dem chronischen Schmerz unterschieden werden. Der akute Schmerz ist eine sinnvolle Einrichtung unseres Organismus. Als Symptom hat er zunächst eine Warnfunktion. Er weist auf schädigende Einflüsse hin und gibt Anlass, deren weitere Einwirkung zu verhindern bzw. Gegenmaßnahmen zu ergreifen. Die Evolution hat hier ein hoch differenziertes System hervorgebracht.

Dieser Schmerz wird jedoch zum Problem, wenn er sich verselbstständigt und chronifiziert, das heißt, wenn er vom Symptom für etwas zur dauerhaften Schmerz-Krankheit wird.

Anatomische Grundlagen für Schmerzen

Die Schmerzrezeptoren sind zu 90 Prozent in der Haut, aber auch in inneren Organen lokalisiert. Die Schmerzleitung erfolgt über verschiedene Fasern zu den Hinterhörnern des Rückenmarks. Entsprechend der Faserdicke werden die Reize verschieden schnell weitergeleitet und vermitteln auch verschiedene Schmerzqualitäten: schneller, stechender, gut lokalisierbarer Schmerz über die A-delta-Fasern und langsamer, dumpfer, quälender Schmerz über die C-Fasern. Vom Rückenmark aus gelangen die Informationen über unterschiedliche Schmerzbahnen zu verschiedenen Regionen im Gehirn, wo letztendlich Schmerzwahrnehmung, -charakteristik und -verarbeitung stattfinden.

Da Dauerreizungen (zum Beispiel lang anhaltende Schmerzen) auch zu Hypersensibilisierungen und letztendlich zur Chronifizierung des Schmerzes führen können, gilt ihnen das besondere Augenmerk der angepassten Schmerztherapie. Viele andere Faktoren wie momentane psychische Verfassung, Erziehung, soziokulturelles und religiöses Umfeld sowie ethnische Abstammung haben großen Einfluss auf Schmerzwahrnehmung und -verarbeitung. Sie müssen deshalb in die Schmerztherapie mit einbezogen werden.

Schmerzmittel ohne Nebenwirkungen?

Sowohl der akute wie der chronische Schmerz bedürfen einer entsprechenden Behandlung.

In letzter Zeit sind viele Medikamente gegen entzündliche und nicht entzündliche Krankheiten des Bewegungsapparates entwickelt worden. Sie gehören zur Gruppe der so genannten Antirheumatika und besitzen alle eine antientzündliche und schmerzstillende Wirkung. Einige davon wirken auch fiebersenkend. Folgende Gruppen werden unterschieden:

- kortisonfreie Entzündungshemmer mit entzündungshemmender und schmerzstillender Wirkung,
- kortisonfreie Entzündungshemmer, die äußerlich anzuwenden sind,
- Basistherapeutika (Medikamente, die bereits in den Entstehungsprozess eingreifen sollen),
- Analgetika (nicht entzündungshemmende, nur schmerzstillende Medikamente) und
- Medikamente, die den Harnsäurestoffwechsel beeinflussen.

Die meisten dieser Medikamente sind in verschiedener Form wie Saft, Dragees, Kapseln und präparierten Kapseln, die den Wirkstoff nur langsam freigeben, sowie Zäpfchen erhältlich. Einige Präparate können bzw. müssen intravenös oder intramuskulär nur in ärztlicher Behandlung gespritzt werden. Salben, Gels und Lotionen ermöglichen schließlich eine lokale äußerliche medikamentöse Therapie.

Alle diese Mittel haben das Ziel, das Leben für Patienten mit Gelenk-, Weichteil- und Wirbelsäulenerkrankungen erträglicher zu gestalten, da sie Schmerzen nehmen oder lindern und die Krankheit stoppen bzw. zumindest bremsen. Außerdem ermöglichen sie dem Betroffenen die täglich notwendige Bewegung, auch Gymnastik.

Da viele Krankheiten des Bewegungsapparats chronischer Natur sind, müssen diese Medikamente oft über längere Zeiträume hinweg zuverlässig eingenommen werden. Greift dann die Wirksubstanz eines Mittels erfolgreich in den Krankheitsablauf im Organismus ein, kann diese allerdings daneben nicht beabsichtigte Folgen verursachen. Die Angst vor diesen Nebenwirkungen ist aber – bei richtiger Anwendung – unbegründet, denn meist sind sie nur gering ausgeprägt und lassen sich durch entsprechende ärztliche Überwachung gut erkennen und beherrschen. Vor allem aber verschwinden die Nebenwirkungen, wenn man die Medikamente – auf ärztliche Anordnung – absetzt. Das gilt für fast alle eingesetzten Substanzen. Nur in Ausnahmefällen dauern die Nebenwirkungen länger an. Auch die häufig geäußerte Angst vor einer eventuellen Suchtentwicklung bei den starken Analgetika ist heute oft weitgehend unberechtigt.

Beispiel: Kortisonfreie Entzündungshemmer

Diese lindern Schmerzen, hemmen Entzündungen und vermindern Schwellungen. Sie erlauben dadurch eine höhere Mobilität und geben dem Patienten die Möglichkeit zu größerer Aktivität, vor allem zu der so wichtigen täglichen Gymnastik, was fast immer die Entwicklung der Krankheit verlangsamt.

Die dominierende Wirkung dieser meist rasch schmerzlindernden Medikamente ist die Hemmung der Entstehung von hormonähnlichen Entzündungsstoffen, der so genannten Prostaglandine. Bis vor kurzem ging man davon aus, dass ein einziges Enzym, die so genannte Cyclooxygenase, die Entstehung aller Prostaglandine fördert. Da Prostaglandine im Organismus aber auch schützende und physiologisch positiv regulierende Eigenschaften haben, ist es verständlich, dass diese Medikamente neben den erwünschten manchmal auch unerwünschte Wirkungen aufweisen können.

Von großer Bedeutung war deshalb die Entdeckung, dass zwei unterschiedliche Cyclooxygenasen (Abkürzung: COX-1 und COX-2) existieren: Die für den Körper wichtigen Prostaglandine werden durch die COX-1 und die entzündungsvermittelnden durch die COX-2 gebildet.

Das Wissen um diese beiden Abläufe führte zu der Überlegung, den enzymatischen Weg selektiv, also auswählend, zu hemmen, in dessen Verlauf die entzündungsvermittelnden Prostaglandine gebildet werden. Dagegen bleiben die für den Menschen wichtigen Prostaglandine (zum Beispiel für den Magenschutz) weitgehend unbeeinflusst.

Weitere nebenwirkungsfreie Methoden

Mittlerweile ist es gelungen, auch Schmerzmittel über die Haut mit Hilfe eines Pflasters zuzuführen. Der Vorteil liegt hierbei in der Umgehung des Verdauungstraktes sowie einer Wirkdauer von circa 72 Stunden.

Verhältnismäßig neu im Bereich der Zufuhr von Schmerzmitteln ist die Nasenschleimhaut als Aufnahmeweg von Medikamenten, die in Form von Sprays mit Hilfe von mikroprozessorgesteuerten Geräten verabreicht werden.

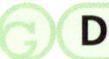

DocTipp

- *Auch wenn es Ihnen schwer fällt: Wenn Sie Schmerzen verspüren, versuchen Sie, diese nicht immer sofort medikamentös zu unterdrücken, ohne versucht zu haben, abzuklären, woher der Schmerz kommt. Erst wenn Sie nämlich die Ursache für Ihre Schmerzen herausgefunden haben, ist es möglich, eine gezielte Therapie zu beginnen.*
- *Die Akupunktur, als Ohr-, Kopf- oder Körperakupunktur durchgeführt, erfreut sich in letzter Zeit zunehmender Beliebtheit. Sie erzielt gute Erfolge, wenn es um die Linderung von Schmerzen geht.*
- *Die »Teufelskralle« wirkt, als Tee zubereitet, entzündungshemmend und schmerzlindernd. Übergießen Sie einen Teelöffel zerkleinerte Teufelskrautwurzel (aus der Apotheke) mit einem halben Liter Wasser. Lassen Sie das Ganze acht Stunden stehen und trinken Sie es dann über den Tag verteilt vor den Mahlzeiten.*

Schmerzen lindern ohne Tabletten

Schmerz ist mit naturwissenschaftlichen Methoden nicht vollständig erfass- oder messbar. In der Regel ist er zusammengesetzt aus einem schmerzverursachenden Reiz als »Sender« und dem Bewusstsein des Betroffenen als »Empfänger«. Nicht selten empfindet das Bewusstsein Schmerzen, deren auslösender Schmerzreiz schon lange verschwunden ist. Die Schmerzempfindlichkeit, die Reizschwelle für einen Schmerz, ist individuell verschieden. Außerdem schwankt die Fähigkeit eines Menschen, Schmerzen zu ertragen, mit seiner jeweiligen seelischen Verfassung. Wenn beispielsweise das Allgemeinbefinden schlecht und die seelische Verfassung labil ist, dann kann ein Schmerz intensiver empfunden werden als in einer Phase ausgeglichener Gelassenheit und guter körperlicher Verfassung. Auch die Tageszeit spielt beim Schmerzerlebnis eine Rolle: Schmerzen können nach einer erholsamen Nacht am Morgen nur noch leicht vorhanden oder sogar verschwunden sein, im Laufe des Tages bedingt durch Stress und körperliche Anstrengung jedoch wieder hervortreten. Tageszeit und psychisches Befinden hängen eng miteinander zusammen.

Zum Verständnis von Schmerz

Schmerzen gelten in der Medizin erst seit wenigen Jahren als Krankheitsbild eigener Art. Allzu lange wurde der Schmerz als Signal für eine Störung in dem Körperteil betrachtet, in dem er auftrat (mechanistische Schmerztheorie), während Schmerzen außerhalb von erkrankten Körperpartien auf Fehlschaltungen im Leitungsnetz der Nerven zurückgeführt wurden.

So ist es nicht weiter verwunderlich, dass die Erkenntnisse der Schmerzforschung noch relativ jung und demzufolge auch noch nicht in ihrer Ganzheit erschlossen sind. Zwar gibt es bereits seit langem hochwertige Analgetika und Behandlungsverfahren, die vor allem verhindern können, dass der Schmerz chronisch wird – unterstützende Verfahren der Natur-

heilkunde stehen aber bislang noch teilweise im Abseits der Therapien.

Neue Impulse für die psychologische Schmerzforschung kommen heute aus der Medizinpsychologie. Die Wissenschaftler dieser Disziplin untersuchen die Einflüsse der Psyche auf die Entwicklung des Schmerzes sowie – umgekehrt – die Auswirkung des Schmerzes auf die Psyche. Aus der breiten Palette der Forschung zeigt hier eine – sehr begrenzte – Auswahl die Vorgänge, die einen Einfluss auf den Schmerz haben. Daran wird deutlich, dass die Schmerzforschung beileibe keine rein medizinische Wissenschaft ist, sondern verschiedene Ansätze berücksichtigen muss, um vor allem chronisch Schmerzkranken Wege aus ihrem Dilemma zu weisen.

Kognitive Vorgänge

Kognitionen sind die Gedanken des Leidenden in seinen Bemühungen, den Schmerz zu verstehen. Sehr oft geht es um Bewertungen. So stellte sich etwa bei Kopf- und Rückenschmerzkranken heraus, dass »Katastrophisierungen« erheblich dazu beitragen, dass der Schmerz chronisch wird. Dabei handelt es sich um Selbstgespräche, die alles noch schlimmer machen, als es eigentlich ist.

Affektive Vorgänge

Mit Affekten werden Gemütszustände bezeichnet. Zum Beispiel bringen viele Schmerzformen Depressionen hervor. Anhand der Ausprägung der depressiven Verstimmung von Patienten mit Bandscheibenproblemen lässt sich mit guter Trefferquote voraussagen, ob eine Operation den chronischen Rückenschmerz beseitigt oder ob der Patient bald danach wieder an Schmerzen leiden wird.

Lernvorgänge

Bei diesem Ansatz geht es darum, sich klarzumachen, wie die Konsequenzen das Verhalten steuern. Forscher beobachteten etwa, wie Angehörige, die Schmerzkranke mit allzu großer Aufmerksamkeit für Schmerzverhalten »belohnten«, damit erheblich zu einer Chronifizierung beitrugen.

Psychologische Methoden der Schmerzbewältigung

Vor allem Ängste begleiten chronisch Schmerzkranke während ihrer Krankengeschichte. Sie reichen von der alltäglichen Angst vor dem Schmerz bis hin zu Sozialängsten und führen nicht selten – in Deutschland pro Jahr in bis zu 4000 Fällen – in den Selbstmord. Entsprechend deutlich ist die Notwendigkeit einer psychologischen Hilfe.

Im Mittelpunkt der meisten psychologischen Behandlungen von Schmerzkranken stehen kognitive Verfahren und Entspannungstechniken. Diese Verfahren zielen auf die Gedanken und Einstellungen, die inneren Selbstgespräche des Patienten ab. Therapeuten finden in Gesprächen heraus, was den Schmerz auslöst, aufrechterhält oder verstärkt. Manchmal kommen Methoden der Suggestion zur Anwendung: Der Patient lernt etwa, sich Wärme oder Kälte in schmerzenden Körperregionen vorzustellen, oder tritt Fantasiereisen an. Zum Beispiel genießen es viele Rückenkranke, wenn sie sich vorstellen, sie würden an einem Strand im warmen Sand liegen. Auch Gedanken an frühere, glücklichere Lebensabschnitte lindern den Schmerz mitunter.

Imaginative Verfahren helfen, mit Ängsten fertig zu werden, Stress zu mindern und depressive Verstimmungen abzubauen. Der Patient gewinnt Kontrolle über den Schmerz – und so auch über sein Leben. Er hat den Schmerz im Griff, der Schmerz aber nicht mehr ihn.

Ein anderer Ansatz der Psychotherapie setzt auf »operante« Techniken. Grundlage dieser Verfahren ist die Annahme, dass Verhalten durch seine Konsequenzen bestimmt wird, auch das Schmerzverhalten. Schmerzpatienten üben etwa, trotz ihrer Schmerzen Arbeitsabläufe zu Ende zu führen. So verschaffen sie sich Erfolgserlebnisse. Beim nächsten Mal ermutigt sie diese Aussicht auf »Belohnung«, sich dem Schmerz nicht mehr auszuliefern. Operante Techniken führen in aller Regel dazu, dass sich die Patienten mehr bewegen. Sie benötigen weniger Schmerzmittel, ihre Stimmung hebt sich.

Auch Entspannungstechniken zählen zum Bereich der psychologischen Schmerztherapie. Sie sollten unter fachmännischer Anleitung erlernt werden. Solche Techniken sind besonders wichtig für die Behandlung von Rücken- und Kopfschmerzen, bei denen verspannte Muskeln eine wichtige Rolle spielen. Bewährt hat sich in diesem Zusammenhang die so genannte progressive Muskelentspannung: Der Patient lernt, die Muskeln in einem Körperteil nach dem anderen zuerst anzuspannen und dann fortschreitend und fühlbar zu entspannen – mühelos und vollständig, ohne Hilfsmittel. Diese Technik ist leicht zu erlernen und äußerst wirkungsvoll.

⑤ DocTipp

- *Machen Sie täglich Entspannungsübungen.*
- *Nehmen Sie bei Schmerzen warme Bäder oder legen sie die Beine hoch.*
- *Auch Chirotherapie hilft. Dabei gibt der Chiropraktiker mit kleinen Bewegungen rasche Impulse ans Gelenk ab. Diese Impulse wirken auf die Nervenenden im Gelenk, in Muskeln und Sehnen, unterbrechen ihre Übererregung und lösen die Blockade, die durch die Schmerzen entstanden ist.*
- *Muskelentspannende Mittel wie Tetrazepam oder Chlormezanon können ebenfalls eingesetzt werden.*

Auch das autogene Training hilft chronisch Schmerzkranken, ihre Muskeln zu entspannen. Mit Hilfe der erlernten Techniken können sie zusätzlich den Puls, die Atmung und die Durchblutung der Haut beeinflussen. So eignet sich das autogene Training etwa, um Schlafstörungen – eine häufige Begleiterscheinung von Schmerzerkrankungen – zu behandeln.

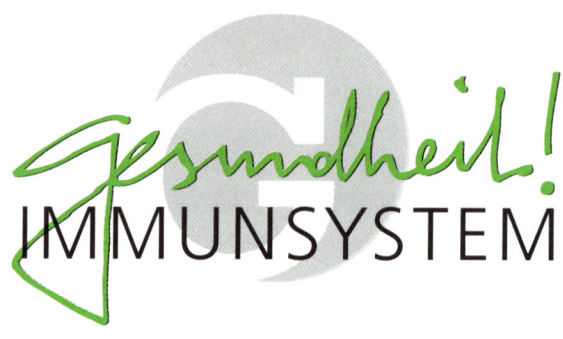

Gesundheit!
IMMUNSYSTEM

Die innere Schutztruppe

Das Immunsystem soll den Körper vor gefährlichen Eindringlingen wie Bakterien, Viren, Pilzen und Einzellern schützen. Krankheitserreger gelangen auf unterschiedlichste Weise in den Körper, beispielsweise wenn wir von unserem Gegenüber angeniest werden. Winzige Tröpfchen gelangen über die Atemluft in unsere Nase und in den Mund. Man spricht in diesem Fall von einer Tröpfcheninfektion. Des weiteren gibt es noch die Wasser- und Nahrungsmittelinfektion sowie die Schmierinfektion. Gelangen Krankheitserreger auf die

Schleimhäute von Nase und Rachen, treffen diese auf die so genannten Fresszellen. Diese Zellen identifizieren und vernichten die Angreifer. Bei jedem Kontakt werden vom Organismus Antikörper gebildet, in denen die Informationen zur Bekämpfung des eingedrungenen Erregers gespeichert werden. Die Antikörper mobilisieren eine breit angelegte Abwehrreaktion des Körpers. Bei einem wiederholten Kontakt mit einem Erreger kann die Information sofort abgerufen werden und es steht umgehend eine gezielte Abwehrreaktion bereit. (Bei bestimmten Erregern sorgt die Abspeicherung dieser Information dafür, dass

DocTipp

Mit der richtigen, vitamin- und mineralstoffreichen Ernährung können Sie eine Menge für Ihr Immunsystem tun.

- *Bereiten Sie Gemüse schonend zu und verwenden Sie das Kochwasser nach Möglichkeit für Suppen.*
- *Essen Sie mehr Rohkost.*
- *Streuen Sie über die fertigen Gerichte mineralstoffreiche Weizenkeime oder Bierhefeflocken.*
- *Verwenden Sie Vollkornmehle bzw. Vollkornprodukte.*

- *Reduzieren Sie fett- und eiweißreiche Nahrung.*
- *Verzichten Sie auf extreme Schlankheitskuren.*
- *Nehmen Sie keine stark wirkenden Abführmittel ein.*
- *Vermeiden Sie krank machenden Stress.*
- *Reduzieren sie den täglichen Alkoholkonsum.*
- *Heilen Sie Nieren-, Magen- und Darmerkrankungen unter ärztlicher Kontrolle aus.*

man die Krankheiten in der Regel nur einmal bekommt, wie beispielsweise Röteln oder Masern.) Ein gut funktionierendes Immunsystem ist also eine regelrechte Versicherung gegen Krankheiten.

DHEA

Der Traum vom Elixier, das ewige Jugend verleiht, ist uralt. Er ist bis heute noch nicht verwirklicht. Allerdings scheint es dank wissenschaftlicher Erkenntnisse heute möglich zu sein, ein vorzeitiges Altern abzuwenden. Heute verläuft die Suche nach dem Jungbrunnen dank der Erkenntnisse der modernen Molekularbiologie gezielter. Man versteht immer besser, nach welchen Prinzipien Altersvorgänge im Körper ablaufen und wie man regulierend in sie eingreifen kann. Neu ist auch die Erkenntnis, dass der Jungbrunnen im eigenen Körper zu suchen und keinesfalls eine geheime Formel aus dem Labor eines Alchimisten ist.

Das Älterwerden lässt sich nicht verhindern, doch die unangenehmen Begleiterscheinungen können gemildert bzw. stark verzögert werden. Die Veränderungen beim Älterwerden sind nicht das Werk nur einer einzigen Substanz. Zahlreiche Wirkstoffe im Körper, die in späteren Jahren nicht mehr so gut arbeiten wie in der Jugend, lassen den Organismus gebrechlich werden. Allerdings sind die zu dem mittlerweile entdeckten Hormon Dehydroepiandrosteron, kurz DHEA, gemachten Forschungen im Zusammenhang mit Alterungsprozessen interessant genug, um hier näher vorgestellt zu werden.

Das Wellness-Hormon

DHEA wird im menschlichen Organismus in der Rinde der Nebennieren gebildet. Die Nebennierenrinde ist eine der wichtigsten Orte für die Hormonsynthese überhaupt. Auch das Cortisol, das eine bedeutsame Wirkung auf den Kohlenhydrathaushalt und den Natrium-Kalium-Haushalt hat, wird hier gebildet. Bis vor kurzem ging man davon aus, dass DHEA nichts weiter als eine Zwischenstufe bei der Synthese der männlichen und weiblichen Sexualhormone sei. Doch heute weiß man, dass es als Wirk- und Schutzstoff für das Nerven- und Immunsystem eine wichtige eigene Wirkung besitzt. Es sorgt dafür, dass man morgens munter wird und sich gut fühlt und dass das den ganzen Tag so bleibt. Dieses Gefühl des Wohlbefindens geht auf zahlreiche optimal funktionierende Regelkreise im Körper zurück – Regelkreise, in die DHEA eingreift.

Die Konzentration des DHEA-Spiegels im Blut variiert sowohl im Tagesverlauf als auch im Verlauf eines Lebens. Im Alter von 25 Jahren liegen maximale Spiegel im Blut vor. In späteren Jahren sinkt der DHEA-Gehalt langsam ab. Im Durchschnitt hat ein Mensch im Alter von 60 Jahren nur noch 20 Prozent der DHEA-Konzentration eines 25-jährigen in seinem Blut. Eine altersbedingte Abnahme des DHEA-Spiegels geht mit einer Zunahme von Erkrankungen wie Krebs, Herzinfarkt und Fettsucht einher.

Besonders DHEA-reich sind das Gehirn und die Nervengewebe. So enthält das Gehirn etwa 6,5-mal mehr DHEA als jedes andere Gewebe. Als ein zentraler Wirkstoff mit vielfältigen Auswirkungen auf den Stoffwechsel kann

DHEA zwar nicht die Zahl der Lebensjahre zurückdrehen, aber doch die Vitalität der früheren Jahre konservieren.

Was bewirkt DHEA?

Wer morgens gut gelaunt und erfrischt aufwacht, den ganzen Tag lang über genügend Energie für die anfallenden Aufgaben verfügt, keine Gewichtsprobleme kennt, sich in seiner Haut rundum wohl fühlt, bei dem kreist meistens genug DHEA im Blut. Dieses Hormon, dessen Auswirkungen auf den Organismus überaus angenehm sind, ist die zentrale Ausgangssubstanz für viele Stoffwechselwege. So schützt DHEA das Gehirn vor vorzeitigem Verschleiß, reguliert das Körpergewicht, schenkt den regenerierenden Traumschlaf und bewahrt vor zahlreichen Erkrankungen des Körpers und der Seele. Befinden sich diese inneren Reaktionsketten im Gleichgewicht, entsteht in der Summe ein Wohlgefühl. Wem es über längere Zeit hinweg nicht gut geht, der sollte daran denken, dass ihm vielleicht dieses Hormon fehlt. Ein Bluttest kann darüber rasch Auskunft geben, sodass das fehlende Hormon von außen ersetzt werden kann.

Ein DHEA-Mangel sollte ernst genommen und behoben werden. Kreist über längere Zeit zu wenig von diesem Hormon im Blut, so verschlechtern sich nicht nur der Gesundheitszustand und das Allgemeinbefinden. Auch die Alterungsvorgänge laufen beschleunigt ab.

Ein DHEA-Defizit kann verschiedene Ursachen haben. Im einfachsten Fall ist das fortgeschrittene Lebensalter daran schuld. Ein anderer Grund kann eine längere Zeit bestehende Stressbelastung für Körper oder Geist sein. Das liegt daran, dass DHEA und das Stresshormon Cortisol direkte Gegenspieler sind. Normalerweise kreisen Cortisol und DHEA in ausgewogenem Verhältnis im Körper. Unter Stressbedingungen ändert sich dies jedoch. Es wird dann auf Kosten von DHEA erheblich mehr Cortisol ausgeschüttet. Dieses gestörte Gleichgewicht ist für die ungünstigen Folgen von Langzeitstress verantwortlich. Wenn ein Mensch über eine längere Zeit extrem viel Cortisol bildet, dann fördert dieses Stresshormon im Gehirn den Zelltod. Weitere Faktoren für einen DHEA-Mangel können sein: starkes Übergewicht, Ernährungsfehler (zu wenig Eiweiß, zu wenig Mineralien, zu wenig Fett), Medikamente wie Cholesterinsenker oder Cortisonpräparate, Erkrankungen der Nebennieren und bestimmte Tumorerkrankungen.

Möglichkeiten der Selbstheilung

Selbstheilungskraft – ein Schlagwort, das mittlerweile überall auftaucht und auch in medizinischen Kreisen zunehmend ernst genommen wird. Tatsächlich hat der Körper prinzipiell eine Vielfalt an Möglichkeiten, sich selbst vor Krankheit und Infektionen zu schützen – Möglichkeiten, die wir alle kennen, doch vielleicht nicht als Selbstheilungsprozesse wahrnehmen, weil sie uns allzu vertraut sind.

Husten

Der Hustenreflex gehört zu den wichtigsten Reflexen des Körpers. Gäbe es diesen Reflex nicht, würde man ersticken, wenn beispielsweise ein Stück Essen in die Luftröhre gerät.

Erbrechen

Wenn wir etwas Verdorbenes essen, was eine Gefahr für den Körper darstellt, werden Botschaften an das Gehirn und von dort zu den Nerven, die für Zwerchfell und Bauchmuskulatur zuständig sind, geschickt. Diese üben gemeinsam einen starken Druck auf den Magen aus, der zwischen den beiden Muskelgruppen liegt, sodass das Essen gewaltsam und mit großer Geschwindigkeit ausgestoßen wird.

Schmerz

Schmerz dient dazu, sich vor größeren Verletzungen zu schützen. Wenn wir etwas Heißes anfassen, sorgt das Schmerzempfinden dafür, dass wir es schnell wieder loslassen. Hätten wir dieses Schmerzempfinden nicht, würden wir schwere Verbrennungen erleiden. Es gibt Menschen ohne Schmerzempfinden. So hat man zum Beispiel festgestellt, dass Leprakranke Teile ihres Köpers nicht deswegen verlieren, weil die Krankheit das Fleisch auffrisst, sondern weil das Gewebe leicht verletzt werden kann, wenn das Schmerzempfinden verschwunden ist.

Persönlichkeit und Gesundheit

Nach der gängigen Definition ist Gesundheit ein Zustand vollkommenen körperlichen, geistigen und sozialen Wohlbefindens. Sie ist somit Ausdruck des leiblich-seelischen Gleichgewichtszustandes, der für den Einzelnen mit lebensbejahenden Gefühlen und optimistischen, konstruktiven Zukunftserwartungen verknüpft ist.

Die moderne Medizin stützt sich bei der Beurteilung des Gesundheitszustandes eines Patienten allerdings in der Regel auf statistische Durchschnittswerte und diagnostische Kriterien. In Wirklichkeit sagen Zahlen aber wenig über die Merkmale aus, die jeder Patient mitbringt und die für den Heilungsprozess von herausragender Bedeutung sein können. Tatsächlich können viele Lebensumstände wie Ausbildung, sozialer Status oder finanzielle Verhältnisse die Reaktion auf Krankheit oder Verletzung beeinflussen und somit auch das Heilungsvermögen.

Somit spielen für die Theorie von Gesundheit und Krankheit mindestens drei Faktoren zusammen: ein biologischer Faktor, zum Beispiel ererbte Veranlagungen oder ein Krankheitserreger; ein psychologischer Faktor wie Schicksalsschläge, Stress, unverarbeitete Konflikte und ein sozialer Faktor wie Arbeitssituation und soziale Beziehungen.

Auch wenn sich die Interaktionsweise zwischen Körper und Geist im Einzelnen weitgehend der Beobachtung entzieht, so wurde dennoch belegt, dass es diese Interaktion gibt. So haben Studien ergeben, dass Brustkrebspatientinnen mit der sozialen Unterstützung durch eine Gruppe länger leben als Patientinnen ohne Gruppenunterstützung. In anderen Versuchen wurde festgestellt, dass Brandwunden unter Hypnose des Patienten schneller heilen, dass Lachen das Immunsystem stärkt und dass Diabetiker ihren Insulinbedarf durch Tiefenentspannung senken können. Kontrolle, Ausdauer und Kampfgeist tragen dazu bei, Gefühle der Hilflosigkeit und Depression zu vermeiden bzw. anders mit ihnen umzugehen. Man hat festgestellt, dass Hoffnungslosigkeit den Körper auch direkt angreifen kann. Andere Studien zeigen, wie Einsamkeit auf das Immunsystem wirkt: So hatten gesunde alte Menschen mit engen sozialen Bindungen eine bessere Immunfunktion als einsame Menschen.

Therapeutische Hilfestellungen

Viele körperliche Symptome lösen sich auf, wenn seelische Blockaden aufgelöst wurden und umgekehrt. Diesen Effekt machen sich verschiedene Therapien zunutze, von denen einige hier vorgestellt werden. Wie diese Therapien genau helfen, ist immer noch nicht bis ins Letzte erforscht. Unterstützend werden sie mittlerweile zunehmend bei der Behandlung von schweren Krankheiten wie Krebs oder Aids angewandt.

Bioenergetik

Sie wurde entwickelt von Alexander Lowen, einem Schüler Wilhelm Reichs. Das Wort Bioenergetik soll auf die grundsätzliche Bedeutung energetischer Prozesse bei der Entstehung und Heilung seelischer Störungen hinweisen.

Die Bioenergetik beruht auf der Annahme, dass jeder Mensch sein Körper ist und dass sich seine Lebensgeschichte in seiner Körperhaltung verrät. Ein bioenergetisch geschulter Lehrer »liest« am Körper, welche seelischen Probleme der Mensch mit sich herumträgt.

Lowen sieht in der körperlichen Blockierung die Ursache für seelische Störungen. Gestaut wird die Körper- oder Bioenergie, die den Körper nährt, ihn in Bewegung hält und Gefühle erregt. Wird sie gestaut, erlahmt der Mensch in körperlichen und seelischen Belangen.

Visualisierung

Mitbegründer dieser Methode ist der amerikanische Arzt Carl Simonton. Diese Form der Therapie wird viel bei schwer kranken Patienten eingesetzt, kann aber auch bei gesunden Menschen angewandt werden. Die Idee ist, dass Vorstellungsbilder in uns wie eine Landschaft entstehen und uns von unseren inneren Wünschen, Bedürfnissen und Möglichkeiten erzählen. Mit Hilfe der Visualisierung soll man in nicht alltägliche Tiefen eintauchen und erfahren, welche kraftvolle Wirkung es hat, innere Antworten auf persönliche Fragen zu bekommen.

Die Visualisierung des körpereigenen Abwehrsystems dient darüber hinaus der Mobilisierung der Abwehrkräfte. Beispielsweise visualisiert man (stellt sich bildlich vor), dass Zellen, die das Abwehrsystem zerstören, ausgeschwemmt werden. Oder man visualisiert den Schmerz, der besänftigt wird. Dadurch werden die natürlichen Selbstheilungstendenzen gefördert und eine medizinische Behandlung wird unterstützt.

Ergebnis dieser Übungen ist es, eine heilende Beziehung zu den Symptomen der Krankheit zu bekommen. Man stellt sich das Symptom visuell vor, riecht, schmeckt und hört es. Man tritt sozusagen in einen Dialog mit ihm. Es geht nicht darum, um jeden Preis etwas zu »reparieren«, sondern vielmehr das Symptom innerlich zu akzeptieren und so eine sanfte Heilung zu ermöglichen.

Hypnotherapie

Die Hypnotherapie unterscheidet sich von der Hypnose dadurch, dass der Patient nicht in einen Tiefschlaf verfällt und den Anordnungen des Therapeuten gehorcht, sondern sich in einer Art von Halb-Wachzustand befindet, den Eingriffen des Therapeuten zustimmt und sich dessen, was dieser mit ihm macht, bewusst ist.

Durch diese Art von Behandlung, die Konzentration, die erhöhte Lernbereitschaft und die tiefe Entspannung sollen die Selbstheilungskräfte gezielt eingesetzt werden. Hypnotherapie soll daher nach Meinung einiger Ärzte auch bei schwer erkrankten Patienten zur Anwendung kommen.

Die heilende Wirkung von Musik

Das Wissen, dass Musik eine Wirkung auf die Gesundheit hat, ist schon sehr alt. Man hat festgestellt, dass unser Körper so exakt auf Musik reagiert, dass der Herzschlag, die Atemfrequenz und die Magenkontraktion beeinflusst werden. In einer Studie wurde nachgewiesen, dass Herzschlag und Blutdruck von Patienten in einer Herz-Reha-Klinik sanken, wenn in den Zimmern ruhige Musik zu hören war. Darüber hinaus waren sie weniger schmerzanfällig und deprimiert.

Die Heilkraft der Musik mag daher kommen, dass sie ähnlich dem Mantra beim Meditierenden einen besonderen Bewusstseinszustand schafft, in dem leichte Rhythmen entspannen und schnelle stimulieren. Das mag auch erklären, warum das Hören von Musik oft das Gefühl von Schmerz blockiert.

Therapien mit Musik gibt es in verschiedenen Varianten, oft auch in Verbindung mit anderen Methoden wie Meditation oder Visualisierung.

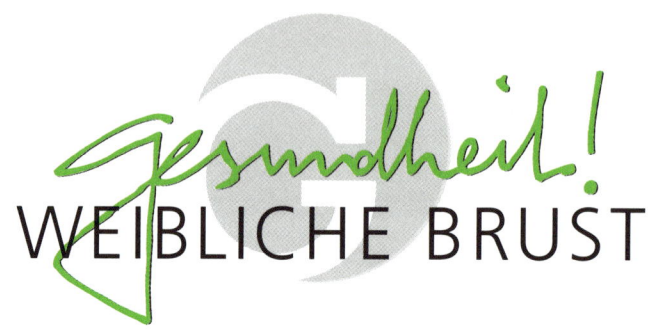

WEIBLICHE BRUST

Blickfang der Weiblichkeit

Die Brüste gelten als eines der ausgeprägtesten Symbole der Weiblichkeit und bestimmen oftmals nachhaltig das Selbstgefühl der Frauen. Eine Brustamputation aufgrund einer Krebserkrankung kann daher große psychische Belastungen nach sich ziehen.

Aufbau der Brust

Die weibliche Brust besteht aus Milchdrüsenkörper, Binde- und Fettgewebe, der Brustwarze und dem Warzenhof. Zum Milchdrüsenkörper gehören 15 bis 25 Einzeldrüsen mit verästelten Gangsystemen und Drüsenläppchen. Sie sind in Bindegewebe eingehüllt. Die verzweigten Kanäle jeder Drüse münden jeweils in einen Milchgang. Die Milchgänge führen dann alle zur Brustwarze. Bindegewebe durchzieht die ganze Brust und stabilisiert sie. Von den Drüsenläppchen gehen Lymphgefäße ab, die sich in einem oberflächlichen und einem tiefen Lymphgefäßnetz sammeln. Diese Lymphgefäße haben zahlreiche Verbindungen untereinander. Von Sammelstellen wird Gewebsflüssigkeit über vier Abflussbahnen, auf denen Lymphknoten liegen, in verschiedene Richtungen abgeleitet. Eine dieser Bahnen führt über Lymphknoten in den seitlichen Gefäßen des Brustkorbes zu den tiefen Lymphknoten in der Achselhöhle. Über diese Bahn fließen 75 Prozent der Gewebsflüssigkeit aus der Brust ab.

Dies ist auch der erste Weg, den die Knoten und Tumore nehmen, wenn sie aus dem Brustgewebe abwandern. Die Lymphknoten dienen als so genannte Filterstation und fangen zunächst Krankheitserreger und Tumorzellen in der Lymphe ab.

Von Tumorzellen zum Brustkrebs

Bei Tumorzellen handelt es sich um entartete Zellen, das heißt Zellen, die sich zum Beispiel anders teilen, schneller wachsen und oft bizarre Formen haben. Diese Tumorzellen entwickeln dann so genannte Zellverbände, also Tumoren, die gutartig oder bösartig sein können. Bei der Entstehung von Brustkrebs breiten sich die Tumorzellen zunächst in den Milchgängen und Drüsenläppchen aus und wuchern in unterschiedlicher Größe zu bösartigen Zellverbänden, dem so genannten Karzinom. Irgendwann werden die Zellverbände aufgrund ihres raschen und unkontrollierten Wachstums so groß, dass sie die Zellmembran durchbrechen und das umliegende Brustgewebe zerstören.

Danach brechen sie in die Lymphbahnen ein und können schnell bis in die Blutgefäße eindringen.

Wenn Brustkrebs nicht rechtzeitig erkannt und behandelt wird, gelangen diese Zellen in Blut- oder Lymphgefäße, werden im Körper verteilt und können dann in den verschiedensten Organen Tochtergeschwülste (Metastasen) bilden. Durch diese Prozesse wird die ursprüngliche Erkrankung des einen Organs Brust zu einer Erkrankung des gesamten Körpers. So kann sie irgendwann zu Komplikationen in den nach und nach befallenen Organen oder durch allgemeine Auszehrung zum Tod führen.

Jede Krebserkrankung muss jedoch als individueller Fall angesehen werden. Selbst bei einem einzelnen betroffenen Organ gibt es Unterschiede zwischen Krebs und Krebs. Jede bösartige Geschwulst besitzt so ihre ganz speziellen Eigenschaften. Diese Unterschiede kann man heute durch die mikroskopische sowie durch eine Vielzahl von biochemischen Untersuchungen des Tumorgewebes feststellen. Die Untersuchungen erfolgen an dem durch eine Operation entfernten Gewebe. Ihre Ergebnisse sind die Basis für die eigens auf die Patientin abgestimmte Behandlung.

Eine Operation ist immer dann notwendig, wenn der Tumor ohne Schwierigkeiten lokal entfernt werden kann. Die Bestrahlung kommt zum Einsatz, wenn nicht sicher ist, ob vereinzelte Krebszellen im Operationsbereich zurückgeblieben sind, wenn keine Operation möglich ist oder wenn verhindert werden soll, dass in einem umschriebenen Gebiet bösartige Zellen neu auftreten. Eine Chemotherapie verordnet der Arzt, wenn er annimmt, dass sich Krebszellen bereits im Organismus ausgebreitet haben und medikamentös vernichtet werden können, manchmal aber auch vor einer Operation, um den Eingriff zu verringern und mögliche Mikrometastasen frühzeitig zu vernichten.

Risikogruppen und -faktoren

Es gibt ein erhöhtes Krankheitsrisiko für a) Frauen, in deren engerem Verwandtenkreis jemand an Brustkrebs erkrankt war oder ist, b) Frauen, die nicht geboren haben bzw. bei der ersten Geburt über 30 Jahre alt waren, c) Frauen mit deutlichem Übergewicht und d) Frauen, die bestimmte Formen einer gutartigen Brusterkrankung hatten. Dies bedeutet natürlich keineswegs, dass jede Frau, auf die ein oder mehrere Risiken zutreffen, zwangsläufig an Brustkrebs erkranken muss. Solchermaßen betroffene Frauen sollten aber die Möglichkeiten der Früherkennung besonders gründlich nutzen. Außerdem empfiehlt sich vorbeugend grundsätzlich eine gesunde Lebensweise, die sich positiv auf das Immunsystem auswirkt.

Veränderte Zellen können im Allgemeinen problemlos durch unser Immunsystem kontrolliert und beseitigt werden. Irgendwann aber kann es passieren, dass diese Kontrolle durch eine vorübergehende Beeinträchtigung unserer körpereigenen Abwehrsysteme nicht funktioniert oder durch einen sehr massiven Reiz auf bestimmte Körpergewebe dort zu viele solcher Zellen entstehen. Dann ist unser Immunsystem überfordert. Diese besonderen Reize, die eine Veränderung von Körperzellen bewirken können, nennt man Kanzerogene, zu denen radioaktive oder ultraviolette Strahlen, verschiedene chemische Substanzen, Naturstoffe und Tabak sowie Virusinfektionen zählen. So sind grundsätzlich Raucherinnen stärker gefährdet, ebenso Frauen, die oft Alkohol trinken oder sich schlecht ernähren (zu viel Fett, zu wenig Obst und Gemüse).

Aber auch das seelische Gleichgewicht spielt eine große Rolle. Zufriedenheit stärkt die körpereigenen Abwehrkräfte. So sollte man darauf achten, dass die eigenen Bedürfnisse und Wünsche nicht zu kurz kommen.

Bestimmte negative Einflüsse bewirken im Allgemeinen jedoch erst dann eine Krebsentstehung, wenn auch eine gewisse genetische Veranlagung oder Bereitschaft hinzukommt.

DocTipp

Fitness-Training für die Brust:
- **Gymnastik mit Hanteln stärkt die Brustmuskeln und festigt das Gewebe (größer macht sie den Busen allerdings nicht). Stemmen Sie die Hanteln morgens je zehnmal nach vorn, nach oben und zur Seite.**

Gutartige und bösartige Knoten

Die meisten Knoten der Milchgänge und des Bindegewebes in der Brust sind gutartig. Als so genannte gutartige Knoten bezeichnet man zum Beispiel Verhärtungen des Fettgewebes, Zysten (sack- oder blasenartige, mit Flüssigkeit gefüllte Hohlräume), Pseudozysten (von Bindegewebe umgebene Knoten), Fibroadenome (gutartige Geschwülste aus Drüsen- und Bindegewebe) oder die Knoten einer Mastopa-thie (zystische Veränderungen und Bindegewebswucherungen).

Auch Mikroverkalkungen können gutartige Knoten sein. Die Brustzellen besitzen die Fähigkeit zur aktiven Kalksekretion. Im Rahmen des Zellwechsels können dann Kalkpartikel die Zellmembran sprengen und sich in den Milchgängen anhäufen. Bei den meisten Frauen kommt es zwischen dem 40. und 50. Lebensjahr zu gutartigen Knotenbildungen. Die Frauen bemerken oft ein Anschwellen beider Brüste, die Brüste schmerzen rund eine Woche vor der Periode bei dominierendem Östrogen- und niedrigem Gestagenspiegel. Die Knoten fühlen sich höckerig an und sind gut verschiebbar. Meist sind sie kirschkern- bis haselnussgroß.

Bei gutartigen Zellveränderungen erfolgt zunächst einmal eine Gewebeentnahme, die Aufschluss über die Gewebeveränderungen gibt. Ob gutartige Tumoren operiert werden, hängt von der Entscheidung des Arztes und des Patienten ab. Diese Tumoren können, wenn auch nur in den seltensten Fällen, bösartig werden.

Bösartige Geschwülste oder Tumoren wachsen oft von einer bestimmten Stelle der Brust aus. Die Ärzte teilen die weibliche Brust in vier Quadranten (Viertelkreise) ein. In den meisten Fällen geht die Tumorerkrankung vom oberen äußeren Viertelkreis aus. Unabhängig davon, in welchem Quadranten der Tumor entsteht, erhält er seine diagnostische Bezeichnung danach, ob er in den Milchgängen oder Drüsenläppchen angesiedelt ist und ob er noch lokal wächst oder die Basalmembran (eine Wandschicht der Gänge) bereits durchbrochen hat.

Beurteilungskriterien

Das jeweilige Tumorstadium ist ganz entscheidend für die spätere Therapie. Bei der Feststellung des Tumorstadiums werden die Größe des Primärknotens in der Brust, der Grad der Betroffenheit regionärer Lymphknoten und das Vorhandensein von Tochtergeschwülsten berücksichtigt.

Bis zu einem Durchmesser von zwei Zentimetern werden die Tumoren als kleine Karzinome bezeichnet. Bei einem Durchmesser von einem halben Zentimeter spricht man auch von einem Minimalkarzinom. Bei einem Minimalkarzinom ist meistens eine Bildung von Tochtergeschwülsten auszuschließen. Grundsätzlich gilt, dass eine Metastasierung umso wahrscheinlicher ist, je größer der Knoten ist. Die Chance auf Heilung, also die Prognose, wird schlechter, wenn der Tumor groß ist bzw. bereits Metastasen gebildet hat.

Prophylaxe durch Medikamente?

Viele Tumoren der Brust wachsen hormonabhängig: Auf der Oberfläche ihrer Zellen sitzen Hormonbildungsstellen, so genannte Rezeptoren. Bindet daran das weibliche Geschlechtshormon Östrogen, erhält die Zelle ein Wachstumssignal. Antiöstrogene können das Tumorwachstum stoppen, da sie sich ebenfalls an den Rezeptor binden, dadurch die Kopplungsstelle besetzen und die Aussendung eines Wachstumssignals verhindern.

Das bekannteste Antiöstrogen ist »Tamoxifen«. Dieser Wirkstoff hat sich vor allem bei der Therapie fortgeschrittener Brusttumoren bewährt. Nun wird erforscht, ob das Krebsmittel auch prophylaktisch eingesetzt werden kann.

Bei 70 Prozent aller Brustkrebs-Operationen bleibt die Brust erhalten. Man füllt die entstandenen Lücken mit körpereigenem Gewebe auf oder setzt ein Implantat ein. Wenn eine kleine Brust jedoch einen großen Tumor hat, kann man sie meist nicht erhalten.

Nach einer Operation ist meist eine Bestrahlung erforderlich, manchmal eine Chemotherapie oder beides. Bei älteren Frauen werden auch Gegenhormone eingesetzt, um ein erneutes Krebswachstum zu vermeiden.

Oft stellt sich für Frauen nach einer Brustoperation die Frage, ob denn jetzt die Gefahr besteht, dass auch in der anderen Brust Krebs auftritt. Das kommt statistisch gesehen bei etwa jeder achten Frau mit Brustkrebs vor. Die Patientinnen müssen sich also besonders gut beobachten und regelmäßig zur Nachkontrolle gehen, um eine neue Geschwulst möglichst frühzeitig zu erkennen. Auf keinen Fall ist diese Tatsache aber ein Grund, auch die verbliebene, gesunde Brust prophylaktisch entfernen zu lassen.

Brustkrebsvorbeugung

Gesicherte Erkenntnisse über vorbeugende Maßnahmen, die vor Brustkrebs schützen, gibt es derzeit noch nicht. Die größte Chance liegt in der Früherkennung, die es möglich macht, das Wachstum eines Karzinoms im Anfangsstadium zu verlangsamen oder gar zu stoppen. In der möglichst frühen Erkennung liegt die größte Chance einer Heilung, und Heilung ist bei Brustkrebs grundsätzlich möglich.

Das bedeutet eine ärztliche Tastuntersuchung der Brüste alle sechs Monate, zumindest aber einmal jährlich, optimalerweise ergänzt durch eine Ultraschalluntersuchung beider Brüste. Ab dem dreißigsten Lebensjahr sind jährliche Röntgenuntersuchungen der Brust (Mammographie) eine sinnvolle Ergänzung. Bei besonderen Problemen, zum Beispiel sehr dichtem und daher in der Mammographie schwer beurteilbarem Drüsengewebe, sollte auch die Kernspintomographie eingesetzt werden. Diese Methode arbeitet nicht mit Röntgenstrahlen, sondern mit magnetischen Feldern und liefert in besonderen Grenzfällen wichtige Zusatzinformationen bei der Beurteilung von Gewebsveränderungen der Brust.

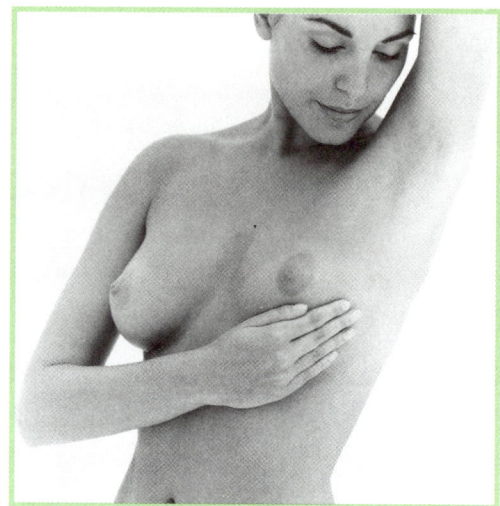

Einmal im Monat sollte eine Frau ihre Brust abtasten

DocTipp

Selbstuntersuchung der Brust:
Tasten Sie ihre Brust alle vier Wochen selbst ab. Am besten mit beiden Händen, unter der Dusche, nach dem Einseifen. Da ist der Hautkontakt besonders intensiv. Tasten Sie auch Ihre Achselhöhlen ab. Wenn Sie glauben, einen Knoten entdeckt zu haben, gehen Sie sofort zum Arzt. Er veranlasst dann die weiteren Untersuchungen. Der beste Zeitpunkt für die Selbstuntersuchung der Brust liegt bei Frauen, die ihre Regel noch haben, direkt nach der abgelaufenen Blutung. Durch die

hormonelle Situation ist das Gewebe dann optimal aufgelockert und ein Knoten am besten zu ertasten.
Der erste Schritt bei der Selbstuntersuchung ist die Betrachtung beider Brüste vor dem Spiegel. Es folgt das Abtasten der Brüste, wobei mit der rechten Hand die linke Brust und mit der linken Hand die rechte Brust abgetastet wird. Es sollte am besten jeweils ein Viertel der Brust im Uhrzeigersinn untersucht werden. Jede Auffälligkeit sollten Sie Ihrem Frauenarzt mitteilen.

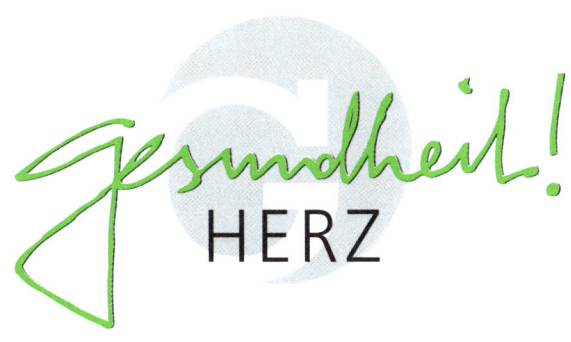

HERZ

Pumpen ohne Pause

Das Herz ist für den Bluttransport durch den Körper verantwortlich. Es ist ungefähr so groß wie die Faust seines Besitzers und wiegt etwa 280 bis 350 Gramm. Diese zentrale »Saug- und Druckpumpe« ist Anfang und Ende des Blutumlaufes und versorgt über ein 100 000 Kilometer langes Gefäßnetz, das so genannte Kapillarnetz, sämtliche Organe des Körpers mit Blut. Die Kapillaren sind dünnwandige, feine Blutgefäße. Sie sind zwischen Arterien und Venen geschaltet und verbinden diese. Sie dienen dem Stoffaustausch zwischen Blut und Gewebe.

Das Blut dient der Versorgung des Gewebes mit Sauerstoff, Nährstoffen, dem Abstransport von Kohlendioxid und Stoffwechselprodukten sowie der Verteilung von Hormonen. Auch das Herz muss zu seiner eigenen Tätigkeit mit Blut und Sauerstoff versorgt werden.

Das Leistungsvolumen des Herzens

Normalerweise schlägt unser Herz ungefähr 70-mal pro Minute. Die Herzfrequenz stimmt beim Gesunden mit der Pulszahl überein und ist abhängig vom Lebensalter, vom Trainingszustand des Körpers und von der allgemeinen Konstitution.

Das Herz ist ein Hohlmuskel. Mit jedem Herzschlag pumpt er circa 70 Milliliter Blut in den Körper- und Lungenkreislauf. Bei etwa 70 Herzaktionen pro Minute macht das 5 Liter, in einer Stunde und bei 4200 Herzschlägen macht das 300 Liter. An einem Tag werden bei rund 100 800 Aktionen 7200 Liter Blut umgewälzt, das entspricht dem Inhalt 15 voller Badewannen!

Aufbau des Herzens

Das Herz besteht aus einem rechten und einem linken Vorhof sowie einer rechten und einer linken Herzkammer. Durch eine dicke Scheidewand sind die rechte und die linke Herzkammer und der rechte und der linke Vor-

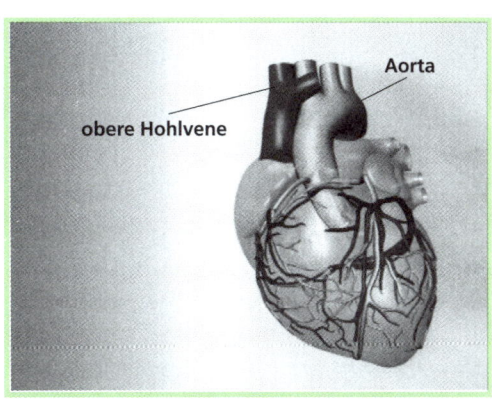

Herz mit Herzkranzgefäßen

hof voneinander getrennt, sodass kein Blut übertreten kann. Aber auch Vorhöfe und Kammern sind voneinander getrennt und nur über Herzklappen, die wie Einwegventile funktionieren, miteinander verbunden.

Unser Herz wird im Wesentlichen von der rechten und der linken Koronararterie versorgt. Die Koronararterien oder Herzkranzgefäße spielen eine Schlüsselrolle bei der Leistungsfähigkeit des Herzens. Die Kranzgefäße legen sich nämlich wie ein Kranz um den Herzmuskel, um jede noch so entlegene Herzgegend unmittelbar versorgen zu können.

Herzinfarkt

Die Symptome des Herzinfarktes sind vielfältig. Das häufigste Anzeichen ist ein ungutes, beklemmendes Gefühl in der Brustmitte. Es äußert sich nicht in Form eines scharfen, stechenden Schmerzes, sondern eher als Druck, Beklemmung oder dumpfes Ziehen. Der Schmerz kann episodenartig auftreten und rasch verschwinden, um dann plötzlich wiederzukommen und intensiver zu werden. Er kann sich von der Brustmitte in beide Seiten hinziehen und auf Ober- und Unterarme ausstrahlen. Er kann auch nur einen Arm betreffen, wobei dies meistens der linke ist, auch die linke Schulter. Es gibt aber immer wieder Fälle von tödlichen Herzinfarkten, die klinisch überhaupt keine Symptome lieferten oder maskiert verliefen.

Ursachen

Die direkte Ursache des Herzinfarktes ist der akute Verschluss eines der Herzkranzgefäße (Koronararterien), die den Herzmuskel mit Blut versorgen. Verursacht wird dieser Verschluss letztlich durch eine vorangegangene, langsam zunehmende Verkalkung. Diese Verkalkung besteht aus einer Mischung aus Kalzium, Cholesterin sowie verdickten Wänden der Koronararterien. Hierbei pfropft sich im akuten Fall ein Blutgerinnsel auf die verengte Ader und verschließt diese plötzlich ganz. Es kommt zum Stopp des Blutflusses. Durch die dabei auftretenden Herzrhythmusstörungen ist der geordnete Ablauf der Pumpfunktion gestört. So kommt es zu schweren bis tödlichen Beeinträchtigungen der Herztätigkeit.

Der Herzmuskel kann durch nicht mehr »aktives« Gewebe so stark geschwächt worden sein, dass für die Funktion des Gehirns oder der Organe sowie des Herzens nicht mehr genug Blut befördert werden kann. Dabei wird das Herzmuskelgewebe geschädigt. Die Zellen sterben ab und ein Infarkt tritt ein. Je nach Größe und Sitz des Blutgerinnsels kommt es dabei zu einem kleineren oder größeren Infarkt.

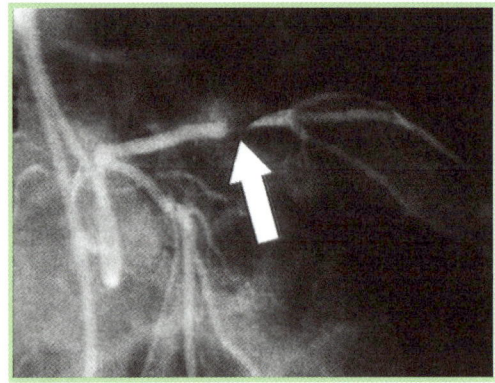

Verschluss einer Arterie bei Herzinfarkt

Viele »Wege« führen letztlich zum Herzinfarkt: Zum einen gibt es eine erblich bedingte Veranlagung. In wessen Familie Eltern oder Großeltern herzkrank waren oder an einem Infarkt gestorben sind, der ist gefährdet und sollte besonders auf eine gesunde Lebensweise achten. Weitere Ursachen können sein: Rauchen, hoher Blutdruck, zu viel Essen, zu wenig Sport. Auch Stress kann durch die Ausschüttung des Stresshormons Adrenalin zu einer Gefäßverengung und somit zum Infarkt führen. Besonders gefährdet sind Raucherinnen, die die Pille nehmen, da diese die Neigung zu Thrombosen fördert, wodurch auch Herzkranzgefäße verschlossen werden können.

Therapie

Bei einem Infarkt muss umgehend ein Arzt oder Notdienst gerufen werden, jede Minute zählt! Beim Kampf gegen den Herzinfarkt sind die Chancen umso größer, je schneller der Patient in die Klinik kommt. Der gerufene Arzt gibt meist vor Ort zuerst ein Schmerzmittel und, falls der Patient sehr unruhig und ängstlich ist, zusätzlich ein Beruhigungsmittel. Der Patient wird dann sofort zur Intensivüberwachung in ein Krankenhaus gebracht, hier wird die Soforttherapie fortgesetzt, die aus Beruhigung, Schmerzmitteln und Sauerstofftherapie besteht, ebenso werden die wichtigen diagnostischen Schritte durchgeführt.

Hausmittel gegen Herzinfarkt

Hausmittel erleben heute im Zuge der allgemeinen Hinwendung zu Naturheilverfahren eine Renaissance. Auch zur Vorbeugung von Herzinfarkt gibt es Hausmittel:

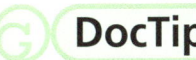
DocTipp

Damit es gar nicht erst zu einem Herzinfarkt kommt, sollten Sie vor allem zwei Dinge beachten:

- *Nicht rauchen! Bei Rauchern ist das Risiko doppelt so hoch, einen Herzinfarkt zu erleiden, wie bei Nichtrauchern. Nikotin ist Gift für die Gefäße. Wer das Rauchen aufgibt, wird auch belohnt: Nach dem Rauchstopp sinkt das Risiko wieder auf Nichtraucherniveau.*
- *Übergewicht ist ebenso wie mangelnde Bewegung – zwei Faktoren, die eng miteinander verknüpft sind – ein blutdrucksteigernder Faktor. Regelmäßiges Ausdauertraining kann Ruheblutdruckwerte geringer ausfallen lassen und Belastungsblutdruckwerte deutlich absenken.*

Rotwein, Weißwein

Wein schützt vorbeugend gegen Herzinfarkt. Wer jeden Tag ein oder zwei Gläser Wein zum Essen trinkt, kann sein Herzinfarkt-Risiko langfristig um bis zu 50 Prozent reduzieren. Dies bestätigt eine Expertenrunde des Herzzentrums Berlin. Der Leiter des Herzzentrums sagte, es sei wissenschaftlich anerkannt, dass regelmäßiger Weinkonsum die Lebenserwartung erhöhe. Die Aufnahme von täglich 20 bis 30 Gramm des im Wein enthaltenen Alkohols ist die ideale Menge zur Gesundheitsvorbeugung – das sind ein bis zwei 0,2-Liter-Gläser. Für Frauen sind in der Regel insgesamt 0,3 Liter ideal, für Männer etwa 0,4 Liter, immerhin etwa eine halbe 0,7-Liter-Flasche.

Spätestens beim Überschreiten einer Tagesdosis von 80 Gramm – einer Flasche Wein – stellen sich allerdings Schäden ein. Überhöhter Weinkonsum kann zu einer Schädigung der Herzmuskulatur führen. Übrigens: Nur Wein und Sekt eignen sich zur gesundheitlichen Vorbeugung, nicht aber andere alkoholische Getränke wie Bier oder Schnaps. Die Stoffe, die den Wein zur Herzmedizin machen, sind Alkohol und verschiedene Phenole (Pflanzenstoffe), wie sie besonders im Rotwein, aber auch im Weißwein vorkommen. Sie verhindern schädigende Sauerstoffreaktionen im Körper. Diese Reaktionen werden unter anderem für die Erkrankungen der Herzgefäße mit verantwortlich gemacht. Alkohol verbessert zum Beispiel die Cholesterinwerte im Blut und reduziert die Thrombose-Neigung durch Hemmung der Verklumpung der Blutplättchen.

Ginkgo

Ginkgo biloba ist einer der wenigen Bäume mit Heilpflanzencharakter. Die Darreichungen sind jedoch sehr unterschiedlich, denn je nach Herstellungsverfahren und Zusammensetzung verändern sich Wirk- und Begleitstoffe.

Die Extrakte von Ginkgo wirken auf den Zellstoffwechsel, die arteriellen Blutgefäße, und auf die Fließfähigkeit des Blutes. Bei peripheren arteriellen Verschlusskrankheiten, die vor allem die Beine betreffen, sind mit Ginkgo-Extrakten deutliche Verbesserungen erzielt worden. Die Patienten konnten nach einer Behandlung mit entsprechenden Spezialextrakten wieder eine längere Wegstrecke zurücklegen. Insbesondere auch die Hirnleistung, die Durchblutung und Sauerstoffzufuhr werden durch Ginkgo verbessert. Ein positiver Effekt tritt auch bei Kopfschmerzen, Schwindel, Ohrensausen sowie Gedächtnisstörungen auf.

Weißdorn

Weißdorn gehört zu der Gattung der Rosengewächse. Weißdorn ist ein Strauch oder ein kleiner Baum mit bedornten Zweigen und weißen Blüten. Medizinisch relevant sind die Blätter oder Früchte (Mehlbeeren). Weißdorn bewirkt eine bessere Durchblutung des Herzmuskels. Dadurch erhält das Herz mehr Sauerstoff und kann effektiver arbeiten; die Herzkraft wird gesteigert.

Neuere Untersuchungen zeigen, dass Weißdornzubereitungen auch eine direkte herzstärkende Wirkung haben.

Die Einnahme ist unbedenklich und nebenwirkungsfrei – solange man sich an die verordnete Dosis hält. Sinnvoll ist eine kurmäßige Anwendung. Denn Weißdornpräparate eignen sich nicht bei akuten Störungen. Sie können in erster Linie vorbeugen und die Weiterentwicklung eines Schadens verlangsamen.

Knoblauch

Seit jeher werden der »stinkenden Knolle«, die zur Familie der Liliengewächse gehört, wundersame Heilkräfte zugeschrieben. Knoblauch dient der Senkung erhöhter Blutfettwerte, Verbesserung der Fließfähigkeit des Blutes, die Blutplättchen neigen weniger stark zur Verklumpung, Eindämmung von Krankheitserregern, Verbesserung des allgemeinen Wohlbefindens. Geben Sie ruhig regelmäßig Knoblauch in Ihr Essen, um sich vor einem Herzinfarkt zu schützen. Wer besonders geruchsempfindlich ist, kann Knoblauchdragees nehmen. Diese sollten aber möglichst am Abend eingenommen werde. Das körpereigene Enzym zur Cholesterinreduktion wirkt in der Nacht am stärksten.

Herzschwäche

Unter Herzschwäche, auch als Herzleistungsschwäche oder Herzinsuffizienz bezeichnet, versteht man eine ungenügende Funktion des Herzens, die unterschiedlich stark ausgeprägt sein kann. Schon erste Anzeichen nachlassender Leistungsfähigkeit des Herzens sollten Anlass genug sein, einen Arzt aufzusuchen. Nur er kann Ursachen abklären und eine Behandlung beginnen.

Manifestation der Herzschwäche

Durch eine Herzschwäche kann das Herz den Organismus nicht mehr seinen Anforderungen gemäß mit Blut versorgen. Da die Muskulatur des Herzens nicht optimal arbeitet, ist das Herz nicht mehr in der Lage, seinen eigentlichen Funktionen ausreichend nachzukommen. Es entsteht ein Missverhältnis zwischen der geförderten Menge Blut und dem Bedarf in verschiedenen Körperregionen.

Bei der Globalinsuffizienz sind beide Herzkammern betroffen, bei der Links- bzw. Rechtsherzinsuffizienz überwiegt die Insuffizienz der jeweiligen Herzkammer. Bei beginnender Insuffizienz versucht der Organismus die verminderte Leistung durch Anpassung der Herzgröße an die veränderte Druck- und Volumenbelastung zu kompensieren. Langfristig verstärkt dies die Insuffizienz.

Herzinsuffizienz ist eine sehr ernst zu nehmende Krankheit, die deutlich lebensverkürzend wirkt. Heutzutage sehen es die Mediziner als immer wichtiger an, Herzschwäche schon im Anfangsstadium zu bekämpfen, denn nur so kann man verhindern, dass sie sich verschlechtert und auf Dauer manifestiert. Wird das Herz einmal schwächer und schwächer, ist diese Entwicklung nicht mehr rückgängig zu machen.

Schweregrade

Die Schweregrade der Herzschwäche werden in vier unterschiedliche Stadien eingeteilt:
Stadium 1: Es besteht noch keine Einschränkung der körperlichen Leistungsfähigkeit.
Stadium 2: Bei stärkerer Belastung ist die Leistungsfähigkeit des Patienten eingeschränkt.
Stadium 3: Bereits bei normaler körperlicher Belastung ist die Leistungsfähigkeit reduziert. Im Ruhezustand bestehen jedoch keine Beschwerden.
Stadium 4: Auch im Ruhezustand kommt es zu Beschwerden. Eine körperliche Belastung ist nicht möglich – meist ist Bettruhe erforderlich.

Herzinsuffizienz der Schwere 3 und 4 bedarf einer speziellen Behandlung. Pflanzliche Arzneimittel (Phytopharmaka) erbringen hier nicht die erforderliche Wirkung, was nicht für die Stadien 1 und 2 gilt. Mehr und mehr wird speziell Weißdorn inzwischen aber auch ergänzend im Stadium 3 eingesetzt.

Beschwerden und Folgen

Das Beschwerdebild der Herzschwäche ist stark abhängig vom Schweregrad, vom Stadium der Erkrankung. Liegt eine gering ausgeprägte Leistungsschwäche des Herzens vor, so macht sich diese möglicherweise erst unter starker Belastung, zum Beispiel beim Sport, durch Herzklopfen oder auch Atemnot bemerkbar. Eventuell spürt man aber auch schon eine Einschränkung der allgemeinen Leistungsbedingungen und Leistungsfähigkeiten und gerät schon bei normalen Belastungen wie Treppensteigen außer Atem. Dabei verspürt man Herzklopfen und leidet unter schneller Ermüdung. All diese Beschwerden deuten auf eine sich ausbildende Herzschwäche hin.

Es kann zu starkem Nachlassen der körperlichen und geistigen Leistungsfähigkeit kommen und zu Blutstau in den Lungen- und Körpervenen. Das Wasser aus dem Blut tritt ins Gewebe über, Lungenödeme und Beinödeme sind die Folge. Ferner kann es zu einer Blaufärbung der Lippen, Kurzatmigkeit und dem Verschluss von Blutgefäßen kommen.

Risikofaktoren

An erster Stelle der Risikofaktoren, die zu Herzschwäche führen können, steht der Bluthochdruck. Weitere Risikofaktoren sind Arteriosklerose, ein hoher Cholesterinspiegel, ebenso Rauchen, falsche Ernährung und Bewegungsmangel. Dies alles kann letztlich auch zum Herzinfarkt führen.

Behandlung

Von entscheidender Bedeutung ist die Behandlung des Grundleidens, das heißt, die Beseitigung der Ursachen (zum Beispiel Bluthochdruck). Liegt ein Herzklappenfehler oder eine Krankheit der Herzkranzgefäße vor, so kann unter Umständen – neben einer medikamentösen Therapie – auch an eine operative Maßnahme gedacht werden. Im Falle von Herzrhythmusstörungen hängt die Therapie von der Art der Störungen ab. Ein Herzschrittmacher kann in bestimmten Fällen Abhilfe schaffen.

Häufig findet eine Kombinationstherapie mit verschiedenen Medikamenten Anwendung. Der Patient muss sich auf einen umfassenden Therapieplan einstellen. Dabei sollte er nicht willkürlich auf das eine oder andere Medikament verzichten, denn die Wirksamkeit der Arzneimittel liegt in ihrer Kombination. Neben der Behandlung der ursächlichen Erkrankung gilt das Hauptaugenmerk der Stärkung des Herzmuskels und der Regulierung des Blutkreislaufs. Hierbei spielen auch pflanzliche Arzneimittel wie Weißdorn eine immer bedeutendere Rolle.

Künstliches Herz

Herz-Kreislauf-Erkrankungen zählen zu den häufigsten Todesursachen in den modernen Industriestaaten. Sie führen in ihrer Endphase oft zu zunehmender Herzinsuffizienz, das heißt, das Herz kann nicht mehr genügend Blut in den Körper pumpen. Eine ausreichende Therapiemöglichkeit gibt es dafür nicht. Die einzige Überlebenschance für solche Patienten ist häufig eine Herztransplantation. Allerdings gibt es nur halb so viele Spenderorgane wie nötig. Für die Patienten bedeutet das Warten – Warten auf ein neues Herz und Hoffen aufs Überleben. Viele Menschen sterben in dieser

Wartezeit. Eine Zunahme an Spenderherzaufkommen ist nicht zu erwarten.

Große Hoffnungen richten sich daher auf ein künstliches Herz, ein Herz, das entweder statt eines Spenderherzens eingesetzt wird oder die Wartezeit auf ein solches überbrückt und so verhindert, dass durch die mangelnde Pumpleistung des Herzens andere Organe Schaden nehmen. Denn in vielen Fällen ist anfangs das Herz nur allein betroffen, bei einem im Übrigen oft guten Gesundheitszustand des Patienten.

Die Idee, ein solches künstliches Herz zu schaffen, ist schon sehr alt, viel älter als die Idee, das Herz eines Verstorbenen zu transplantieren. Bereits 1812 diskutierte man die Frage, ob man nicht mit einem künstlichen Herzen das Leben auf unbegrenzte Zeit verlängern könnte. Seitdem wurde kontinuierlich weiter an der Entwicklung eines künstlichen Herzens gearbeitet.

Herzunterstützungssysteme (VADs)

Im Mittelpunkt dieser Entwicklung stehen dabei die Herzunterstützungssysteme, die die Pumpfunktion des Herzens übernehmen oder es darin unterstützen. Der internationale Fachausdruck für diese Systeme ist VAD = Ventricular Assist Device. Spricht man heutzutage vom »Kunstherzen«, sind in der Regel solche Herzunterstützungssysteme gemeint. Das organische Herz des Patienten kann dadurch erhalten bleiben, bis es durch die Transplantation eines Spenderherzens ersetzt wird. Unter Umständen kann es sich durch die Entlastung sogar so weit erholen, dass das Kunstherz wieder entfernt werden kann.

Die modernen Pump- und Antriebssysteme sind so ausgerichtet, dass sie sich automatisch der jeweiligen Kreislaufsituation des Patienten anpassen und bei spontaner Veränderung des Blutdrucks ein konstantes Pumpvolumen gewährleisten.

Seit ungefähr 12 Jahren ist der Einsatz solcher Herzunterstützungssysteme etabliert. Die längste Zeit, die ein Patient mit einem solchen Kunstherzen (über-)lebte, waren 2 Jahre und 63 Tage. Danach konnte ihm das Kunstherz entfernt werden, sein organisches Herz hatte sich so weit erholt, dass es keine Unterstützung mehr brauchte.

Die Elemente eines Kunstherzens

Um die Arbeit des Herzens unterstützen oder gar ersetzen zu können, muss ein Kunstherz ähnlich wie das organische aufgebaut sein. Entsprechend diesem Aufbau des Herzens muss ein Kunstherz also aus 2 Pumpen bestehen, die die gleiche Pumpleistung wie das Herz (5 Liter pro Minute) aufbringen, um so die Funktion der Herzkammern ersetzen zu können. Um pumpen zu können, müssen die Pumpen angetrieben werden, so wie der Herzmuskel die Herzkammern zusammenpresst. Diese Antriebe wiederum können nur arbeiten, wenn sie mit Energie versorgt werden, ähnlich dem Stoffwechsel im Herzmuskel. Darüber hinaus sind Anschlusselemente erforderlich (unter anderem Kanülen), um die künstlichen Blutpumpen mit dem Gefäßsystem zu verbinden.

Ein wesentliches Problem der Kunstherzen besteht darin, dass sich dort, wo das Blut mit den Plastikteilen des Kunstherzens in Berührung kommt, sehr leicht Gerinnsel bilden, die wiederum zu Thrombosen führen können. Daher ist die Entwicklung von neuartigen Beschichtungen und Materialien, die diese Thrombosebildung so weit wie möglich verhindern, von wesentlicher Bedeutung in der Kunstherzentwicklung.

Das Hauptproblem ist jedoch die Größe eines Kunstherzens. Es sollte so klein sein, dass es möglichst vollständig in den Körper eines Menschen implantierbar ist. Das ist bisher noch nicht ausreichend gelungen. Denn bei den bisherigen Systemen sind die einzelnen Elemente so groß und schwer, dass sie entweder gar nicht oder nicht vollständig in den Körper eines Menschen implantiert werden können. Neue Pumpen- und Antriebstechniken bieten Lösungen in dieser Richtung an. Die Energieversorgung erfolgt aber selbst bei diesen kleinsten Systemen immer von außerhalb, mit Leitungen, die von Akkus durch die Haut in den Körper zur Pumpe geleitet werden. Die Akkus selbst werden dann in einer Art Rucksacksystem am Körper getragen.

Ein großes Problem stellen auch Infektionen an den Austrittsstellen der Kanülen oder Versorgungsleitungen dar. Vor allem im Langzeitverlauf kommt es immer wieder zum Auftreten von Wundinfektionen, und je mobiler die Patienten werden, umso stärker werden die Pumpenaustrittskabel mechanisch irritiert. Im Zusammenhang mit solchen Infektionen kommt es auch leichter zu Thrombosen, wodurch wiederum die Gefahr von Embolien wächst. Die Verringerung und Verkleinerung der Versorgungskabel bei den neuen, kleinen und implantierbaren Systemen reduzieren dieses Risiko.

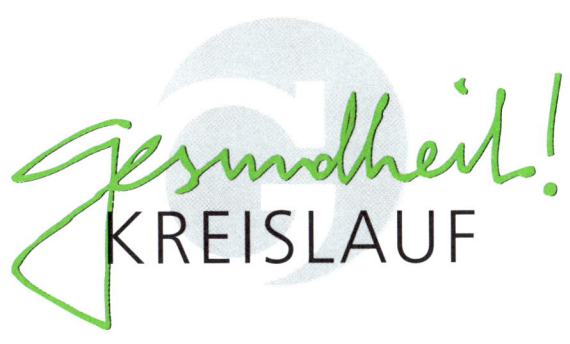

Gesundheit! KREISLAUF

Pipeline fürs Blut

Die Hauptaufgabe des Kreislaufsystems besteht darin, Transportaufgaben für verschiedene Stoffe zu übernehmen. Diese sind vor allem die Atemgase, Sauerstoff und Kohlendioxid, ebenso die Nährstoffe, Zucker, Fette und Eiweiß sowie die Hormone des Körpers. Der Kreislauf wird in zwei Untereinheiten geteilt:

Lungen- und Körperkreislauf

Im Lungenkreislauf wird das vom Körper zurückfließende sauerstoffarme Blut aus der rechten Herzkammer in die beiden Lungenflügel geführt. Dort gibt das Blut das für uns giftige Kohlendioxid an die auszuatmende Luft ab und nimmt aus der eingeatmeten Luft den Sauerstoff auf. Dieses sauerstoffreiche Blut gelangt dann in die linke Herzhälfte.

Im Körperkreislauf wird nun aus der linken Herzhälfte, ausgehend von der linken Herzkammer, das sauerstoffreiche Blut über die Hauptschlagader, die Aorta, in die großen abführenden Arterien gepumpt. Diese verzweigen sich in immer kleinere und engere Gefäße, die dann letztlich unsere Organe und Muskeln mit Sauerstoff und Nährstoffen versorgen. Bei der Arbeit der Organe und Muskeln wird Kohlendioxid produziert, das dann vom Blut aufgenommen wird. Das Blut transportiert nun dieses Kohlendioxid zur rechten Herzhälfte. Damit ist der Kreislauf geschlossen.

Bluthochdruck

Bluthochdruck, auch arterielle Hypertonie genannt, ist die Zivilisationskrankheit Nummer eins in der westlichen Welt. Wegen der fehlenden Beschwerden wissen jedoch nur etwa drei Viertel der Betroffenen von ihrer Erkrankung. Und auch ihnen fehlt oft die Einsicht in die Gefährlichkeit ihrer Erkrankung, da sie sich subjektiv meistens sehr wohl fühlen. Die Folgen erhöhten Blutdrucks sind jedoch fatal: Er schädigt Herz und Gefäße und fördert die Arteriosklerose. Das Risiko, einen Schlaganfall zu bekommen, erhöht sich um das Siebenfache.

Unter Blutdruck versteht man den Druck, den das Blut auf die Wände der Arterien ausübt. In der Kontraktionsphase des Herzens entsteht der obere Wert (systolischer Wert), bei der Erschlaffung der Herzkammern sinkt der Druck im Schlagadersystem, und es kann der untere Wert gemessen werden (diastolischer Wert). Die Druckschwankungen sind am Puls fühlbar. Bluthochdruck hat ab dem 50. Lebensjahr etwa jeder vierte Mann und fast jede vierte Frau.

Wann spricht man von Bluthochdruck?

Von Bluthochdruck wird gesprochen, wenn die Werte bei wiederholten Messungen systolisch oder diastolisch über den Normwerten sind (systolischer Wert zwischen 110 und 140, diastolischer Wert zwischen 75 und 90).

Der Bedarf der Körperzellen an Energie ist nicht konstant, sondern wechselt ständig in Abhängigkeit der Situation, in der sich der Mensch befindet: Am wenigsten Energie wird im Schlaf benötigt, sodass hier der Blutdruck in der Regel niedrig ist. Kommt es nun aber zu einer Anspannung, zum Beispiel als Folge sportlicher Betätigung, ist der Bedarf an Energie verständlicherweise höher und so erhöht sich nicht nur die Herzschlagfrequenz, zum Beispiel von 80 auf 140 Schläge in der Minute, sondern auch der Blutdruck steigt.

Gesteuert wird der Blutdruck und seine Höhe durch das vegetative oder auch unwillkürliche Nervensystem, das ohne unser Zutun Vorgänge wie zum Beispiel die Organtätigkeiten, die Bildung und Abgabe von Körperflüssigkeiten regelt oder auch für die Reflexe zuständig ist.

Ein Wechsel im Blutdruck ist durchaus normal. Wenn aber der Blutdruck nicht nur in Situationen der Anspannung und Anstrengung, sondern auch in den Ruhephasen unvermindert hoch liegt, dann kommt es üblicherweise zu Bluthochdruck.

Ursachen

Beim Bluthochdruck wird zwischen primärem und sekundärem Druck unterschieden. Der primäre oder auch essenzielle Bluthochdruck hat keine andere Erkrankung zur Ursache, sondern stellt selbst die Erkrankung dar, die zu Folgeschäden führt. Der Grund für sein Auftreten mag in den Lebensbedingungen unserer heutigen Konsumgesellschaft liegen. Nach dem Krieg jedenfalls, in Zeiten des Hungers und der Armut, gab es statistisch gesehen wesentlich weniger Hypertoniker als heute. Auslöser für den essenziellen Hochdruck sind falsche Ernährung und Übergewicht, zu viel Salz im Essen, Rauchen, aber auch seelische Belastungen, Unrast und Hetze. Wie das im Einzelnen zum Hochdruck führt, ist noch nicht abschließend erforscht. Allerdings scheint die Hypertonie auf eine Erbanlage zurückzuführen zu sein. Gibt es also in der Familie einen oder mehrere Hypertoniker, so ist die Gefahr einer Erkrankung ungleich höher, kann aber durch einen bewussten und gesunden Lebensstil entschieden minimiert werden.

Daneben gibt es noch den sekundären Bluthochdruck, dem eine Erkrankung zugrunde liegt, also zum Beispiel eine Nierenerkrankung, eine Störung des Hormonhaushaltes oder eine angeborene Missbildung der Hauptschlagader. Dieser Typ kommt wesentlich seltener vor (gerade mal bei jedem zehnten Hypertoniker) und kann häufig durch eine Operation behoben werden.

Folgeschäden

Der Bluthochdruck wird in der Gefahr, die er für den Patienten darstellt, häufig unterschätzt. Er zieht folgende Veränderungen und Folgeerkrankungen nach sich: Auch die Adern sind von einer Muskelschicht umgeben und üben einen Druck aus, damit sie nicht ihrerseits zusammengedrückt werden und das Blut fließen kann. Wenn nun der Blutdruck ständig erhöht ist, üben die Blutgefäße einen Gegendruck aus und erstarren irgendwann in einer Art Krampf. Dies bedeutet eine Verengung und provoziert damit wieder einen noch höheren Blutdruck.

Ähnlich verhält es sich mit Arteriosklerose. Hier bewirken Ablagerungen eine Verengung der Arterie, mit denselben Folgen. Auf diese Weise kann sich die Krankheit Hypertonie immer weiter hochschaukeln.

Es liegt auf der Hand, dass verengte Blutgefäße, die das Herz zu mehr Leistung zwingen, irgendwann eine Erschöpfung des Herzmuskels bewirken, eine Herzschwäche (Herzinsuffizienz).

Weitere wesentliche Folgeschäden eines unbehandelten Bluthochdrucks können durch die gefürchtete Verengung der Schlagadern mit Durchblutungsstörungen zum Beispiel Schlaganfall, Herzinfarkt oder irreparable Nierenschäden sein.

Kommt es durch zu hohen Blutdruck zu Verengungen der Herzkranzgefäße (Angina pectoris), also der Adern, die den Herzmuskel mit Sauerstoff versorgen, so sterben Teile des Gewebes ab und es kommt ebenfalls zu einer Herzschwäche bzw., wenn sich eines der Herzkranzgefäße vollständig verschließt, zum Herzinfarkt.

Ein Schlaganfall entsteht durch eine Blutung oder einen Infarkt im Gehirn, und geht er nicht tödlich aus, so sind die Betroffenen in der Regel zumindest teilweise gelähmt mit Sprachstörungen oder anderen Ausfallserscheinungen.

Wie erkennt man Bluthochdruck?

Anzeichen für Bluthochdruck können sein: Herzklopfen, Schwindelgefühl und Schweißausbrüche, Atemnot in Ruhe, Ohrensausen und Nasenbluten, Beklemmungsgefühle, Sehstörungen, Krämpfe und Erbrechen.

Behandlung

Für die medikamentöse Therapie gibt es verschiedene Substanzklassen: Diuretika, das sind harntreibende Stoffe, die die Ausscheidung von Wasser und vor allem Kochsalz über die Nieren anregen und auf diese Weise den Blutdruck senken; Betablocker, die die Überaktivität des sympathischen Nervensystems bremsen und die dadurch verursachten erhöhten Blutdruckwerte und gleichzeitig auch

DocTipp

Vorbeugende Maßnahmen gegen Bluthochdruck bestehen vor allem im Vermeiden all dessen, was ihn auslösen kann:

- *Nicht rauchen! Speziell beim Rauchen »auf Lunge« gelangt besonders viel Nikotin in die Blutbahn.*
- *Seien Sie sparsam im Umgang mit Salz. Im Durchschnitt nimmt der Mitteleuropäer am Tag 11 bis 12 Gramm Kochsalz zu sich. Wünschenswert wäre die Hälfte, also ungefähr 6 Gramm.*
- *Regelmäßiger Alkoholkonsum von mehr als 30 Gramm Alkohol am Tag erhöht das Risiko um 50 Prozent, an Bluthochdruck zu erkranken!*
- *Essen Sie weniger und möglichst fettfrei.*
- *Treiben Sie viel und regelmäßig Sport.*

eine erhöhte Herzfrequenz senken; beim ACE-Hemmer beruht die blutdrucksenkende Wirkung auf der Bremsung des so genannten Konversionsenzyms, das eine entscheidende Rolle bei der Bildung von Hormonen spielt, die den Blutdruck regulieren. Welche Medikamente in welchen möglichen Kombinationen verschrieben werden, muss der Arzt entscheiden.

Arteriosklerose

Die Verhärtung einer Arterie bezeichnet man als Arteriosklerose. Die Arteriosklerose ist eine Erkrankung der großen Blutgefäße, die sich allmählich über Jahre und Jahrzehnte entwickelt. Sie gilt als der Risikofaktor für einen Herzinfarkt und als ein ausschlaggebender Risikofaktor für den Hirninfarkt, den Schlaganfall. Die Arteriosklerose ist eine typische Wohlstandskrankheit. In erster Linie sind davon die Bewohner der Industriestaaten aufgrund ihrer zu üppigen und falschen Ernährung betroffen. Kennzeichen der Arteriosklerose sind: nicht altersbedingte Verhärtungen der Gefäße, Verlust ihrer Elastizität, Verengung der Gefäße durch Ablagerungen, Verletzungen der Gefäßwände.

Entstehung und Behandlung

Das Wort Arteriosklerose bedeutet so viel wie eine krankhafte Verhärtung oder Verkalkung der Arterien. Die Arterienverkalkung gehört im Grunde zum normalen Alterungsprozess. Das Krankheitsbild der Arteriosklerose unterscheidet sich von diesem physiologischen Vorgang unter anderem dadurch, dass sich die erworbene Arteriosklerose nur an bestimmten Stellen bildet, während sich der arteriosklerotische Alterungsprozess gleichmäßig mehr oder weniger rasch an sämtlichen Arterien manifestiert. Krankhafte arteriosklerotische Gefäßveränderungen bilden sich bevorzugt an den Stellen des Gefäßsystems, die durch das dauernde Pulsieren des Blutes stärker belastet sind. Dazu gehören zum Beispiel die Gabelung der großen Halsschlagader in einen inneren und äußeren Ast, der Abgang der Wirbelsäulenarterie aus der Schlüsselbeinarterie oder der Bereich der Herzkranzgefäße (Koronararterien).

Der Entstehungsprozess der Arteriosklerose läuft in mehreren Phasen ab, die durch verschiedene Ereignisse auch rasch zunehmen und in kurzer Zeit viel zerstören können. In kleine Verletzungen des Endothels, der inneren Auskleidung der Gefäße, lagert sich LDL-Cholesterin (siehe Seite 112) ein. Fresszellen, die so genannten Makrophagen, fressen das Cholesterin und bilden sich zu einer so genannten Schaumzelle um. Diese bilden dann die so genannten Plaques, von denen mit der Zeit immer mehr entstehen. Die Plaques sind zunächst weich, später verkalken sie. Die Gefäße werden starr und nach und nach enger. Setzt sich auf die Plaques noch ein Thrombus auf, ein Blutpropf, so führt das zum Gefäßverschluss. Der vollständige Verschluss eines Gefäßes löst einen Gewebstod (Infarkt) aus.

Unter therapeutischen Gesichtspunkten ist es wichtig, den Blutduck zu senken und die Blutfette zu regulieren.

Folgen

Einen Herzinfarkt erleiden heute immer öfter Männer schon im Alter von 40 oder 50 Jahren und Frauen ab etwa 55. Einen Schlaganfall bekommen meist Personen, die erst 60 oder 70 Jahre alt sind. In den modernen Industriestaaten stirbt kaum ein Mensch an den Folgen des natürlichen Verschleißes, der so genannten Altersschwäche. Nein, jeder zweite stirbt an der Folgen der Arteriosklerose, an einer Gefäßkrankheit, die eigentlich gar nicht sein müsste, wenn die Menschen vernünftiger leben würden.

Erhöhte Cholesterinwerte

Cholesterin ist lebensnotwendig, aber auch lebensgefährdend! Ein zu hoher Cholesterinwert des Blutes ist einer der Hauptrisikofaktoren für die Entstehung einer Arteriosklerose. Cholesterin ist ein Lipoid, eine fettähnliche und in Wasser unlösliche Substanz. Abgesehen von den Menschen mit einer angeborenen Fettstoffwechselstörung ist die Art der Ernährung ausschlaggebend für die Höhe des Cholesterinspiegels.

Cholesterin ist aber auch ein wichtiger Baustein im Körper sowie ein unersetzlicher Bestandteil aller Zellen und Gewebe. Als Bestandteil der Zellmembran hilft es, die Zellwände abzudichten, speziell der Zellen, die für die Immunabwehr tätig sind und diese Membran sehr häufig erneuern müssen. Cholesterin liefert auch die Grundbausteine für verschiedene Hormone und ist somit verantwortlich für den Hormonstoffwechsel.

Es ist zum Beispiel die Ausgangssubstanz für die Bildung von Hormonen der Nebennierenrinde wie Kortison und von Sexualhormonen. Unser Körper benötigt also Cholesterin, um seine Funktionen aufrechterhalten zu können – allerdings wohl dosiert.

Körpereigene Cholesterinproduktion und Aufnahme durch die Ernährung

Etwa zwei Drittel des Gesamtcholesterins werden vom Körper selber in der Leber gebildet. Ein Drittel aber wird über die Nahrung aufgenommen – und zwar aus tierischen Produkten wie Fleisch, Milchprodukten, Eiern und Wurst. Denn wie die Menschen brauchen auch die Tiere diesen Stoff zum Leben. Besonders konzentriert kommt es im Gehirn, in den Drüsen, der Leber, im Herzen, den Nieren, den Lungen der Tiere und im Eidotter vor. Ähnliches gilt für Meeresfrüchte wie Hummer, Austern, Shrimps und Kaviar.

Wird nun exogenes Cholesterin mit der Nahrung zugeführt, sinkt die körpereigene, endogene Produktion. Dieser Regelmechanismus sorgt für einen gleich bleibenden Spiegel im Blut. Das gilt allerdings nur unter der Bedingung, dass körpereigene Produktion und exogene Zufuhr in einem gewissen Gleichgewicht stehen. Solange die Zufuhr von außen in bestimmten Grenzen bleibt, wird durch eine Drosselung der Eigenproduktion das Gleichgewicht gewahrt und der Cholesterinspiegel bleibt im Rahmen. Steigt die Zufuhr von außen jedoch zu sehr an, kann zwar ein Teil des Überschusses noch in der Leber abgebaut werden, aber dann wird es allmählich kritisch. Denn wenn die Zufuhr über die Ernährung permanent zu hoch ist, werden die Rezeptoren in der Leber, die für die Verarbeitung des Cholesterins zuständig sind, geschädigt. Die Folgen: Der Cholesterinspiegel im Blut steigt über das

normale Maß an, es kommt zu Cholesterin-
stoffwechselstörungen und schließlich zu einer Cholesterinämie, einem zu hohen Cholesterinspiegel.

Ist die exogene Zufuhr an Cholesterin dagegen zu gering, zum Beispiel durch einseitige
Ernährung, bildet der Körper selber mehr Cholesterin.

»Gutes« und »schlechtes« Cholesterin

Es gibt »gutes« und »schlechtes« Cholesterin.
Es ist heute erwiesen, dass es bei der Entstehung einer Gefäßkrankheit nicht nur auf
die Höhe des Gesamtcholeteringehaltes im
Blut ankommt, sondern auch auf die Form, in
der das Cholesterin durch das Blut transportiert wird. Weil sich die Fettsubstanz Cholesterin nicht mit dem wässrigen Blutplasma
mischt, braucht sie für ihren Weg durch den
Kreislauf einen Transporteur. Dafür stehen vor
allem spezielle Eiweißstoffe (Proteine) zur Verfügung, die in unterschiedlicher Größe und
Dichte vorliegen. Diese verbinden sich im Blutplasma mit Cholesterin zu so genannten Fett-
Eiweiß-Verbindungen, zu Lipoproteinen. »Gutes« und »schlechtes« Cholesterin wird nach
der Dichte dieser Verbindungen unterschieden. Kommt es zu einer HDL-Verbindung, zu
einer Fett-Eiweiß-Verbindung von hoher Dichte (High Density Lipoprotein), so schützt dieses
HDL-Cholesterin sogar vor einer Arteriosklerose. Leider macht dieses nur einen kleinen
Anteil aus.

LDL-Cholesterin (Low Density Lipoprotein), Cholesterinverbindungen geringer Dichte,
haben dagegen einen größeren Anteil im Kreislauf und beschleunigen die Arteriosklerose.

DocTipp

Sich richtig ernähren und Sport treiben!

- *Man sollte am Tag nicht mehr als 300 Milligramm Cholesterin mit der Nahrung zu sich nehmen. Doch schon der Inhalt eines einzigen Eigelbes entspricht diesem Wert! Dazu essen wir aber alle noch Wurst, Käse und Fleisch oder trinken Milch.*

- *Wenn Sie das Rauchen aufgeben, das Übergewicht reduzieren sowie für einen niedrigeren Blutdruck sorgen, können Sie weitere Risikofaktoren für die Entstehung von Arteriosklerose ausschalten.*

- *Eine Erhöhung des HDL-Spiegels, also des »guten« Cholesterins, ist über die Ernährung nicht möglich. Dieses kann nur durch Ausdauersportarten wie Schwimmen, Laufen, Radfahren oder Joggen gelingen. Diese müssen aber mindestens dreimal in der Woche für mindestens 20 Minuten betrieben werden, um den Effekt zu erreichen.*

Behandlung

Das wichtigste »Medikament« zur Choleste-
rinsenkung ist eine gesunde Ernährung. Bei besonders hohen Cholesterinwerten verschreibt
der Arzt jedoch zusätzlich Medikamente. Besonders bewährt hat sich eine Wirkstoffgene-
ration, die mikronisierten Fenofibrate, die doppelt wirkt: Sie senkt das schädliche LDL-Cholesterin um bis zu 30 Prozent und erhöht
gleichzeitig das nützliche HDL-Cholesterin um
bis zu 35 Prozent.

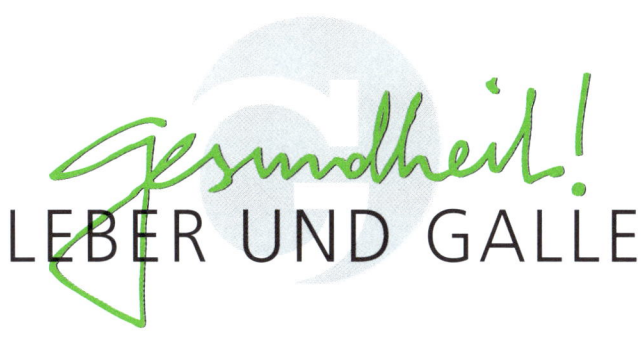

LEBER UND GALLE

Tägliche Entgiftung

Die Oberfläche der Leber ist mit dem Zwerchfell verwachsen, das als feste Muskelplatte die Brusthöhle von der Bauchhöhle trennt. An ihrer Unterseite befindet sich die so genannte Leberpforte. Hier treten zwei dicke Blutgefäße in die Leber ein: die dicke Lebervene und die Leberarterie.

Die Leberzellen bilden zusammen ein Gerüst aus zarten Balken. Kleine Venen und Arterien verzweigen und erweitern sich hier zu Ausbuchtungen. Durch sie werden die Leberzellen direkt vom Blut umspült, was einen regen Stoffaustausch zwischen Zellen und Blut ermöglicht. Schließlich vereinigen sich die Blutgefäße wieder. Nach dem Stoffaustausch verlässt das Blut über zwei Sammelvenen, die sich zur Lebervene vereinigen, das Organ und fließt über die untere Hohlvene zum Herzen.

Die Zuständigkeit der Leber

Die Leber ist das zentrale Stoffwechselorgan des Körpers. Hier wird aus den Nahrungsbestandteilen Energie gewonnen und gespeichert. Außerdem dienen die hier stattfindenden Umbauvorgänge dazu, aus dem Eiweiß der Nahrung lebenswichtige Proteine herzustellen, von denen einige für die Schutz- und Ab-

wehrmechanismen des Körpers benötigt werden. Nicht zuletzt erfolgt in der Leber die Entgiftung körpereigener und körperfremder Stoffe.

Die Nahrung wird schon in den Verdauungsorganen in ihre Hauptbestandteile zerlegt: in Kohlenhydrate, Eiweiße und Fett. Sie gelangen aus dem Darm in die Blutbahn und werden über die Pfortader in die Leber transportiert. Die Leberzellen filtern diese Bestandteile aus dem Blut heraus und bauen sie chemisch so um, dass aus ihnen für den Körper nutzbare energiereiche Stoffe entstehen.

Die meisten chemischen Prozesse zur Entgiftung und die Vorbereitung zur Ausscheidung körpereigener und körperfremder Stoffe finden in der Leber statt. Schon beim normalen Stoffwechsel des Körpers fallen Abbauprodukte wie Harnstoff an, die ausgeschieden werden müssen. Über die Blutbahn gelangen sie in die Leber und werden dort entsprechend vorbereitet, um den Körper über die Ausscheidungsorgane zu verlassen. Denselben Weg nehmen körperfremde Stoffe wie Medikamente oder Gifte.

Viele Stoffe baut die Leber so um, dass sie mit der Gallensäure über den Darm ausgeschieden werden. Andere werden so vorbereitet, dass sie in die Blutgefäße der Leber übertreten können und auf diesem Weg zu den Nieren geleitet werden. Dort fließen sie mit dem Urin über die Harnröhre ab.

Galle

Wer kennt ihn nicht, den Ausdruck: »Die Galle läuft mir über«? Galle ist ein Synonym für Ärger. Zwar weiß der moderne Mensch nicht warum, aber er schiebt seinen ganzen Ärger auf die Galle, die grüne Flüssigkeit in der Gallenblase. Die Gallenblase ist ein dünnwandiger, birnenförmiger, mit glatten Muskelfasern durchsetzter Schleimhautsack, der im rechten Oberbauch an der Unterseite der Leber sitzt.

Die Gallenblase dient als Reservoir für die Gallenflüssigkeit, bestimmt deren Konzentration und den Ausgleich von Druckschwankungen in den äußeren Gallenwegen. Sie besteht aus einem Blasengrund, dem Blasenkörper und dem Blasenhals. Der Blasenhals setzt sich fort in einem Gang, der sich mit dem von der Leber kommenden Gang zum so genannten Ductus choledochus vereinigt. Dieser mündet in einer Hautfalte des Zwölffingerdarms.

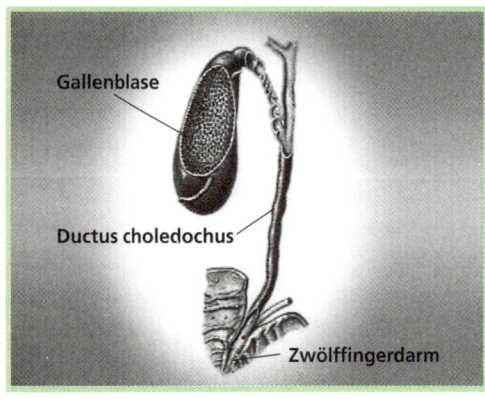

Die Galle

Die Funktion der Gallenblase

Der Gallensaft wird in der Leber im Wesentlichen in einem gleichmäßigen Fluss produziert. Erst zur Zeit der Nahrungsaufnahme wird eine größere Menge benötigt, die bei der Verdauung eingesetzt wird. Es wird daher ein größerer Anteil der Gallenflüssigkeit in der Gallenblase zurückgehalten, konzentriert und dann abgegeben, wenn Nahrung in den Darm tritt. Die Regulierung einer zeitgerechten Entleerung von Galle in den Darm wird mit Hilfe von nervösen Regulationssystemen und von Hormonen bewirkt. Das bedeutet, dass das Gallenwegesystem kein einfaches Drainagensystem ist, sondern als Organ angesehen werden kann. Ist dieses Wechselspiel gestört, liegt zum Beispiel im Gallengang ein »Hindernis« (also ein Stein), so kontrahieren sich zwar die Gallengänge, die Flüssigkeit kann aber nicht ordnungsgemäß ablaufen.

Die bei der Abgabe von Gallenflüssigkeit entstehenden Bewegungen der Gallenblasenmuskulatur können auch bereits in der Gallenblase befindliche Steine »in Marsch« setzen und damit eine Gallenkolik auslösen.

Hepatitis

Hepatitis ist die moderne Krankheit des mobilen Menschen der 90er Jahre. Hepatitis ist eine Leberentzündung, die vor allem durch Viren, aber auch durch Medikamente, Chemikalien oder Autoimmunprozesse entsteht, bei denen der Körper die eigene Leber angreift. Typische Symptome für eine Hepatitis sind Müdigkeit und körperliche Schwäche.

Hepatitis A

Die Hepatitis A ist eine weltweit, besonders in den Tropen verbreitete Virusinfektion der Leber. Die Gelbfärbung ist am Augapfel und oft auch an heller Haut beim Erkrankten gut sichtbar. Sie ist durch den Gallenfarbstoff bedingt, den die Leber nicht ordentlich verarbeiten kann. Die Viren werden über den Darm ausgeschieden und die Infektion wird dann von Mensch zu Mensch durch engen sozialen Kontakt, durch die Nahrung (zum Beispiel Muscheln), durch infiziertes Wasser oder nicht gekochte Speisen direkt übertragen.

Die Erkrankung verläuft recht häufig unbemerkt, besonders bei Kindern, oder sehr leicht. Erwachsenen verursacht sie jedoch im akuten Stadium unangenehme Beschwerden einer Allgemeininfektion wie andauernde Kreislaufprobleme, Schwäche, Übelkeit, Durchfall oder auch psychische Reaktionen. Sie ist zu Beginn immer ansteckend und bedingt oft längere Arbeitsunfähigkeit über Monate. Die Inkubationszeit beträgt circa zwei Wochen bis zwei Monate, Todesfälle bei Hepatitis A sind extrem selten.

Diagnose und Therapie

Zur Diagnose von Hepatitis A gehören eine ärztliche Untersuchung mit Fiebermessen sowie Untersuchung des Urins und des Stuhls. Weiterhin wird vom Arzt eine Ultraschalluntersuchung vorgenommen und das Blutbild getestet.

Eine spezifische Therapie gibt es bei dieser Krankheit nicht. Jedoch können auch hier, wie bei jeder anderen Virusinfektion, symptomatische Therapien den Patienten ganz wesentlich entlasten wie gute Pflege, eine leichte Diät und Bettruhe. Alkohol ist in keinem Fall erlaubt, da dieser das Krankheitsbild wesentlich erschweren kann. Dies gilt auch für Medikamente, die möglicherweise eine leberschädigende Wirkung haben.

Zur medizinischen Kontrolle gehören neben allgemein medizinischen Untersuchungen auch die Kontrolle der Laborwerte, insbesondere der Leberwerte, die im typischen Fall zunächst hoch sind und dann, je nach Krankheitsverlauf, zögerlich über Wochen abfallen bis zum Normalwert. Die Diätvorschriften sollten noch Monate weiter beachtet werden, um keinen Rückfall zu riskieren.

Zur Prophylaxe gegen Hepatitis A sind inzwischen sehr gute Impfstoffe verfügbar, die einen mindestens zehn Jahre anhaltenden Schutz hinterlassen.

DocTipp

- *Vermeiden Sie in fremden Ländern Nahrungsmittel und Wasser, die möglicherweise infiziert sein könnten. Wenn Sie sich nicht sicher sind, essen und trinken Sie nur Gekochtes. Da können Sie sicher sein, dass es frei ist vom Hepatitis-A-Virus.*
- *Für den Hepatitis-A-Erkrankten gilt: Schonung, eine eigene Toilette, da die Hepatitis-A-Viren über den Stuhlgang ausgeschieden werden. Kochen Sie Ihre Bettwäsche und Handtücher aus und halten Sie strikte Hygienevorschriften ein. Nach Eintritt der Gelbverfärbung ist die Ansteckungsgefahr innerhalb weniger Tage nicht mehr vorhanden.*

Hepatitis B

Die Hepatitis B ist wie die Hepatitis A eine weltweit, besonders in den Tropen verbreitete Virusinfektion der Leber. Diese Virusinfektion führt zu Funktionseinschränkungen der Leber, der Gallenfarbstoff kann nicht mehr normal ausgeschieden werden und wird bei einem Teil der Patienten als Gelbfärbung sichtbar (»Gelbsucht«). Die Infektion erfolgt in der Regel über Sexualkontakte, sodass die Hepatitis B deshalb als Geschlechtskrankheit gilt, auch wenn andere Übertragungswege gelegentlich vorkommen, durch Spritzen, Kanülen, Bluttransfusionen oder bei der Geburt.

Neben der Gelbfärbung der Haut und vielen Allgemeinsymptomen wie Kreislaufproblemen, Übelkeit, Durchfall, allgemeiner Schwäche und auch psychischen Reaktionen gibt es bei der Hepatitis B auch seltene, hochgefährlich verlaufende akute Erkrankungen. In bis zu einem Prozent der Fälle verstirbt der Erkrankte in der akuten Phase. Ebenso können bis zu zehn Prozent der Erkrankungen in eine chronische Lebererkrankung münden. Besonders bei Säuglingen und Kleinkindern liegt eine Übergangsrate in eine chronische Leberentzündung in bis zu 90 Prozent der Fälle vor! Daher werden seit einigen Jahren Säuglinge gegen Hepatitis B geimpft. Das hat auch deshalb einen hohen Wert, weil die chronische Hepatitis-B-Infektion als auslösend für Leberkrebs gilt.

Diagnose und Therapie

Die Diagnose verläuft genauso wie bei der Hepatitis-A-Diagnose, zudem wird noch ein Malariatest gemacht.

Eine spezifische Therapie gibt es nicht. Auch hier gelten dieselben Regeln wie bei der Hepatitis A.

Eine Prophylaxe gegen Hepatitis B ist möglich. Seit etwa zehn Jahren sind in Deutschland zwei gute, gentechnologisch hergestellte Impfstoffe zugelassen: Engerix und Gen-Hb-Vax. Sexualpartner, die das Hepatitis-B-Virus im Blut tragen, sind hoch infektiös, wesentlich höher als HIV-Infiziöte! Vorsicht ist auch bei allen hygienisch nicht einwandreien medizinischen Eingriffen geboten.

Gallensteine

Das Gallensteinleiden ist die häufigste Erkrankung der Gallenblase und der Gallengänge. Gallensteine treten dann auf, wenn durch fehlerhafte Zusammensetzung der Gallenflüssigkeit die Löslichkeit einzelner Stoffe, insbesondere des Cholesterins, nicht mehr gewährleistet ist. Diese Stoffe kristallisieren dann aus, sich immer neu einlagernde Kristalle formen langsam einen Stein. Da diese Steine aber meistens nicht glatt gerundet sind, sondern scharfe Ecken und Kanten haben, wird durch den Steindurchtritt die Gallengangsmündung leicht verletzt. Bei gehäuftem Steindurchtritt kommt es zu einer Vernarbung, die die Öffnung verengt, dadurch staut sich die Gallenflüssigkeit auf, was wiederum eine weitere Steinbildung verursacht. Die Steine bestehen aber nicht nur aus Cholesterin. Weiterhin gibt es Steine, die aus dem Gallenfarbstoff Bilirubin (gelber Farbstoff) zusammengesetzt sind. Alle Steintypen können zusätzlich Kalksalze einlagern, sodass sie tatsächlich steinhart werden.

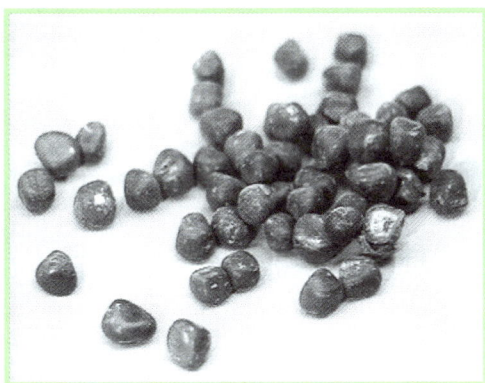

Gallensteine

Diagnose

Gallensteine kommen vor allem bei Frauen mit steigendem Alter häufiger vor, jedoch ist die Erkrankung auch im Kindesalter möglich, zum Beispiel bei Bluterkrankungen wie einer hämolytischen Anämie. Gallenblasensteine sind häufig Zufallsbefunde, die so genannten stummen Gallensteine, da über die Hälfte aller Gallensteinträger zeitlebens keine Symptome hat.

In etwa 30 bis 50 Prozent der Fälle kommt der Patient mit Oberbauchbeschwerden oder Gallenkoliken zum Arzt. Dieser untersucht zunächst die Druckempfindlichkeit des Patienten unterhalb des rechten Rippenbogens, um eine Abwehrspannung oder eventuell eine Vergrößerung zu tasten. Die danach eingesetzte Ultraschalldiagnostik ist heute die Methode der Wahl. Sie besitzt bei Steinleiden eine Trefferquote um 95 Prozent. Eine Röntgen-Leeraufnahme der Gallenblasengegend dient dem Nachweis möglicher kalkhaltiger Steine. Eine gleichzeitige Röntgenkontrastdarstellung der Gallenblase und der gößeren Gallengänge wird besonders zum Nachweis eines Gallensteines im Ductus choledochus und vor einem geplanten operativen Eingriff durchgeführt. Die Methode der endoskopischen retrograden Cholangiographie (ERC) bietet über eine Beurteilung der anatomischen Verhältnisse der Galle die Möglichkeit der endoskopischen Entfernung eingeklemmter Papillensteine.

Therapie

Behandlungsbedürftig werden Steine erst, wenn der Gallenfluss chronisch beeinträchtigt wird und die Leberzellen dadurch geschädigt werden. Auch Gallenkoliken signalisieren immer die Notwendigkeit, dem Gallensteinleiden therapeutisch zu Leibe zu rücken. Die gefürchteten Komplikationen bei einem Gallenstein sind das Überlaufen der Gallenblase bei einem Steinverschluss des Gallenganges, eine zusätzliche, durch die Gallenstauung begünstigte Infektion wie eine Gallenblasenentzündung, eine Gallenblasenvereiterung oder Gallengangentzündung und eine Bauchspeicheldrüsenentzündung. Die Gallengangentzündung begünstigt häufig die Entstehung eines Gallengang- bzw. Gallenblasenkarzinoms.

Die Therapie bei Steinleiden ist nur bei Cholesterinsteinen medikamentös möglich, indem der Stein durch das Medikament aufgelöst wird.

Bei einer Gallengangentzündung wird zunächst zu einer konservativen, also nicht operativen Therapie geraten. Der Patient wird in ein Krankenhaus eingewiesen, wo er Antibiotika erhält. Die Behandlung besteht darin, alles zu vermeiden, was zu einer Reizung der Gallenblase führen kann.

Bei Gallensteinen oder Gallengangsteinen gibt es die klassische Operation. Mittels Bauchschnitt wird die Gallenblase entfernt. Dies erfolgt für den Patienten unter Vollnarkose, dauert rund eine Stunde und meist kann er das Krankenhaus nach einer Woche wieder verlassen.

Die neuere Methode ist die minimalinvasive Operation. Dabei werden dem Patienten durch kleine Hautschnitte das Operationswerkzeug und eine Kamera in den Bauch eingeführt. Mit diesen Hilfsmitteln kann der geübte Operateur die Gallensteine schnell und für den Patienten sehr schonend entfernen. Nach ein bis zwei Tagen kann der Patient bereits wieder nach Hause entlassen werden.

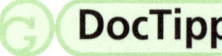 **DocTipp**

- **Essen Sie fettarm! Fettes Essen und sehr reichhaltige Mahlzeiten können zu Unverträglichkeiten führen und Gallenkoliken auslösen. Diese Art von Ernährung begünstigt auch die Entstehung von Gallensteinen.**

- **Strenges Fasten kann unter Umständen auch zu leichten Steinen führen. Je weniger der Mensch zu sich nimmt, desto seltener muss sich die Gallenblase zusammenziehen und Gallenflüssigkeit ausstoßen. Die Galle bleibt länger in der Blase, dadurch kann sie eindicken und leichte Steine bilden.**

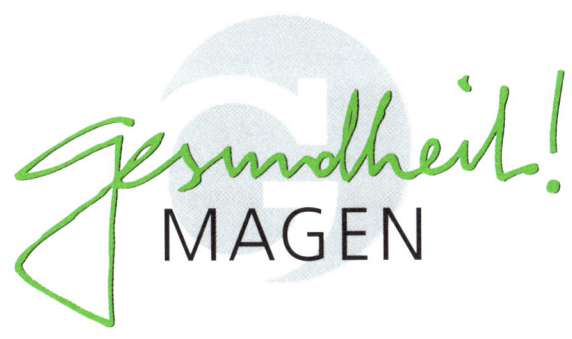

MAGEN

Die saure Knetmaschine

Den Magen kann man sich als dehnbaren, elastischen Muskelsack vorstellen. Er befindet sich im oberen Bereich der Bauchhöhle, direkt unterhalb des Zwerchfells. In enger Nachbarschaft liegt links vom Magen die Milz, auf der rechten Seite die Leber, die ihn teilweise überdeckt, und hinter dem Magen die Bauchspeicheldrüse. Links unter dem Magen verläuft der Dickdarm. Unter dem rechten Rippenbogen geht der Magen in den ersten Teil des Dünndarms über, den Zwölffingerdarm.

Der Magen wird in verschiedene Abschnitte eingeteilt. Die Speiseröhre erreicht ihn nicht an seinem obersten Pol, sondern einige Zenti-meter tiefer an der rechten Seite, oberhalb der »kleinen Kurve« des Magens. Dadurch entsteht links vom Mageneingang eine Kuppel, in der sich normalerweise etwas Luft befindet, die beim Schlucken mit in den Magen gelangt. An die Magenkuppel schließt sich der Magenkörper an, der im Stehen parallel zur Körperlängsachse verläuft und in den Magenausgangsteil übergeht. Dieser hat eine mehr oder weniger ausgeprägte waagerechte oder leicht ansteigende Richtung, sodass ein Winkel zwischen Magenkörper und Ausgangsteil besteht. Den Abschluss des Magens bildet der Magenpförtner. Er reguliert als Schließmuskel zusammen mit den Muskelbewegungen des Magens den Übergang der Speisen in den Zwölffingerdarm.

Der Magen – Vorratsbehälter und Mischmaschine

Zunächst einmal dient der Magen als Vorratsbehälter für die gegessenen Speisen. Hat ein Bissen Nahrung die Speiseröhre passiert, gelangt er in den Magen. Dieser hat ein Fassungsvermögen von eineinhalb bis zwei Litern. In gewissen Grenzen kann sich der Magen der angebotenen Nahrungsmenge anpassen wie ein elastischer Beutel. Er kann die Spannung seiner Wände auch bei Zufuhr beträchtlicher

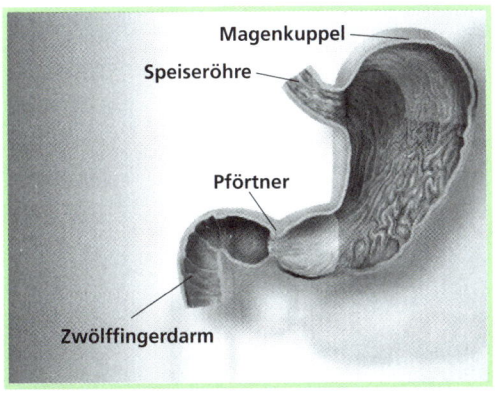

Der Magen

Nahrungsmengen fast unverändert aufrecht-erhalten.

Obwohl die Verdauung bereits im Magen einsetzt, werden noch keine Nahrungsbestandteile in die Blutbahn aufgenommen. Nur Alkohol und einige Medikamente können direkt durch die Magenwände in den Blutkreislauf gelangen.

Die in den Magen gelangte Nahrung wird mit dem Magensaft vermischt und so in einen halbflüssigen Brei verwandelt. Das wird durch knetende und den Speisebrei vor- und rückwärts schiebende Muskelbewegungen des Magens erreicht. Der Magen zieht sich dabei etwa dreimal pro Minute rhythmisch zusammen und befördert den Speisebrei aus den oberen Magenanteilen zum Ausgangsteil. Durch den erschlafften Magenpförtner wird dann dosiert Speisebrei in den Zwölffingerdarm entleert. Nahrungsbestandteile, die noch einen Durchmesser von über zwei Millimetern haben, werden allerdings nicht vom Magenpförtner durchgelassen; sie müssen von der »Magenmühle« erst noch weiter zerkleinert werden.

Reizmagen

Der Magen ist ein Resonanzboden für Probleme, die wir »in uns hineinfressen«, die uns »auf den Magen schlagen« und »nicht richtig verdaut« werden. Ständiger seelischer Druck, Ärger, Zorn, Sorgen, Stress, Kummer und Angst können auf den Magen schlagen und das Gleichgewicht zwischen schleimhautangreifenden und schleimhautschützenden Faktoren stören.

Unterschiedlichste Magenerkrankungen und Krankheiten der umgebenden Organe drücken sich durch Magenschmerzen und andere Beschwerden aus. Am häufigsten sind jedoch Beschwerden, die vom Magen- und mittleren Oberbauchbereich ausgehen, ohne dass bei genauer Untersuchung krankhafte Zustände festgestellt werden können. In der Magen-Darm-Heilkunde spricht man dann von Reizmagen.

Der Reizmagen ist definiert als das gehäufte und verstärkte Auftreten von Beschwerden, die im Magen und Zwölffingerdarm ausgelöst werden und über mehr als vier Wochen anhalten bzw. wiederholt auftreten, ohne dass dabei krankhafte Veränderungen oder Erkrankungen von Speiseröhre, Magen und/oder Zwölffingerdarm sowie der benachbarten Organe Leber, Galle und Bauchspeicheldrüse vorliegen. Für den Reizmagen sind zahlreiche Faktoren und Gründe verantwortlich. Ein Übergang vom Reizmagen in eine ernste organische Krankheit oder in bedrohliche Komplikationen ist nicht zu befürchten.

Das Beschwerdebild

Patienten mit Reizmagen klagen nicht nur über Magenschmerzen. Weitere Symptome können sein: Druck- und Völlegefühl, Aufstoßen, Appetitmangel, vorzeitiges Sättigungsgefühl, Übelkeit, Brechreiz, Erbrechen, Sodbrennen sowie Schmerzen hinter dem Brustbein. Glücklicherweise treten diese Beschwerden selten alle gleichzeitig und in gleich bleibender Stärke auf. Es sollte ein Arzt aufgesucht werden, wenn sie länger als vier Wochen andauern.

Eine Vielzahl der Beschwerden ist nur subjektiv zu fassen; objektive Kriterien gibt es nicht. Die Intensität der Beschwerden kann von geringen Missempfindungen über mittelstarke Schmerzen bis hin zur Kolik führen.

Bei bestimmten zusätzlichen Beschwerden sollte man in jedem Fall einen Arzt aufsuchen. Vor allem eine Gewichtsabnahme gilt als ein Alarmsymptom, das einen Arztbesuch unabdingbar macht. Auch bei zusätzlich zu den genannten Beschwerden auftretender Gelbsucht, schwarzem Stuhl, Blut im Stuhl oder wenn man über längere Zeit kein Essen bei sich behalten kann, ist eine ärztliche Untersuchung wichtig. Diese Symptome lassen auf organische Erkrankungen wie Geschwüre schließen.

Ursachen

Die eigentlichen Ursachen des Reizmagen-Syndroms sind im Einzelnen nicht bekannt. Es gibt aber verschiedene Theorien, von denen zwei wissenschaftlich fundiert sind. Die erste führt das Problem des Reizmagens auf Empfindungsstörungen des Magens zurück und nicht auf eine gestörte Motorik, wie es einige Zeit der Fall war. Die zweite wissenschaftlich fundierte Theorie geht von Entfaltungsstörungen des Magens aus. Der obere Teil des Magens hat vor allem Reservoirfunktion, das heißt, er soll die Nahrung zunächst nur aufbewahren. Dazu muss er sich richtig entfalten, damit das Essen auch Platz hat. Bei einem Reizmagen scheint diese Entfaltung gestört zu sein. Dadurch fällt das Essen gleich in den unteren Teil des Magens, der dadurch zu sehr ausgedehnt wird, was Schmerzen verursacht.

Therapie

Bei der medikamentösen Therapie ist heute noch nicht genau bekannt, wie die Mittel wirken. Die einzigen Medikamente, die bisher wissenschaftlich bewiesen haben, dass sie die Symptomatik des Reizmagens bessern können, sind die so genannten Prokinetika. Die Mittel, die dieser Medikamentengruppe zugeordnet werden, befördern die Magenentleerung. Wenn der Magen schneller entleert wird, wird weniger Druck auf die Magenwände ausgeübt und die Beschwerden verschwinden. Diese Prokinetika sind heute die Mittel der ersten Wahl.

DocTipp

- *Es gibt keine »Reizmagen-Diät«. Doch alles, was einer gesunden Lebensweise förderlich ist, wirkt sich bei sämtlichen Erkrankungen positiv aus, auch beim Reizmagen.*
- *Kaffee kann Beschwerden auslösen, indem er ein Zurückfließen von Magensäure in die Speiseröhre verursacht. Das hat mit einem Reizmagen im eigentlichen Sinne nichts zu tun, verursacht aber ähnliche Symptome.*
- *Rauchen hemmt die Magenentleerung und kann auf diese Weise Beschwerden verursachen.*
- *Alkohol kann organische Schäden an der Magenschleimhaut verursachen. Diese Stoffe können sehr wohl für akute Magenbeschwerden verantwortlich sein, jedoch nicht für chronische.*
- *Versuchen Sie sich zu entspannen, wenn Sie zu Stress neigen. Autogenes Training oder Yoga kann Ihnen dabei behilflich sein.*

Sodbrennen

Unter Sodbrennen versteht man ein unangenehmes, mehr oder minder starkes Druckgefühl, zumeist verbunden mit einem brennenden Schmerz. Es macht sich hinter dem Brustbein bemerkbar.

Die Schmerzen sind das Resultat einer gestörten Funktion des Magens, dessen Säurehaushalt aus dem Gleichgewicht geraten ist. Es wird zu viel saurer Verdauungssaft produziert. Saures Aufstoßen nach den Mahlzeiten, der Rückfluss von Mageninhalt und Magensäure in die Speiseröhre bis hin zur Mundhöhle können die Folge sein.

Umgekehrt kann auftretendes Sodbrennen als hinweisendes Symptom gewertet werden, das eine nähere Untersuchung des Verdauungstrakts notwendig, jedoch nicht zwingend macht. Es bleibt zu beobachten, in welchen Zeitabständen und in welcher Stärke die Beschwerden auftreten.

Gestörte Funktion des Magens

Der Magen und die Verdauung reagieren bei vielen Menschen empfindlich auf seelische Belastungen, auf Kummer, Ärger, Angst und Stress. Nicht selten müssen sie in Folge mit Völlegefühl nach dem Essen kämpfen, mit Übelkeit und eben mit Sodbrennen. Entscheidend ist hier das Hormon Gastrin, das von besonderen Zellen im unteren Teil des Magens produziert wird. Die Menge der Produktion von Gastrin ist abhängig von einem Teil des vegetativen Nervensystems, dem Nervus vagus. Er reguliert die nicht vom Willen gesteuerte Funktionsweise des Magens und anderer Organe. Sinneseindrücke wie Geruch und Geschmack, aber auch Angst und Stress aktivieren den Nervus vagus. Er stimuliert nun die Ausschüttung von Gastrin, das wiederum für die Produktion von Salzsäure, die eine erste Spaltung von Eiweißen in der Nahrung ermöglicht, Pepsin, das die Eiweißspaltung weiter fortsetzt, und Schleim zuständig ist. Wird nun das komplizierte Gleichgewicht der Produktion der unterschiedlichen Bestandteile dieses Magensaftes gestört, das heißt, lösen unabhängig von der Nahrungsaufnahme Faktoren wie Angst, Stress und auch Alkohol oder der übermäßige Konsum anderer Genussgifte permanent eine erhöhte Ausschüttung von Gastrin und damit die erhöhte Produktion von Säure aus, entsteht zuallererst an der Übergangsstelle der Speiseröhre zum Magen das Problem, dass der überschüssige Anteil des sauren Magensaftes zurückgedrängt wird. Hierdurch entsteht das oben beschriebene Druckgefühl im Oberbauch. Ein unangenehmes Brennen in den entsprechenden Regionen ist die Folge. Dieser gesamte Verlauf steht hinter dem Phänomen Sodbrennen.

Treten diese Vorgänge dauerhaft und über lange Zeit auf, können organische Schädigungen von Teilen des Verdauungstraktes dahinter stecken: Dazu gehören die Entzündung der Magenschleimhaut (Gastritis) oder die Bildung von Geschwüren in Magen oder Zwölffingerdarm. Unbehandelt kann eine ständige Übersäuerung schließlich organische Schäden nach sich ziehen, zum Beispiel die Entzündung der Schleimhaut der Speiseröhre.

Tritt Sodbrennen als isolierter Beschwerdefaktor regelmäßig auf, stellt sich in den allermeisten Fällen bei näherer Untersuchung durch den Facharzt heraus, dass die Patienten nicht unter organischen Störungen im Verdauungstrakt leiden. Die Funktion des Magens ist viel eher gestört. Man spricht von funktionellen Dyspepsien oder auch zusammenfassend vom nervösem Magen oder Reizmagen.

Ursachen

Was Sodbrennen im einzelnen Fall verursacht oder ob es ein begleitendes Symptom noch

DocTipp

- *Erste und einfachste Maßnahme ist, ein großes Glas Wasser zum Essen zu trinken. So wird die Säure in Magen und Speiseröhre verdünnt.*
- *Kauen Sie bei Sodbrennen eine rohe Kartoffelscheibe, ein paar Haselnüsse oder ein kleines Stück Weißbrot, das bindet die überschüssige Magensäure. Früher empfohlene Hausmittel wie Natron oder Bullrichsalz beseitigen das Sodbrennen zunächst zwar ebenfalls, führen aber oft zu einer überschießenden Magensäurebildung, sobald sie den Magen verlassen haben! Besser wirken hier die säureneutralisierenden, rezeptfreien Medikamente.*
- *Meiden Sie fette und süße Speisen. Um Fett aufzuspalten, muss der Magen besonders viel Säure produzieren. Ebenfalls problematisch ist gebratenes und gewürztes Fleisch. Für den Alkohol gilt: maßvoll! Statt Weißwein lieber Rotwein. Letzterer enthält weniger Säure. Auch Säureproduzenten wie Zitrusfrüchte, Obstsäfte, geräucherte oder stark gewürzte Speisen, Knoblauch etc. lieber weglassen.*
- *Kaffee muss nicht unbedingt vom Ernährungsplan gestrichen werden. Frisch aufgebrüht, kann er durchaus weiter genossen werden. Schädlich ist er vor allem dann, wenn er lange Zeit in der Kaffeemaschine vor sich hin köchelt. Dabei bilden sich die schädlichen Röststoffe.*
- *Auch auf die Essgewohnheiten sollten Sie achten. Essen Sie möglichst nicht mehr nach 19 Uhr. Mehrere kleine Mahlzeiten über den Tag verteilt sind besser als wenige große.*
- *Die Einnahme von Mahlzeiten sollte generell auf genau festgesetzte Tageszeiten gelegt werden. Versuchen Sie insgesamt, Ihren Tagesablauf ruhiger zu gestalten, und gönnen Sie sich regelmäßige Auszeiten. Zusätzlich ist es empfehlenswert, Entspannungstechniken wie autogenes Training oder Yoga zu erlernen.*
- *Tragen Sie bequeme Kleidung: Enge Kleider oder stramm gezogene Gürtel üben massiven Druck aufs Zwerchfell aus. Dadurch wird Magensäure in die Speiseröhre hochgedrückt.*
- *Übergewichtige müssen sich unbedingt um Gewichtsreduzierung bemühen.*

weiter gehender Beschwerden ist, kann der Facharzt letzlich nur durch eine nähere Untersuchung des Verdauungstrakts feststellen. Zuvor sollte durch ein Gespräch mit dem Patienten gegebenenfalls von vorneherein der Verdacht auf eine organische Erkrankung ausgeschlossen werden. Für gewöhnlich leiden die Patienten unter psychischen Belastungen wie etwa permanente Aufregung, Ärger, Kummer oder Stress. Befragt nach ihren Ernährungsgewohnheiten, schildern sie zumeist, dass sie die negativ erlebten Umwelteindrücke hier kompensieren: Mahlzeiten werden unregelmäßig eingenommen. Nach langen Stunden des Hungerns werden große Mengen oft sehr fetthaltiger Speisen gegessen. Viele konsumieren im Übermaß Süßigkeiten, andere essen wenig, etwa bedingt durch beruflichen Stress, trinken dafür aber Unmengen von Kaffee und/oder Alkohol. Diese zum Teil völlig aus den Fugen geratenen Ernährungsgewohnheiten geben den Patienten häufig ein typisches Erscheinungsbild. Sie sind entweder übergewichtig oder aber – das andere Extrem – sie sehen äußerst hager, untergewichtig und verhärmt aus.

Therapie

Zur schnellen Erstbehandlung bieten sich Medikamente an, die es rezeptfrei in den Apotheken zu kaufen gibt. Sie werden unter dem Sammelnamen Antazida geführt. Antazida bestehen meist aus einer Kombination verschiedener Mineral- und anderer Salze, die die im Magen vorhandene Salzsäure binden und neutralisieren. Ständiger und unkontrollierter Gebrauch dieser Mittel ist wegen der hohen Wahrscheinlichkeit dauerhafter Nebenwirkungen jedoch nicht zu empfehlen. Der Facharzt sollte hier um Rat gefragt werden.

Sollte ein Patient besonders stark unter den Folgen des Sodbrennens leiden, bedingt durch eine Entzündung der Speiseröhre oder einen säurebedingten Schleimhautschaden, wird der Arzt bei der medikamentösen Therapie stärkere Medikamente, so genannte H2-Blocker verschreiben.

Magengeschwür

Forschungen haben ergeben, dass eine bestimmte Bakterienart mit dem Namen Helicobacter pylori für ein Magengeschwür mitverantwortlich ist. Als Helicobacter pylori bezeichnet man jenes spiralförmige, circa zwei tausendstel Millimeter große Bakterium, das nach entsprechender Infektion im Magen auf der Magenschleimhaut und in der Schleimschicht sitzt. Dort ist es relativ geschützt vor der aggressiven Magensäure. Bei Menschen, die viel Magensäure entwickeln, setzt es sich bevorzugt im unteren Teil des Magens fest, bei Menschen mit weniger Magensäure ist es vermehrt im oberen Teil des Magens zu finden. Je nach Aggressivität des Bakteriums setzt es mehr oder weniger Toxine, das sind giftige Stoffwechselprodukte, frei. Dadurch kann eine unterschiedlich starke Entzündung der Magenschleimhaut hervorgerufen werden, die Jahrzehnte andauern kann, ohne dass der Patient an Beschwerden leidet. Als Folgeleiden können sich daraus Magengeschwüre, Zwölffingerdarmgeschwüre oder Magenkrebs entwickeln.

Das Bakterium Helicobacter pylori ist bei 90 Prozent aller Zwölfingerdarmgeschwüre und etwa 70 Prozent aller Magengeschwüre beteiligt. Die Wahrscheinlichkeit, ein Magenkarzinom (Magenkrebs) zu bekommen, ist bei Helicobakterinfizierten drei- bis sechsmal so hoch wie bei nicht Infizierten.

Nicht jeder muss leiden

Nicht alle Menschen, die Träger dieses Bakteriums sind, haben auch Beschwerden. Bei den meisten macht sich das Bakterium überhaupt nie bemerkbar. Man schätzt, dass in Deutschland insgesamt 30 bis 40 Prozent infiziert sind. Am stärksten ist die Generation der über Fünfzigjährigen mit 50 bis 80 Prozent betroffen, von der jüngeren Generation sind ungefähr 20 bis 30 Prozent infiziert, die Kinder sind immerhin mit 10 bis 15 Prozent dabei. Diese Zahlen sind wohl auf die beengteren und ärmlicheren Lebensbedingungen der Nachkriegsjahre zurückzuführen, denn Helicobacter pylori ist stärker in ärmeren Gegenden mit unhygienischen Lebensbedingungen und beengten Verhältnissen verbreitet. In den Entwicklungsländern sind die Kinder schon zu 80 bis 90 Prozent infiziert!

Das Bakterium Helicobacter pylori ist so ansteckend wie eine Grippe oder Schnupfen. Die Übertragung erfolgt meist von Mensch zu Mensch, durch infiziertes Wasser oder über Speisen, die mit infizierten Stuhlresten verunreinigt sind.

Besonders gefährlich ist Küssen. Dabei werden die meisten der Magengeschwür-Bakterien übetragen. Einen wirksamen Schutz gibt es leider nicht.

Wie bemerkt man ein Magengeschwür?

Bei einem Magengeschwür tritt gleich nach dem Essen ein unangenehmes Völlegefühl auf. Bei einem Zwölffingerdarmgeschwür dagegen kommen die Schmerzen erst ungefähr zwei Stunden später oder nachts. Es hat den »Vorteil«, dass sich in seiner Umgebung kein Krebs bildet.

Besonders gefährdet für Magengeschwüre sind Menschen zwischen 40 und 60 Jahren, Zwölffingerdarmgeschwüre treten meist zwischen 30 und 50 Jahren auf.

Diagnosemöglichkeiten

Um Helicobacter pylori im Magen nachzuweisen, stehen verschiedene Verfahren zur Verfügung. Das gebräuchlichste ist die Magenspiegelung (Gastroskopie). Hierzu wird durch den Mund ein Schlauch die Speiseröhre hinunter bis in den Magen geschoben. So ist es möglich, den Magen von innen genau zu inspizieren. Dabei können Fotos gemacht werden oder der ganze Vorgang kann auf einem mitlaufenden Videoband festgehalten werden. Ein weiterer Kanal in dem Schlauch ermöglicht es, Instrumente einzuführen und Gewebeproben zu entnehmen. Diese entnommenen Gewebeproben können nun entweder durch einen Schnelltest, mikroskopisch oder durch das Anlegen einer Kultur untersucht werden.

Als weitere Verfahren gibt es noch die Blutuntersuchung und den Atemtest. Der Vorteil einer Magenspiegelung ist, dass durch die anschließende histologische Untersuchung des Gewebes festgestellt werden kann, ob der Patient eventuell an Gastritis, Geschwüren oder Krebs leidet. Diese Möglichkeit bieten die anderen beiden Verfahren nicht. Sie reichen in der Regel nicht aus, um eine erste vollständige Diagnose zu erstellen. Außerdem können Magenkrebs und Geschwüre auch ohne eine Helicobacterinfektion entstehen.

Therapie

Liegt nun eine Helicobacterinfektion vor, so wird diese mit der Einnahme von zwei Antibiotika und einem Säureblocker behandelt. Ziel dieser so genannten Tripel-Therapie ist es, das Bakterium im Magen ganz auszurotten. Es werden zwei Antibiotika eingesetzt, da sich diese Behandlung als am effektivsten erwiesen hat. Der Säureblocker wird benötigt, da die Antibiotika in zu saurem Milieu ihre Wirksamkeit verlieren.

Schlägt die Therapie beim ersten Mal nicht an, wird noch ein zweiter Versuch mit zwei anderen Antibiotika unternommen. Bleibt auch diese Therapie unwirksam, so wird eine Resistenzbestimmung der Bakterien vorgenommen, das heißt, es wird erneut Gewebe entnommen, die darin vorhandenen Bakterien werden gezüchtet und an ihnen wird dann ausprobiert, welche Antibiotika-Therapie noch

helfen könnte. Frühestens vier Wochen nach der Therapie wird eine Nachuntersuchung vorgenommen. War außer der Infektion noch ein Magengeschwür vorhanden, so wird eine erneute Magenspiegelung vorgenommen. Ansonsten wird in der Regel ein Atemtest durchgeführt.

DocTipp

Es gibt Möglichkeiten, sich vor Magengeschwüren zu schützen:

- *Zwar hat man herausgefunden, dass Stress heute bei der Bildung eines Magengeschwürs nicht mehr die alleinige Rolle spielt, dennoch ist er mitverantwortlich. Entspannen Sie daher öfter und bauen Sie Stress ab.*
- *Essen Sie kleine Bissen und kauen Sie die Speisen lange. Schon im Speichel sind Verdauungsenzyme enthalten. Ihr Magen hat es dann leichter. Essen Sie vor allem abends keine fetten Speisen mehr. Die Fette sind schwer verdaulich und bleiben bis zu fünf Stunden im Magen.*
- *Auf scharf gewürzte Speisen müssen Sie nicht verzichten. Selbst extrem scharfer Cayennepfeffer schadet Ihrem Magen nicht.*

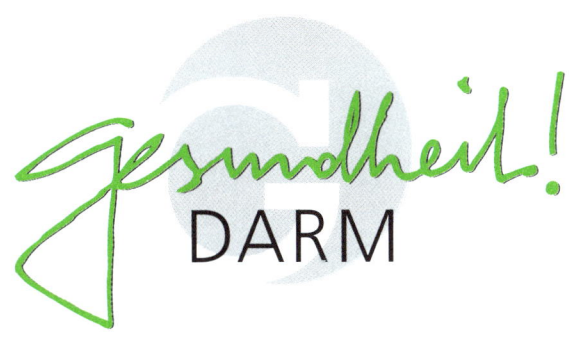

Gesundheit! DARM

Der Nährstoff-Verteiler

Der Darm gehört zu den lebenswichtigen Organen: Er verwandelt Nahrungsenergie in Körperenergie. Um den vielfältigen Verdauungsaufgaben entsprechen zu können, besteht der Darm aus einem dreischichtigen Muskelschlauch, dem Darmrohr, von längs, rund und quer verlaufenden Muskelfasern, die seine Beweglichkeit in jeder Richtung ermöglichen. Die muskuläre Darmwand wird von einem weit verzweigten Netz zahlreicher Nerven, zu- und abführender Blutgefäße (Arterien und Venen) und einem besonders dichten lymphhaltigen Gewebe durchzogen. Ein eigenständiges Nervengeflecht steuert das Zusammenspiel dieser verschiedenen Elemente in der Darmwand und sorgt dafür, dass die von der Darmwand aufbereiteten Substanzen über das Blut in den Organismus gelangen.

Die eigentliche Verdauungsarbeit leistet die Innenauskleidung des Darms, eine sensible, hoch spezialisierte Schleimhaut. Vor allem in der oberen Hälfte des Dünndarms bildet die Darmschleimhaut zahlreiche Zotten, das sind fingerartige Ausstülpungen. Wie die Wurzeln einer Pflanze im Erdboden, so ragen die Zotten in den Speisebrei und saugen aus ihm alle notwendigen Nährstoffe auf. Diese aus der Nahrung gefilterten Stoffe gelangen in die Deckzellen der Darmwand, von dort in die venöse Blutbahn und das Lymphsystem des Körpers. Die Lymphe fließt kurz vor dem Herzen in den großen Blutkreislauf. Blut und Lymphe werden von diesem bis in die kleinste Verästelung des arteriellen Kapillarnetzes weiterbefördert (Kapillare sind Haargefäße, die feinsten Verzweigungen der Blutgefäße). Zelle für Zelle erhält so die Energie, die sie für ihre Lebensfunktion braucht.

Der Darm arbeitet ähnlich wie ein Fließband, bei dem in verschiedenen, aufeinander abgestimmten Etappen ein Produkt gefertigt wird. Die einzelnen Etappen der Passage des Nahrungsbreis durch den Darm erfolgen nach einem präzisen Timing, das durch Nervenreflexe reguliert wird. Das organische Transportband des Verdauungsapparates ist harmonisch eingefügt in den natürlichen Biorhythmus des Menschen. Dieses empfindliche System wird durch gegenläufige Gewohnheiten in unserem alltäglichen Tagesablauf schnell in seinem Ablauf gestört.

Dünndarm

Der Dünndarm ist der Ort intensivster Verdauungsvorgänge. Seine Schleimhaut ist in unzähligen feinen Ausstülpungen blatt- und fingerförmig aufgefaltet. Neben der Bauchspeicheldrüse und der Leber geben die zahlreichen Drüsen der Darmzotten die Hauptmenge an Verdauungssäften ab. Die Zotten nehmen nicht nur die Nahrungsbausteine auf, sondern resorbieren auch einen Großteil des im Darm befindlichen Wassers.

Dickdarm

Der Dickdarm bildet zusammen mit dem Mastdarm den letzten Teil des Magen-Darm Traktes. Er legt sich wie ein Kranz um den Dünndarm. Seine Schleimhaut besitzt keine Zotten mehr, dafür tiefe Krypten, die vorwiegend von schleimbildenden Zellen ausgekleidet werden. Bei jeder Mahlzeit reagiert der Dickdarm mit starken Bewegungen, die den Speisebrei in Richtung Darmausgang schieben.

Enddarm

Der Enddarm ist der Speicher und das Auffangorgan für den Stuhl. Der Darmausgang wird von einer doppelten Muskelschicht verschlossen – einer inneren, die unwillkürlich funktioniert, und einer äußeren, die dem Willen unterworfen ist. Beim Stuhlgang müssen die Muskeln gemeinsam erschlaffen, entsprechender Druck der Bauch- und Beckenbodenmuskulatur befördert den Stuhl hinaus.

Verstopfung

Ärzte gehen davon aus, dass ein normaler Stuhlgang zwischen einmal am Tag und alle drei Tage einmal anzusiedeln ist. Als Verstopfung bezeichnet man einen Zustand, bei dem es weniger als dreimal die Woche zu einer Stuhlentleerung kommt. Auch wenn Menschen zur Stuhlentleerung regelmäßig heftig pressen müssen, spricht man von Verstopfung.

Man unterschiedet zwischen einer akuten und einer chronischen Verstopfung: Eine akute Verstopfung ist in der Regel kein Grund zur Sorge. Auf Reisen, in einer fremden Umgebung, nach ungewohntem Essen oder bei seelischer Erregung kommt sie schon einmal vor. Ernst zu nehmen ist hingegen eine chronische Verstopfung. Häufige Reizungen der Darmschleimhaut haben den Darm überfordert, und er ist dadurch erschlafft. Die Hemmungsimpulse der erschöpften Darmwand nehmen zu. Verweilt der Darminhalt länger an einer Stelle, entstehen immer mehr Gifte und Gase und der Druck steigt dadurch. Schließlich wird der Druck auf die Nervenenden in der Darmwand so groß, dass sich der so genannte Bahnungsreflex durchsetzt. So gelangt der Darminhalt mit gewaltsamer Anstrengung endlich in den nächsten Darmabschnitt.

Eine chronische Verstopfung ist meistens die Folge von Ernährungsfehlern (zu wenig Ballaststoffe) oder einer verminderten Bildung von Verdauungssäften. Wenn der Stuhl zudem hart ist und in Bröckchen abgesetzt wird, ist dies ein Zeichen einer stark verlangsamten Darmpassage und nicht genügender Flüssigkeitszufuhr. Chronische Verstopfung wird von einer Vielzahl von Symtomen begleitet: Bauchweh, Blähungen, Rückenschmerzen, Kopfschmerzen oder Müdigkeit

Folgen

Hämorrhoiden treten oft schon bei schwach reizhaltigem Kot auf, als Zeichen einer beginnenden Schädigung des Darmes. Wie ein Polster verschließt das Hämorrhoidalgeflecht den After. Erschlaffen seine Blutgefäße durch sitzende Tätigkeiten, verbunden mit reizhaltigem Stuhlgang oder durch die Reizung durch Verstopfungen, zu harten Stuhl und überdehnte Därme, entstehen Hämorrhoiden. Bei sehr hartem Stuhlgang kann es auch zu Analfissuren kommen, das sind kleine, meist sehr schmerzhafte Hauteinrisse. In beiden Fällen versucht der Körper unwillkürlich, den Schmerz zu vermeiden, indem er den Darminhalt zurückhält, was wiederum die Verstopfung verstärkt.

Aufgrund der verlangsamten Darmpassage bei Verstopfungen kann die Darmwand dünnwandige Ausstülpungen nach außen bilden, die so genannten Divertikel. Diese lassen den Kot oft zu lange in den Ausstülpungen verweilen, sodass es zu Blähungen und Entzündungen kommt. In schlimmeren Fällen können Verstopfungen auch zu polypenartigen Wucherungen im Dickdarm führen, die nach einer Zeit unter Umständen auch in bösartige Stadien (Krebs) übergehen.

Behandlung

Es besteht die Möglichkeit einer Darmsanierung, zum Beispiel durch eine Colon-Hydro-Therapie. Dabei wird der Dickdarm mehrmals hintereinander gespült, wodurch eine intensive Reinigung erzielt wird. Auf diese Weise soll die Darmtätigkeit wieder angeregt werden.

Viele Menschen greifen auf Abführmittel zurück. Die Pharmaindustrie hat mittlerweile rund 500 Abführmittel auf den Markt gebracht, die zum großen Teil rezeptfrei in der Apotheke zu kaufen sind:

Salinische Abführmittel wie das Glaubersalz und das Bittersalz werden in Wasser aufgelöst und getrunken. Sie rufen oft schnelle, heftige Darmentleerungen hervor, die aber ebenfalls wertvolle Elektrolyte aus dem Körper spülen.

Die Verwendung von Gleitmitteln in Form von Zäpfchen beeinträchtigt bei regelmäßiger Anwendung den natürlichen Stuhlreflex.

Kritiker weisen immer wieder darauf hin, dass dem Körper durch die drastischen Entleerungen aufgrund von Abführmitteln Sturzbäche mineralstoffreicher Flüssigkeit verloren gehen. Vor allem der ohnehin oft knappe Mineralstoff Kalium, aber auch Magnesium und Kalzium landen regelmäßig in der Toilette. Das schadet auf Dauer den Wächtern unseres Mineralstoffhaushaltes, den Nieren. Sind sie erst angegriffen, verstärken sich die Verluste an Mineralstoffen zusätzlich. Der Wasserhaushalt des Körpers wird so nachhaltig gestört, dass sich schwere Nebenwirkungen für das Herz-Kreislauf-System einstellen können.

Auch ein gewisser Gewöhnungseffekt, der zur Folge hat, dass der Darm noch träger wird, ist nicht von der Hand zu weisen.

Abführmittelbefürworter, die durchaus um die Problematik des Kalium-Verlusts wissen, sehen die Zukunft in so genannten osmotischen Abführmitteln. Diese enthalten den Wirkstoff Macrogol. Macrogol wird mit Elektrolyten versetzt und in reichlich Flüssigkeit aufgelöst. Macrogol ist ein Kunststoffmolekül, das Wasser sehr gut bindet. Die Abführkraft beruht auf der abführenden Wirkung des Wassers, das der Betroffene zu sich nimmt. Gerade bei älteren Menschen wird dieses Mittel bevorzugt angewandt.

DocTipp

- *Sorgen Sie für ballaststoffreiche Ernährung. Ballaststoffe vermehren den Darminhalt, dehnen die Darmwand und regen natürliche Bewegungen an. Für den Darm signalisiert dies: Es ist Zeit für die Entleerung. Ballaststoffe machen den Stuhl weicher. Er kann damit bequemer herausgepresst werden.*
- *Frisches Obst und ausreichend Gemüse unterstützen die Darmtätigkeit. Ernährungswissenschaftler raten, fünfmal am Tag Obst, in kleinen Portionen verteilt, zu essen.*
- *Bewegen Sie sich ausreichend, gehen Sie spazieren, schwimmen oder fahren Sie Fahrrad und treiben Sie Gymnastik. Es gibt auch spezielle Kurse für Senioren.*
- *Betroffene sollten ihren Darm »erziehen«, indem sie sich nach dem Frühstück regelmäßig auf die Toilette begeben. Es funktioniert auf Dauer tatsächlich!*
- *Nehmen Sie mindestens zwei bis drei Liter Flüssigkeit am Tag zu sich. Vor allem ältere Menschen neigen dazu, zu wenig zu trinken.*

Durchfall

Das Auftreten von wässrigem Stuhl ist keine Krankheit, sondern ein Symptom. Ursache für den Durchfall (Diarrhö) ist die Schädigung der Darmschleimhaut. Er kann auf vier verschiedene Arten entstehen:

- Der Darminhalt kann zum Beispiel bei Enzymmangel nicht vom Körper aufgenommen werden und behält zu viel Wasser bei sich.
- Die Darmschleimhaut gibt vermehrt Flüssigkeit ab, weil sie gereizt ist, beispielsweise infolge von Funktionsstörungen durch Viren, Bakterien und andere Organismen oder aufgrund von Entzündungen verschiedenen Ursprungs.
- Die Aufnahme des Darminhalts ist durch eine erregerbedingte Funktionsstörung oder durch Schleimhautschäden beeinträchtigt oder vermindert.
- Vermehrte Darmbewegung beschleunigt die Passage des Darminhaltes. Beschleunigend wirken können hormonbildende Tumoren, Arzneimittel, Nikotin, psychische Einflüsse.

Akute Durchfälle sind in den meisten Fällen infektiös bedingt. Sie werden zum Beispiel durch verdorbene Lebensmittel, Salmonellen, bei Kleinkindern durch Viren hervorgerufen, während chronische Durchfälle meist nicht-infektiöse Ursachen haben, wie chronisch-entzündliche Darmerkrankungen oder psychische Unruhezustände.

Behandlung

Bei akutem Durchfall muss der Verlust an Mineralstoffen und Flüssigkeit unbedingt ausgeglichen werden. Deshalb sollte man viel trinken und Mineralstoffe zu sich nehmen. Sollte der Durchfall länger dauern, muss in jedem Fall ein Arzt aufgesucht werden, der die Ursache abklärt.

Hämorrhoiden

Hämorrhoiden werden für viele Menschen früher oder später zur Plage. Aus falscher Scham wird der Arzt oft erst nach langer Zeit aufgesucht.

Was sind Hämorrhoiden?

Etwa zwei Zentimeter oberhalb der Schließmuskeln sind weiche Schwellkörper aus Bindegewebe und Aderngeflechten in den Analkanal eingebaut. Ohne diese Blutgefäßpolster, die ringförmig unter der Enddarmschleimhaut am After angelegt sind, wäre man unfähig, Durchfall oder Winde zurückzuhalten. Sie sind der wichtigste Bestandteil des analen Verschlussapparates und legen sich dabei dicht wie Kissen aneinander.

Sie haben keine Nerven und sind deshalb nicht spürbar. Erst wenn sie sich vergrößern oder entzünden und nach außen gedrückt werden, können Beschwerden auftreten. Durch die Vergrößerung der Hämorrhoidalpolster über das normale Maß hinaus wird die sie überziehende Schleimhaut, die von feinsten Blutgefäßen durchzogen ist, überdehnt und entzündet sich schließlich. Dabei entsteht das Hämorrhoidalleiden. Gleiten an diesen vergrößerten, prall aufgespannten Hämorrhoidalknoten sperrige, feste Stuhlbestandteile vorbei oder wird beim Stuhlgang zu stark gepresst, können die kleinen Haargefäße aufreißen und bluten. Einer der auffälligsten Hinweise auf das Hämorrhoidalleiden ist Blut auf dem Toilettenpapier oder hellrote Blutauflagerung auf dem Stuhl. Unterschieden werden vier Stadien:

- Hämorrhoiden ersten Grades, die äußerlich nicht sichtbar und tastbar sind, äußern sich in leichter Schwellung, mit Juckreiz und Schmerzempfindungen im Analbereich. Die Gefäßpolster sind vergrößert.
- Hämorrhoiden zweiten Grades sind noch mehr angeschwollen und werden bei Stuhlentleerung herausgepresst, ziehen sich aber von selbst wieder zurück. Auffällig ist unter anderem der Abgang von hellrotem Blut mit dem Stuhl. Starker Juckreiz, Brennen und Schleimabsonderungen sind weitere Merkmale.
- Hämorrhoiden dritten und vierten Grades hängen weit in den Analkanal. Nach Stuhlgang, Niesen und Pressen rutschen sie aus dem After und können sich nicht mehr selbstständig zurückziehen. Sie müssen mit dem Finger zurückgedrückt werden.

Ursachen

Krankhaft vergrößerte Hämorrhoiden gelten als typisches Zivilisationsleiden, denn vieles, was das moderne Leben kennzeichnet, trägt unter anderem zur Entstehung bei, wie etwa falsche Ernährung, Stress und Hektik. Allerdings müssen mehrere Ursachen zusammentreffen.

Ein wesentlicher Faktor ist die angeborene oder erworbene Bindegewebsschwäche. So haben Frauen während der Schwangerschaft und nach der Entbindung ein erhöhtes Risiko, an Hämorrhoiden zu erkranken, da ihre Bindegewebsfestigkeit abnimmt. Als eine weitere Hauptursache des Hämorrhoidalleidens gilt die ballaststoffarme, das heißt faserarme Ernährung, die eine zu geringe Dickdarm- und demzufolge Mastdarmfüllung bewirkt. Auch zählen häufige Verstopfungen und die damit verbundene Einnahme von Abführmitteln sowie eine bereits vorhandene Darmentzündung zu den Ursachen dieser Krankheit.

Behandlung

Für das Hämorrhoidalleiden gibt es ein großes Spektrum von Therapien, über die die Meinungen weit auseinander gehen. Wie auch immer: Die Art der Behandlung richtet sich nach der Größe der Hämorrhoiden.

Die Infrarotlicht-Behandlung eignet sich sehr gut zur Blutstillung bei blutenden Hämorrhoiden ersten Grades. Mit einer als Lichtleiter dienenden Stange, die durch das Proktoskop auf einen Hämorrhoidenknoten aufgesetzt wird, kann Wärmeenergie in Form von Infrarotlicht auf das Gewebe übertragen werden. Das führt zu einer Verbrennung bis zu einer Gewebetiefe von etwa zwei bis drei Millimetern. So werden die kleinen Haargefäße an der Oberfläche der Hämorrhoidalknoten verschorft und die Blutung wird gestillt. Diese Behandlung ist absolut schmerzfrei.

Bei der Verödungsbehandlung werden kleinste, in Flüssigkeit gelöste Salzkristalle in die Basis der Hämorrhoidalknoten eingespritzt. Die Kristalle wirken dort wie Fremdkörper und erzeugen im Gewebe eine Entzündung. Die Entzündung hinterlässt Narben, die die vergrößerten Hämorrhoidalknoten zusammenschrumpfen lassen und natürlich auch die oberflächlich gelegenen Gefäße indirekt veröden, sodass sie nicht mehr bluten. Auch diese Behandlung ist schmerzfrei und ambulant durchführbar und wird bei Hämorrhoiden ersten und zweiten Grades angewandt.

Mit Hilfe der Gummibandligatur können Hämorrhoiden zweiten und dritten Grades verkleinert werden. Dazu stülpt der Arzt kleine Gummiringe mit einem Spezialinstrument durch das Proktoskop über einen Teil des Hämorrhoidenknotens. Der Knoten wird so abge-

DocTipp

Vorbeugen ist besser als heilen:
- *Essen Sie viel Ballaststoffe, das verhindert Darmbeschwerden.*
- *Verzichten Sie auf zu viel Fett, Fleisch und Zucker.*
- *Wichtig ist auch ausreichende Bewegung, da so die Darmtätigkeit aktiviert wird. Um den Darmschließmuskel zu trainieren, empfielt sich folgende Übung: Ziehen Sie ihn mehrmals täglich 20- bis 30-mal zusammen und lassen Sie ihn dann wieder*

erschlaffen. Der Erfolg stellt sich nach ein paar Wochen ein.
- *Hygiene spielt eine große Rolle. Mit weichem Toilettenpapier und Waschen nach dem Stuhlgang mit reinem Wasser kann man Infektionen vorbeugen.*
- *Nehmen Sie sich genügend Zeit für den Stuhlgang und gewöhnen Sie sich regelmäßige Zeiten an. Weder Pressen noch das Unterdrücken des Stuhlgangs wirkt sich günstig aus.*

bunden. Auf diese Weise wird die Blutzufuhr und damit die Sauerstoffversorgung des abgebundenen Knotenanteils unterbrochen, sodass das Gewebe abstirbt und abgestoßen wird.

Zusätzlich gibt es eine Menge an Medikamenten, die Linderung verschaffen. Grundsätzlich gibt es zwei Medikamentengruppen: solche mit Cortisonzusatz und solche ohne. Die Medikamente sind als Salben, Cremes, Pasten, Zäpfchen, Lösungen oder Analtampons erhältlich.

Chronische Entzündungen

Beim so genannten Morbus Crohn zerstören wiederkehrende Entzündungen die Schleimhäute vom Dick- und vor allem vom Dünndarm. Diese Erkrankung begleitet einen das ganze Leben.

Eine weitere chronische Darmerkrankung ist die Colitis ulcerosa, eine Entzündung des Dickdarms. Sie löst, ähnlich wie Morbus Crohn, schwere Entzündungen des Dickdarms und des Enddarms aus und geht mit Geschwüren einher, die die Schleimhaut durchlöchern können.

Beide Erkrankungen treten schubweise auf. Die Betroffenen leiden an blutigen, schleimigen Durchfällen, schweren Bauchschmerzen, Übelkeit, Appetitlosigkeit und Fieber. Die Ursachen sind in beiden Fällen nicht erforscht. Einflüsse von Immunsystem und Psyche werden diskutiert. Eine Untersuchung in Japan zeigte einen Zusammenhang zwischen dem Verzehr an tierischem Fett und tierischem Eiweiß und Morbus Crohn.

Stress geht auf den Darm

Sorgen, Konflikte und auch der stille Psycho-Stress, den man gar nicht bemerkt (zum Beispiel nachts im Schlaf) stimulieren Stresshormone wie Cortisol oder Adrenalin, die massiv auf den sensiblen Darm einwirken. Reize des sympathischen vegetativen Nervensystems hemmen die Tätigkeit des Darms, des Magens und der Bauchspeicheldrüse. Stresshormone können aber ebenso die Verdauung extrem beschleunigen und eine Überproduktion an Magensäure stimulieren. Dieser Dauerbeschuss nervöser Reize führt oft zu einem steten Wechsel von Durchfall und Verstopfung.

Darmuntersuchung

Eine Darmuntersuchung geht schnell und tut nicht weh. Kleinfingerdicke, hochbewegliche, gummischlauchartige, lichtführende Innenspiegel (Endoskope) werden in Mund beziehungsweise After eingeführt. Dann werden Speiseröhre, Magen und oberer Dünndarm in circa zehn bis fünfzehn Minuten, Dickdarm und unterer Dünndarm in etwa zwanzig bis dreißig Minuten Quadratzentimeter für Quadratzentimeter ausgespiegelt und per Augenschein auf eventuelle Entzündungen, Verengungen, Geschwüre, gutartige Polypen oder auch Tumoren überprüft. Es gibt auch noch andere Untersuchungstechniken. Mit einem nur sechzig Zentimeter langen endoskopischen Gerät erfasst man vom After aus etwa sechzig Prozent aller Dickdarmkrebse, der weitaus häufigsten Tumoren im Bauchraum.

Neu ist der Atem-Test. Der Patient nimmt zuerst bestimmte Nahrungsmittelbestandteile wie Milchzucker zu sich, danach bläst er in einen Luftballon. Aus der Zusammensetzung der Atemluft wird auf den Verursacher der Darmerkrankung geschlossen.

Therapie

Bei Darmentzündungen wird oft eine Cortisontherapie zur Entzündungshemmung angewandt. Bei allen ganzheitlichen Therapieansätzen sollen nicht die Symtome, sondern die Ursache bekämpft werden. Diese besteht oft in einer beschädigten Darmflora, und deshalb steht eine Säuberung des Darms durch Fasten, Darmspülung oder eine umfassendere Darmsanierung meist am Anfang allen Bemühens.

DocTipp

- *Essen Sie nur vollwertige Nahrungsmittel wie Obst, Salat, Vollkornbrot, Gemüse und Rohkost.*
- *Freuen Sie sich auf Ihr Essen!*
- *Leben Sie nicht zu asketisch und einseitig.*
- *Essen Sie täglich eine Tasse Getreidemüsli.*
- *Trinken Sie genug. Mindestens einen bis zwei Liter pro Tag.*
- *Legen Sie bei Blähungen einen feuchten Wärmewickel um den Bauch.*
- *Schädlich für Darm und Stoffwechsel sind alle fetten und süßen Nahrungsmittel.*

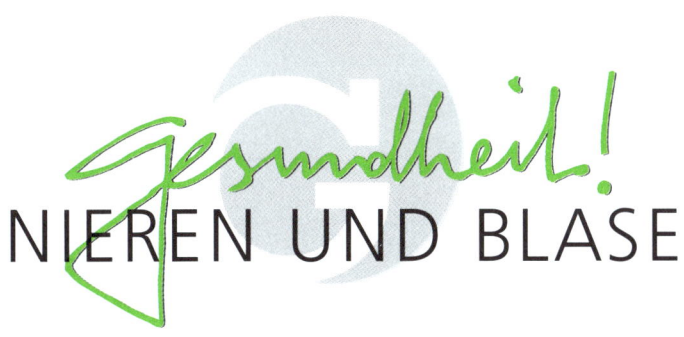

NIEREN UND BLASE

Der Filter für das Blut

Die beiden Nieren liegen rechts und links der Wirbelsäule unterhalb der Rippen. Sie haben eine typische bohnenförmige Gestalt und werden von jeweils einer Nierenschlagader, die direkt von der Hauptschlagader des Körpers abzweigt, mit Blut versorgt. Durch den Anschluss an die Hauptschlagader sind die Nieren stark durchblutet. So fließen etwa 20 Prozent des von der linken Herzkammer in die Hauptschlagader gepumpten Blutes durch die Nieren. Das Blut verlässt die Nieren durch die Nierenvenen, die in die untere Hohlvene einmünden. Der gebildete Harn verlässt die Niere über die Harnleiter, die in die Harnblase münden.

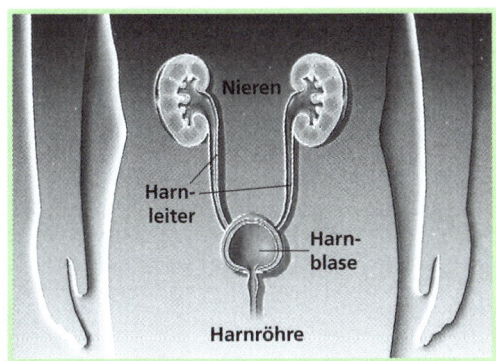

Von der Niere fließt der Harn über die Harnleiter in die Blase

Funktion der Niere

Die Nierenarterie verzweigt sich und versorgt die Niere mit sauerstoffreichem Blut. Das gereinigte Blut verlässt die Niere wieder über die Nierenvene. Im Nierengewebe liegen die Nephrone, spezialisierte Struktureinheiten, in denen das Blut gereinigt und der Harn gebildet wird. Dieser enthält hauptsächlich Schad-, Schlackenstoffe, andere Stoffwechselendprodukte und überschüssiges Wasser. Er fließt von den im Nierengewebe befindlichen Harnsammelrohren in das verzweigte Nierenbecken und von da zu den ableitenden Harnwegen. Eine einzelne gesunde Niere wird pro Minute mit mehr als einem halben Liter Blut versorgt! Obwohl die Harnproduktion der Niere sehr stark von der aufgenommenen Wassermenge und vielen anderen Faktoren abhängt, kann man als Richtwert annehmen, dass eine einzelne Niere etwa einen halben Milliliter Harn pro Minute absondert, das entspricht in etwa der Füllung einer halben Tasse pro Stunde.

Nierensteine

Die Nierensteinkrankheit ist die Bildung von Ablagerungen in den kleinen Röhrchen der Niere, dem Nierenbecken und den ableitenden

Harnwegen (Harnleiter-, Blasenstein). Die auslösende Ursache ist häufig ungeklärt.

Das Steinleiden ist die »äußere« Erscheinung einer übergeordneten Krankheit, zu der viele verschiedene Umstände beitragen. Nur ein Teil der krankheitserzeugenden Ursachen ist bekannt. In Europa erkranken bis zu 10 Prozent der Menschen daran. Die Wohlstandsgesellschaft mit ihrer eiweißreichen Kost fördert eine Harnsäure-, Oxalat- und Kalziumausscheidung im Urin und damit eine Entstehung von Steinen.

Steinbildung

Der Harnsteinbildung liegen physikalische und chemische Vorgänge zugrunde, die wir aber nur zum Teil kennen und verstehen. Am Beginn der Steinbildung steht ein »Keim« oder Kristallisationskern aus körpereigenem Material. Wenn ein Stoff im ausgeschiedenen Harn so konzentriert ist, dass er nicht mehr in gelöster Form bleiben kann, kristallisiert er aus und lagert sich dem Kern aus organischem Material an. Seit langem weiß man aber, dass bei einem Gesunden die Löslichkeitsgrenze, zum Beispiel nach reichlichem Genuss von Spargel, Pilzen oder Rohgemüse, immer wieder überschritten wird, die gebildeten Kristalle aber durchweg ausgeschieden werden. Der Gesunde verfügt eben über genügend Hemmstoffe, die die Steinbildung in Grenzen halten. Beim Steinpatienten besteht jedoch ein Mangel an kristallhemmenden Substanzen, die beim Gesunden das Wachstum und die Zusammenballung der Kristalle weitgehend verhindern. Bekannte Hemmer sind zum Beispiel Heparin, Zitronensäure und Magnesium.

Die Neigung zu Harnkristallen erhöht sich durch: fieberhafte Erkrankungen, heißes Klima, starkes Schwitzen, Magen- und Darmkrankheiten mit Erbrechen und Durchfällen, Bewegungsmangel, überreiche ballaststoffarme Ernährung mit einem hohen Anteil an tierischem Eiweiß sowie gesteigerten Alkoholkonsum.

Krankheitsbild

Die Patienten kommen meist dann mit körperlichen Beschwerden zum Urologen, wenn die Steine zu wandern anfangen. Der akute Steinanfall, die so genannte Nierenkolik, geht mit heftigsten, anfallsweise auftretenden krampfartigen Schmerzen einher. Die Dauer der Anfälle schwankt zwischen Minuten und Stunden. Liegt der Stein in der Lendengegend, so strahlt der Schmerz von der betroffenen Körperseite oft auch in den Rücken aus. Bei einem so genannten tief sitzenden Stein berichten die Patienten von Schmerzen in der Oberschenkelinnenfläche, den Hoden oder Schamlippen. Diese Schmerzen können mit Erbrechen, einer Bauchdeckenspannung, besonders im Oberbauch oder im Verlauf des Harnleiters, verbunden sein. Ein Darmverschluss, Frösteln oder Schüttelfrost bei schnellem Puls ohne wesentliche Temperatursteigerung, Harndrang bei verminderter Harnmenge bis hin zur Unfähigkeit, Wasser zu lassen, sind ebenfalls schon beobachtet worden. Der Arzt behandelt die Kolik mit Schmerzmitteln.

Bei einem chronischen Steinleiden bleiben Koliken meist aus, wenn der Stein eine Größe erreicht hat, bei der es nicht mehr zur Einklemmung kommen kann. Hier sind es die bakteriellen Infektionen, die häufig zu Komplikationen führen. Die Symptome sind wenig ausgeprägt. Die Patienten klagen über einen dumpfen Druck in der betroffenen Nierengegend, auch über unbestimmte Schmerzen im Verlauf des Harnleiters. Der Verlauf der Erkrankung ist abhängig von der Art der Komplikation.

Therapie

Seit der internationalen Anerkennung der ESWL (Extrakorporale Stoßwellenlithotripsie) im Jahre 1983 werden heutzutage nur noch 1 bis 2 Prozent der Nierensteinpatienten »offen« operiert (bis 1980 waren es 95 Prozent). Bei der ESWL werden Stoßwellen von außen durch die Haut an den Stein geschickt, deshalb heißt es »extrakorporal«. Der Druck dieser Schallwellen steigt rasch an und fällt rasch wieder ab. Der Druckabfall wirkt beim Aufprall auf den Stein als Zugkraft. Die Zug- und Druckspannungen an der Vorder- und Rückfläche des Steines übersteigen dessen Materialfestigkeit, es kommt dadurch zu Rissen und Sprüngen – der Stein zerbröselt.

DocTipp

- *Trinken Sie viel! Jeder sollte in der Regel zwischen 2 und 2½ Liter Flüssigkeit täglich zu sich nehmen. Der Harn wird dadurch dünnflüssiger. Gerade nach sportlicher Betätigung oder anstrengenden Saunagängen muss man darauf achten, dem Körper wieder genügend Flüssigkeit zukommen zu lassen.*

- *Am besten eignen sich Mineralwasser, Früchte- oder Kräutertees, weil sie den Körper nicht noch zusätzlich mit viel Kalorien belasten. Aber auch Bier, besonders Weizenbier, schwemmt die Niere gut aus und hat einen guten Spüleffekt für den gesamten Harntrakt.*

- Vorsicht: *Alkoholfreies Bier enthält Stoffe, die die Bildung von Nierensteinen begünstigen können. Schwarzer Tee enthält Oxalsäure und kann ebenfalls zu Nierensteinen führen.*

- Tipp: *Trinken Sie den schwarzen Tee mit Milch, wie die Engländer! Da wird die Oxalsäure bereits im Magen gebunden und unschädlich gemacht.*

- *Süße Limonaden fördern die Steinbildung durch ihren Phosphatgehalt.*

- *Es gibt auch Nahrungsmittel, die zu Nierensteinen führen können. Tomaten, Spinat, Kakao und Schokolade sind die Hauptlieferanten für die Oxalsäure, aus der sich die meisten Nierensteine bilden. Gefahr droht aber nur, wenn man wirklich jeden Tag pfundweise davon isst.*

Tipps für diejenigen, die bereits einen Nierenstein haben:

- *Es gibt Tricks, mit denen man Nierensteine zum Wandern bringen kann. Viel körperliche Bewegung, Springen, Hüpfen, und Treppensteigen gehören dazu. Heiße Bäder entspannen die Muskulatur. Dadurch erweitern sich auch die Harnleiter, die Steine können besser abgehen.*

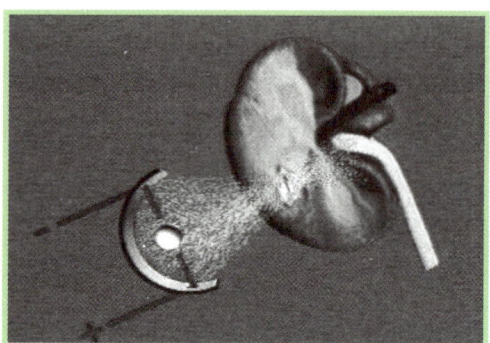

Bei der Extrakorporalen Stoßwellenlithotripsie werden Schallwellen durch die Haut geschickt (schematische Darstellung, rechts die Niere)

Die zweite Möglichkeit zur Zertrümmerung besteht darin, eine Sonde in den Körper direkt an den Stein zu führen – dies wiederum nennt man »intrakorporal«. Vor der Nierensteinzertrümmerung wird der Stein (oft die Steine) mittels Röntgengerät oder Ultraschall gesichtet und seine Lage und Größe kontrolliert. In der Regel kommt der Patient ohne Narkose aus. In Ausnahmefällen, wenn der Stein ungünstig liegt, zum Beispiel im Harnleiter, wird eine Kombination mehrerer Möglichkeiten erwägt. So kann man den Stein mit Hilfe einer Schlinge durch die Harnröhre »festsetzen« und zertrümmert ihn dann. Von der Behandlung mit Ultraschallzertrümmerung ausgeschlossen sind schwangere Patientinnen und Personen mit ausgeprägter Körperfülle (ab 130 Kilo aufwärts).

Harninkontinenz

Die Harnblase ist ein mit Schleimhaut ausgekleideter Hohlmuskel. Sie hat ein Fassungsvermögen von etwa einem halben bis drei viertel Liter. Die Größe kann von Mensch zu Mensch erheblich variieren. Wenn sich die Blase füllt, wird sie gedehnt. Dieser Dehnungsreiz wird über Nervenenden in der Blasenwand zuerst an das Rückenmark und von dort aus an das Gehirn weitergeleitet. Die Folge dieses Signals ist der Harndrang. Dieser Weg wird auch zur Weiterleitung von Schmerzempfindungen sowie zur Steuerung der Muskulatur bei der Blasenentleerung genutzt.

Von der Blase aus wird der Urin durch die Harnröhre ausgeschieden. Diese ist bei Mann und Frau unterschiedlich ausgebildet. Beim Mann ist sie etwa 15 bis 20 Zentimeter lang. Zusätzlich münden noch Drüsenausführungsgänge der Prostata und der Samenleiter in ihr, weshalb sie auch als Harnsamenröhre bezeichnet wird. Bei der Frau ist die Harnröhre 3 bis 5 Zentimeter lang und mündet im Bereich der Scheide nach außen.

Unter Harn oder Urin versteht man die von den Nieren abgesonderte Körperflüssigkeit, die organische und anorganische Bestandteile enthält. Mit dem Vorgang der Harnausscheidung erfolgen die Absonderung »harnpflichtiger« Stoffe sowie die Regulation des Wasser-Elektrolyt-Haushaltes und die Herstellung des Säure-Basen-Gleichgewichts im Körper.

Im Verlauf seiner frühkindlichen Entwicklung erwirbt der Mensch die Fähigkeit, seine Blasenentleerung willentlich zu beeinflussen. Dazu ist ein komplizierter Regelmechanismus erforderlich, der das Zusammenspiel von Harnblase, Beckenbodenmuskulatur, Schließmuskelsystem am Harnröhrenausgang und Nervensystem steuert.

Die Füllung der Harnblase mit Urin ruft zunächst einen ersten Harndrang hervor, der mit Erreichen des Fassungsvermögens der Harnblase – etwa 300 bis 500 Milliliter – immer stärker wird. Die Information über die Blasenfüllung wird dann über ein spezielles Nervenzentrum im unteren Rückenmark an entsprechende Zentren im Gehirn weitergemeldet, sodass bewusst die Entscheidung über eine Blasenentleerung getroffen werden kann. Sind Ort und Zeit günstig, erfolgt der Befehl dazu in umgekehrter Reihenfolge wieder über das Rückenmark. Die Blase zieht sich zusammen, sie kontrahiert, das Schließmuskelsystem erschlafft, der Urin kann abfließen.

Selbst diese vereinfachte Darstellung der Blasenentleerung lässt erahnen, wie störanfällig dieser Vorgang sein kann. Zum unkontrollierten Urinabgang kann es zum Beispiel kommen, wenn das Schließmuskelsystem nicht mehr genügend Verschlusskraft hat, die Blase zu viel oder gar nicht mehr kontrahiert, ein Abflusshindernis unterhalb der Blase vorliegt oder wenn die Informationsübertragung der Nervenbahnen zwischen Blase, Rückenmark und Gehirn ganz oder teilweise beeinträchtigt ist.

Harninkontinenz oder Blaseninkontinenz (Blasenschwäche) bezeichnet den unwillkürlichen und unfreiwilligen Urinverlust bzw. Harnabgang auf natürlichem Weg.

Verschiedene Erscheinungsformen

Bei körperlicher Belastung, zum Beispiel bei Husten, Niesen, dem Heben schwerer Gegenstände oder Sport, entweichen unfreiwillig kleine bis größere Mengen Urin. Harninkontinenz kann in mehreren Formen auftreten:

- Stress-Inkontinenz wird durch eine Schwäche der Beckenbodenmuskulatur verursacht.
- Die Drang-Inkontinenz ist das Resultat einer überaktiven Blasenmuskulatur. Diese zieht sich ständig zusammen und signalisiert eine volle Blase. Plötzlicher, häufiger Harndrang und unfreiwilliger Urinverlust sind die Folge. Betroffene verlieren auch bei gefüllter Blase nach dem Husten Urin.
- Bei der so genannten Überlauf-Inkontinenz kommt es zu unfreiwilligem Urinverlust bei voller Blase, ohne dass die Blasenmuskulatur angespannt wird. Häufig liegt auch das Gefühl einer unvollständigen Blasenentleerung vor.

Die Schwelle der Peinlichkeit

Blasenschwäche ist eine wahre Volkskrankheit. Und wie eine Bevölkerungsumfrage zeigt, steht sie in der Rangfolge der peinlichen Erkrankungen ganz oben. In vielen Fällen wird sie aus Scham verschwiegen, obwohl die Auswirkungen auf die Lebensqualität der Betroffenen dramatisch sind. Dabei ist Blasenschwäche in vielen Fällen kein unabwendbares Schicksal. Es handelt sich um eine gut zu diagnostizierende und zu behandelnde Krankheit. Leider scheuen viele Betroffene nach wie vor den Weg in die Arztpraxis oder zumindest ist der Gang zum Arzt für sie eine wahre Mutprobe.

Allerdings werden auch in unseren Zeiten der medizinischen Überversorgung Inkontinenzpatienten nur unzureichend versorgt. Dies hat verschiedene Ursachen. Eine davon ist die vermeintliche Banalität dieser Krankheit. Dann offenbaren die Patienten ihr Leiden dem Arzt gegenüber nicht deutlich genug, und die Ärzte fahnden ihrerseits oft nicht aktiv genug nach den Problemen.

Nach entsprechender Diagnostik kann jedoch eine Vielzahl von Blasenfunktionsstörungen konservativ, das heißt ohne Operation, behandelt werden. Wenn ein Eingriff notwendig sein sollte, so ist damit ein so genannter minimal invasiver gemeint, also einer, der den Organismus nur unwesentlich belastet.

Was tun?

Was tun, wenn man merkt, dass mit der Blase etwas nicht mehr stimmt? Man sollte sofort einen Arzt aufsuchen und mit ihm das Problem besprechen. Je schneller man handelt, desto besser sind die Chancen für eine Lösung des Problems.

Viele Leute verlieren Urin nur bei Sportarten wie Reiten, Motocross oder Trampolinspringen. Diese Vorkommnisse sollten dennoch nicht auf die leichte Schulter genommen werden. Es handelt sich hierbei um eine Form der Inkontinenz, die behandelt werden sollte. Ein Unterlassen der Behandlung kann die Inkontinenz verstärken, sodass sie auch im ganz normalen Alltag akut werden kann.

Eine sinnvolle Maßnahme ist die Beckenbodengymnastik, die leicht zu erlernen ist. Sie soll die geschwächte Muskulatur wieder kräftigen und wird nach Möglichkeit kombiniert mit dem so genannten Toilettentraining: Dabei wird ein Zeitplan erstellt, wann der Patient zur Toilette gehen sollte und wann nicht. Dieser gewöhnt sich auf diese Weise daran, wieder »Verantwortung« für die Blasenentleerung zu übernehmen.

Außerdem helfen Wärmebehandlungen, Packungen, kalte Güsse und Wechselbäder. Als besonders erfolgreich gilt die Fußreflexzonenarbeit (Seite 171).

Hilfsmittel für Inkontinente

Für viele ist es wichtig, dass ein gutes Schutzsystem existiert. Es gibt heutzutage sehr viele Hilfsmittel für inkontinente Personen. Viele der Produkte – Windeln, Gummihosen, Slipeinlagen oder Pads – können diskret getragen und gut unter der Kleidung versteckt werden. Selbst Windeln bis zu 2 Zentimeter Dicke kann man unter einer Jeans mit Übergröße oder unter einem Rock verbergen.

Ein ganz normales Leben ist mit einer Inkontinenz nur bedingt möglich. Die Bewertung der Einschränkungen, die die Inkontinenz mit sich bringt, ist vor allem von der Persönlichkeit des Betroffenen abhängig. Für manche Patienten sind es minimale Einschnitte, für andere wiederum gravierende. Beim Sport sind theoretisch keine Grenzen gesetzt. Leider haben sehr viele Sportarten den Nachteil, dass man enge Sportkleider tragen muss, bei denen die Windeln sichtbar werden können. Wem es nichts ausmacht, dass man die Windeln sieht, der kann ohne Einschränkung alle Sportarten inklusive Schwimmen betreiben. Für Inkontinente gibt es heutzutage spezielle Badehosen, bei denen entweder eine Windel integriert ist oder die Windel getragen werden kann.

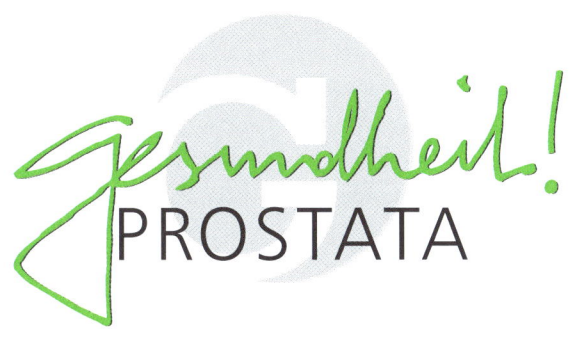

PROSTATA

Die Einspritzdrüse

Die Prostata, auch Vorsteherdrüse genannt, gehört zu den männlichen Fortpflanzungsorganen. In Größe und Form ähnelt sie einer Kastanie. Bei einem zwanzigjährigen Mann wiegt sie etwa 20 Gramm. Sie umschließt die Harnröhre des Mannes unmittelbar am Blasenausgang. Dort produziert sie eine milchig-schleimige Flüssigkeit, die sich beim Orgasmus mit den Samenzellen vermischt und sie beweglich macht. Außerdem schützt die Flüssigkeit die Spermien vor säurehaltigen Flüssigkeiten im Harnröhren- und Blasenbereich.

Das gesamte Organ besteht nicht nur aus einer sich bäumchenartig verzweigenden Drüse, sondern wird auch von Bindegewebe und Muskulatur durchsetzt, die die Entleerung der Drüsenflüssigkeit ermöglichen. Diese Drüsenflüssigkeit dient als Transport- und Aktivierungsmittel für die Samenfäden. Beim Samenerguss gelangen gespeicherte Samenfäden mit Drüsenflüssigkeit der Prostata in die prostatische Harnröhre und werden vom Blasenhals in Richtung Penis geschleudert. Die Kreuzung der Harn- und Samenwege in der Prostata erklärt, warum es bei Erkrankungen dieses Organs zu Störungen im Urintransport und beim Samenerguss kommt.

Prostatavergrößerung

Mit zunehmendem Alter neigt die Prostata dazu, sich zu vergrößern und dadurch die Harn-

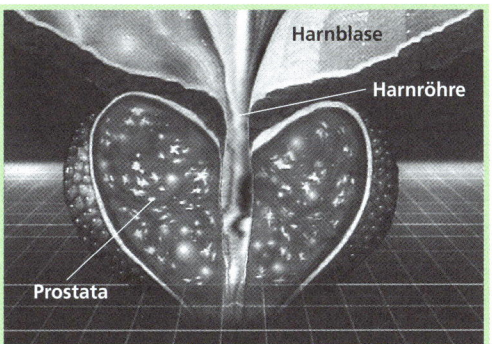
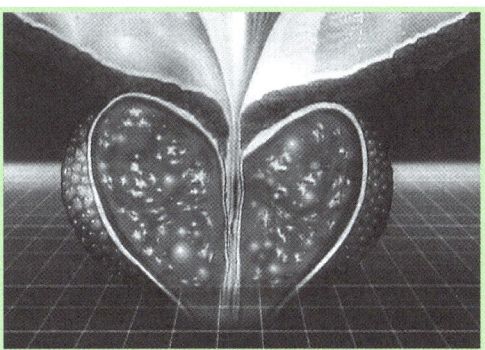

Harnblase

Harnröhre

Prostata

Links eine normale Prostata, rechts ist die Harnröhre durch Prostatavergrößerung eingeengt

röhre einzuengen und den Boden der Harnblase anzuheben. Dieses Wachstum ist keineswegs immer bösartig, oft vermehren sich die Zellen zwar stärker, bleiben jedoch trotzdem normale Prostatazellen. Die Ursache besteht darin, dass die Hoden immer weniger von dem Sexualhormon Testosteron produzieren. Stattdessen lagern sich in der Prostata immer mehr Testosteron-Rohstoffe ab, sodass es zu einer Überproduktion von Prostatazellen und einem Anschwellen der Prostata kommt. Dadurch kann der Urin nicht mehr richtig abfließen, es bildet sich so genannter Restharn. Da die Harnblase beim Wasserlassen nicht mehr leer wird, besteht ständiger Harndrang und es kommt zu häufigem Wasserlassen. Dieser häufige Harndrang, verbunden mit einem schwachen Harnstrahl, sind die typischen Zeichen einer gutartig vergrößerten Prostata. Oft muss man nachts öfter aufstehen und hat das Gefühl, dass die Blase nicht mehr richtig leer ist. Manchmal kann es auch zu Erektionsstörungen kommen.

Jeder zweite Mann über fünfzig hat eine vergrößerte Prostata. Allerdings ist nur ungefähr die Hälfte von Beschwerden betroffen. Warum sich die Prostata im Alter vergrößert, kann man bis heute noch nicht exakt beantworten. Man weiß nur, dass die gutartige Prostatavergrößerung mit Veränderungen im Sexualhormonhaushalt einhergeht. Auch so genannte Wachstumsfaktoren scheinen eine Rolle zu spielen.

Ist die Vergrößerung gefährlich?

Eine vergrößerte Prostata kann neben ihren lästigen Symptomen wie ständigem Harndrang und nächtlichem Aufstehen lebensbedrohliche Erkrankungen wie Harnaufstau mit Nierenversagen, schwere örtliche und allgemeine Infektionen, Harnverhalten und Blasensteinbildung auslösen. Wenn ein gutartiges Prostata-Adenom, das heißt eine Vergrößerung, nicht behandelt wird, kann in der Prostata-Kapsel ein bösartiges Karzinom entstehen. Das wächst dem Adenom entgegen und greift auch auf dieses über. Im Gegensatz zur gutartigen Prostata-Vergrößerung macht sich ein Krebs erst sehr spät bemerkbar, sodass er zu den häufigsten Todesursachen bei älteren Männern gehört.

Untersuchungs- und Therapiemöglichkeiten

Unmittelbar hinter der Prostata und der Blase verläuft der Enddarm. So kann der Arzt eine vergrößerte Prostata einfach und schmerzlos durch den After ertasten. Zusätzlich werden Größe und Form der Drüse oft noch durch eine Ultraschalluntersuchung überprüft. Einen Hinweis auf bösartige Wucherungen kann zusätzlich zum Tastbefund der Nachweis eines sprunghaften Anstiegs des PSA-Spiegels im Blut geben.

Früher wurden alle Prostata-Eingriffe über einen Bauchschnitt durchgeführt. Heute werden gutartige Prostata-Vergrößerungen meist durch offene oder endoskopische operative Eingriffe behandelt. Dazu kamen in jüngster Zeit die Laser- und Hyperthermieverfahren. Bis zu einer Größe von etwa 70 Gramm kann der Urologe mittels Hyperthermieverfahren über ein Metallrohr eine drei Millimeter kleine Elektroschlinge in die Harnröhre einführen und das überschüssige Prostatagewebe Stück für Stück abtragen. Bei der Lasertherapie wird eine Lasersonde durch die Harnröhre bis zur Prostata geführt. Der Laserstrahl verkocht das wuchernde Gewebe, verkleinert so die Prostata und macht die Harnröhre wieder durchgängig. Diese neue Methode hat gleich gute Ergebnisse wie das »Abhobeln« mit der Elektroschlinge, hat sogar dieser Methode gegenüber Vorteile. Es entsteht keine oder nur eine geringe Blutung, außerdem müssen die Patienten nur drei Tage in der Klinik bleiben. Theoretisch könnte die Behandlung auch ambulant durchgeführt werden. Allerdings hat diese Methode auch Nachteile. Das zerstörte Prostatagewebe wird erst mit der Zeit abgestoßen, der Behandlungserfolg tritt also erst später ein. Zudem brauchen die Patienten für einige Tage, selten Wochen einen Dauerkatheter, der durch die Bauchdecke in die Blase eingeführt wird. Schließlich kann der Laser nur dann eingesetzt werden, wenn die Prostatavergrößerung noch nicht zu weit fortgeschritten ist.

Viele Prostatapatienten, die die Operation, den Elektrohobel oder den Lasereingriff scheuen (alle drei erfordern eine Narkose), haben mit der medizinischen Thermotherapie gute Erfahrungen gemacht. Dabei führt der Arzt einen Katheter mit einer Temperatursonde in die Harnröhre ein. Wenn die Sonde genau in Höhe der Prostata liegt, strahlt sie ein elektromagnetisches Feld im Radiofrequenzbereich ab und erzeugt so durch genaue Computersteuerung eine Temperatur in der Prostata bis 54 Grad. Diese Temperatur reicht aus, um das wuchernde Gewebe auf schonende Art zu zerstören. Die Behandlung dauert ungefähr drei Stunden und tut nicht weh. So können nicht nur gutartige Prostatavergrößerungen, sondern auch chronische Entzündungen und manchmal sogar Krebs wirkungsvoll, ohne Narkose und ambulant behandelt werden.

DocTipp

Zur Linderung einer Prostatavergrößerung gibt es verschiedene Möglichkeiten:
- *Bewegen Sie sich, bleiben Sie nicht zu lange sitzen.*
- *Trinken Sie möglichst wenig Alkohol.*
- *Entleeren Sie die Blase häufig und unterdrücken Sie den Harndrang nicht, damit die Blase nicht überfüllt wird.*
- *Sorgen Sie für regelmäßigen Stuhlgang, damit nicht zusätzlich Druck auf Blase und Harnwege entsteht.*
- *Nehmen Sie gelegentlich warme Sitzbäder.*
- *Pflanzliche Präparate wie Kürbissamen oder Brennnesselwurzel schwellen die Prostata vorübergehend ab und lindern die Beschwerden.*

Prostatakrebs

In Deutschland steht der Prostatakrebs an zweiter Stelle der Tumorsterblichkeit beim Mann nach dem Lungenkrebs. Über die Ursachen von Prostatakrebs herrscht noch weitgehend Ungewissheit. Es gibt aber Hinweise in großer Zahl, dass das männliche Geschlechtshormon Testosteron beteiligt ist. Kommt es beispielsweise vor oder unmittelbar nach der Pubertät zum Hodenverlust und unterbleibt infolgedessen die Produktion von Testosteron, dann entwickelt sich die Prostata nicht so weit, dass aus ihr ein Krebs hervorgehen könnte. Darüber hinaus haben wissenschaftliche Untersuchungen bisher keine typischen Risikogruppen nachweisen können, für die ein erhöhtes Risiko besteht, an einem Prostatakarzinom zu erkranken: Grundsätzlich gibt es jedoch folgende Risikofaktoren: steigendes Alter, eine familiäre Häufung von Prostataerkrankungen und Beschwerden bei der Blasenentleerung.

Früherkennung

Die wichtigste Rolle im Kampf gegen den Prostatakrebs spielt nach wie vor die Früherkennung, die von allen Männern ab dem fünfundvierzigsten Lebensjahr regelmäßig in Anspruch genommen werden sollte. Bei der Kontrolle besteht die Möglichkeit, dass ein entstehender Krebs so rechtzeitig erkannt wird, dass er geheilt werden kann, bevor er sich ausbreitet oder lebensbedrohlich wird. Die Chancen einer Heilung bei frühzeitiger Entdeckung eines Prostatakarzinoms (Geschwulst) sind sehr hoch, Fachleute rechnen bei optimaler Behandlung mit einer normalen Lebenserwartung.

Die körperliche Untersuchung

Zunächst muss der Patient gründlich untersucht werden und nach möglichen Risikofaktoren wie Alter, familiärer Häufung oder Beschwerden bei der Blasenentleerung befragt werden.

Vor allem die Tastuntersuchung des Arztes soll Aufschluss darüber geben, ob eine Krebserkrankung vorliegt oder nicht. Etwa die Hälfte bis zwei Drittel aller Karzinome entstehen nämlich in einem Bereich, der dem tastenden Finger zugänglich ist.

Für die endgültige Diagnosesicherung ist in jedem Verdachtsfall eine Gewebeentnahme erforderlich, die so genannte Biopsie. Es gibt zwar andere, für eine Prostataerkrankung typische Befunde, die der Arzt durch die Tastuntersuchung, den Ultraschall oder die Bestimmung des PSA-Spiegels im Blut erhalten haben kann, aber allein die Biopsie kann Gewissheit erbringen.

Die Entnahme kann mit einer biegsamen dünnen Nadel, die unter Kontrolle des Fingers vom Mastdarm in den verdächtigen Herd eingeführt wird, erfolgen. Durch Aufsetzen einer Saugspritze werden Zellen entnommen und es wird ein Zellabstrich angefertigt.

Besonders verbreitet sind gegenwärtig die so genannten Biopsiepistolen. Dabei handelt es sich um federgetriebene Hohlnadeln, die in den verdächtigen Bezirk »eingeschossen« werden. Dieses Verfahren hat den Vorteil, dass der »Schussvorgang« sehr schnell erfolgt und der Stich dem Patienten praktisch keinen oder nur geringe Schmerzen verursacht.

Besteht der Verdacht auf einen kleinen Herd oder mehrere kleine Herde, dann kann es sich als zweckmäßig erweisen, durch den Mastdarm aus sechs vorher bestimmten Punkten der Prostata Proben zu entnehmen. Diese als strategisch bezeichnete Biopsieart kann auch unter Kontrolle der Ultraschallsonde vorgenommen werden.

Die Biopsie ist ein ungefährliches Untersuchungsverfahren. Die zuweilen geäußerte Befürchtung, bei der Entnahme könnten Tumorzellen »ausgeschwemmt« werden, die dann Metastasen bilden, ist unbegründet.

Krankheitsverlauf

In seinem Anfangsstadium verursacht der Prostatakrebs keine Beschwerden, sondern erst dann, wenn die Geschwulst in dem Organ eine kritische Größe überschritten hat oder aber sich Metastasen in Lymphknoten oder Knochen entwickelt haben.

Aufmerksamkeit ist immer geboten, wenn Beschwerden bei der Blasenentleerung auftreten. Nachdem die Prostata die Harnröhre umschließt, die Geschwulst aber zumeist in der äußeren Zone, die dem Mastdarm zugewandt ist, entsteht, kann das Wasserlassen jedoch auch bei fortgeschrittenem Karzinom unbeeinträchtigt sein. Im fortgeschrittenen Stadium stellen sich bei Prostatakrebs folgende Symptome ein: Schmerzen in der Prostata, Beeinträchtigung der Blasen- oder Darmentleerung durch den Druck auf den Mastdarm infolge der krebsig umgewandelten großen Prostata. Ferner kommt es zu Blutbeimischungen im Urin und zu Ischiasschmerzen, die durch Knochenmetastasen im Bereich der unteren Lendenwirbelsäule hervorgerufen werden.

Therapie

Bei sehr kleinen Tumoren mit prognostisch günstigem feingeweblichem Aufbau und ohne Überschreitung der Organgrenzen ist bei weiterer Beobachtung ein Aufschub der Behandlung möglich. Andernfalls kann durch operative Entfernung der Vorsteherdrüse oder durch eine Bestrahlung eine Heilung erreicht werden. Bei einem lokal fortgeschrittenen Tumor

werden zusätzlich die regionalen Lymphknoten entfernt. Eine vollständige Erfassung aller Tumorzellen im Körper ist dann nicht mehr möglich.

Bei 33 Prozent der Patienten hat bereits zum Zeitpunkt der ersten Diagnose eine Streuung stattgefunden. Die Heilung ist dann nicht mehr möglich. Die Eindämmung des Tumorwachstums und die Linderung der begleitenden Beschwerden stehen hier im Vordergrund. Durch die Unterdrückung der Produktion männlicher Sexualhormone kann bei 80 Prozent der Tumoren eine zeitlich begrenzte Wachstumshemmung erzielt werden. Dazu wird das Hodengewebe unter Belassung der Hodenkapsel entfernt oder eine medikamentöse Kastration durchgeführt. Im Falle eines nicht hormonsensiblen Tumors oder eines Fortschreitens der Erkrankung kann bei 30 bis 50 Prozent der Fälle durch die Einnahme eines Zytostatikums eine Besserung erzielt werden. Schmerzhafte Metastasen werden medikamentös und mit Strahlentherapie behandelt. Durch eine Schmerztherapie kann die Lebensqualität deutlich verbessert werden.

Eine regelmäßige Nachsorge ist allerdings erforderlich. Die Untersuchungshäufigkeit hängt vom Tumorstadium ab.

DocTipp

Vom Gesetzgeber hat jeder Mann über 45 die Möglichkeit, im Zuge einer Krebsvorsorgeuntersuchung zum Arzt zu gehen. Nutzen Sie diese Möglichkeit auf jeden Fall! Je früher der Krebs erkannt wird, desto größer sind die Heilungschancen!

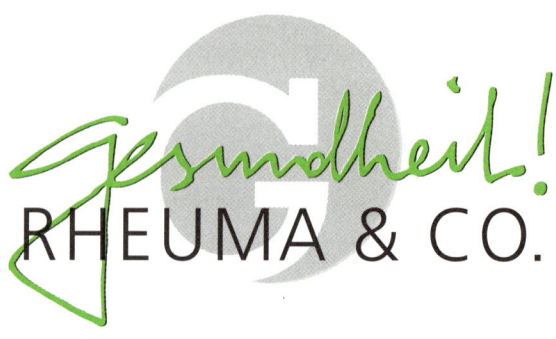

Gesundheit! RHEUMA & CO.

Sand im Getriebe

Das Wort Rheuma kommt aus dem Griechischen und bedeutet fließen oder strömen. Gemeint ist damit im engeren Sinne »fließender Schmerz«. Und genau der ist auch die Gemeinsamkeit der verschiedenen rheumatischen Erkrankungen. Rheuma ist nämlich keine Diagnose im engeren Sinne, sondern ein Sammelbegriff für mehr als 400 unterschiedliche Krankheitsbilder. Dabei sind es immer Störungen des Bewegungsapparates, die die Schmerzen verursachen. Fast alle Organe im Körper können beteiligt sein, denn es handelt sich um Erkrankungen von Bindegewebsstrukturen, und Bindegewebe sind praktisch überall im Körper vorhanden.

Rheuma ist eine Volkskrankheit. Mindestens 50 Prozent der Erwachsenen leiden an rheumatischen Beschwerden. 4 Prozent sind deswegen in ständiger ärztlicher Behandlung. Am häufigsten sind Gelenkerkrankungen durch Verschleiß, so genannte Arthrosen, und Erkrankungen der Weichteile. Fast jeder Mensch hat irgendwann im Leben vorübergehend weichteilrheumatische Beschwerden wie Verhärtungen der Muskulatur und bekommt im Alter mehr oder weniger ausgeprägte Arthrosen. Sehr viel seltener sind chronische entzündliche Krankheiten, deren typischer Vertreter die so genannte rheumatoide Arthritis ist. Diese Krankheiten müssen besonders sorgfältig und langfristig behandelt werden.

Ursachen und Entstehung

Ursachen und Entstehung sind von Rheuma zu Rheuma sehr unterschiedlich. So ist der Verschleiß im Kniegelenk zunächst eine natürliche Folge eines längeren Lebens. Bei dieser Schädigung können aufgrund der Reizung der Gelenkinnenhaut durch abgeschliffene Knorpelteile Schmerzen entstehen und Entzündungen ausgelöst werden.

Einige Auslöser von Rheuma kennen die Mediziner inzwischen, doch viele sind selbst heute noch unbekannt. Im Prinzip ist Rheuma eine so genannte Autoimmunerkrankung. Das Immunsystem greift dabei den eigenen Körper an, interpretiert körpereigene Stoffe als fremd, etwa als Krankheitserreger, und versucht mittels einer Entzündung diese Stoffe aus dem Körper zu eliminieren.

Wie es zu der Fehlsteuerung kommt, wissen die Mediziner noch nicht genau. Vermutet wird, dass es durch Infektionen mit Bakterien oder Viren »irgendwann einmal« zu einer Verwechslung gekommen ist. So wird bei der chronischen Polyarthritis, der mehrfachen Gelenkentzündung, die empfindliche Gelenkinnenhaut dann als »Feind« angesehen und bekämpft. Da das eigene Immunsystem der Angreifer ist, kann man die Krankheit nur bremsen, aber nicht komplett stoppen bzw. den Angreifer ausschalten.

Arthrose

Arthrosen und Spondylosen gehören zu den häufigsten rheumatischen Erkrankungen. Die Arthrose ist, vereinfacht gesagt, eine altersbedingte Verschleiß- und Abnutzungserscheinung des Gelenkknorpels. Ursachen sind jahrzehntelange Überbeanspruchungen einzelner Gelenke durch Fehlhaltungen wie X- oder O-Beine, körperliche Arbeit und Übergewicht, aber auch die Veranlagung zu weniger widerstandsfähigem Knorpelgewebe, falsche Ernährung, Nikotin- und Alkoholgenuss.

Reiben sich Knorpel- und Knochenteilchen des Gelenks ab, weil nicht mehr genügend Gelenkschmiere zur Verfügung steht, kann es zu Entzündungen am Gelenk kommen. Die betroffenen Zellen produzieren Abfallstoffe und freie Radikale, die bisher gesunde Knorpareale befallen und dort weitere Schäden erzeugen.

Polyarthrosen der Hand werden durch Stoffwechselstörungen in den Gelenken und Verspannungen im Halswirbelsäulenbereich ausgelöst. Verdickungen der Fingergelenke, die nicht zwingend schmerzhaft sein müssen, sind die Folge. Häufig schmerzt auch die Halswirbelsäule, was zu Verspannungen und Muskelverhärtungen im Schulter-Nacken-Bereich führen kann.

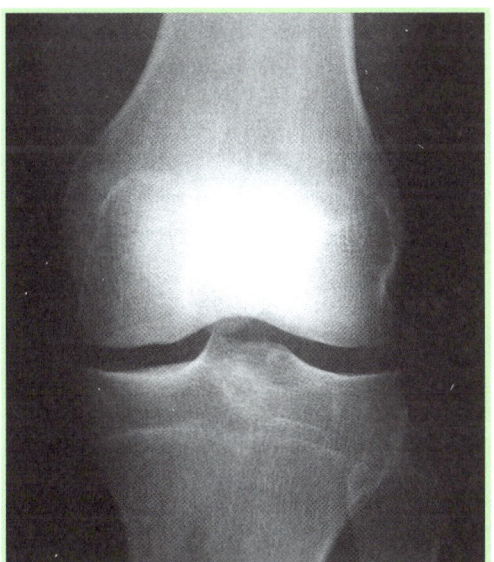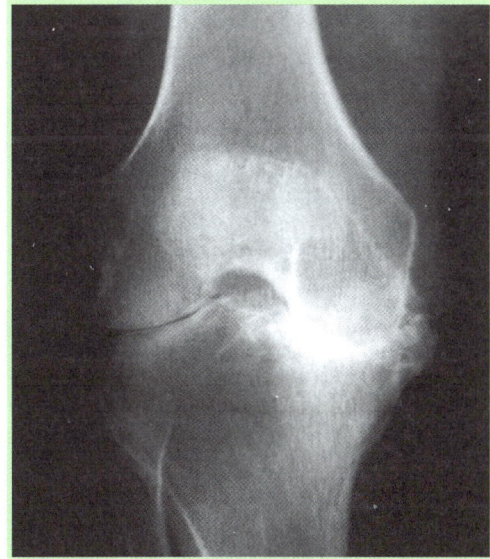

Links ein normales, rechts ein von Arthrose betroffenes Gelenk

Diagnose und Behandlung rheumatischer Erkrankungen

Bei der Diagnose von Rheuma steht zuerst die körperliche Untersuchung. Dazu kommen Ultraschall, Röntgen und Bluttest. Ultraschall macht Verdickungen des weichen Gewebes sichtbar, Röntgen zeigt die Zerstörung der Gelenke, und im Blut lassen sich Rheumafaktoren nachweisen. Alles zusammen ergibt eine ziemlich genaue Diagnose.

Alle Behandlungsmethoden rheumatischer Erkrankungen haben das Ziel, Entzündungen zu hemmen, Schmerzen zu lindern, die Bewegungsfähigkeit wiederzuerlangen bzw. zu erhalten und den Krankheitsverlauf möglichst zu stoppen oder zumindest zu bremsen. Um dies zu erreichen, werden je nach Art und Schwere der rheumatischen Erkrankung verschiedene Therapieverfahren angewandt.

Medikamentöse Behandlung und Physiotherapie

Bei allen entzündlichen rheumatischen Erkrankungen gilt es, die Schäden an den Gelenken so niedrig wie möglich zu halten. Auch bei leichten rheumatischen Erkrankungen werden heute schon starke Medikamente wie zum Beispiel Methotrexat gegeben, um die Krankheit erst einmal auszubremsen und vielleicht zum Stillstand zu bringen.

Die unterschiedlichen Medikamente, die zur Verfügung stehen, um die verschiedenen rheumatischen Erkrankungen zu behandeln, werden unter dem Oberbegriff Antirheumatika zusammengefasst. Man unterscheidet zwischen drei Medikamentengruppen: den Basistherapeutika, den symptomatischen Antirheumatika und den kausalen Antirheumatika.

Basistherapeutika werden langfristig verordnet und sollen den Verlauf der Erkrankung verändern und auf Dauer die Zerstörung der Gelenke verhindern. Die Wirkung zeigt sich nicht direkt, sondern meist erst nach Monaten. Doch das Ziel ist klar: Die Zerstörung der Gelenke muss aufgehalten werden, da sie nicht rückgängig zu machen ist. Die Basistherapeutika bremsen die gegen den eigenen Körper gerichteten Immunprozesse, verhindern also, dass der Körper sich selbst angreift.

Unter die symptomatischen Antirheumatika fallen die nicht steroidalen Antirheumatika (NSAR). Der Name bedeutet, dass diese Medikamentengruppe ohne Cortison wirkt. Die NSAR lindern die Schmerzen und dämpfen die Entzündungen. Ihre entzündungshemmende Wirkung ist aber eher gering. Sie sind keine wirkliche Therapie, denn sie verhindern nicht, dass das Immunsystem wie zum Beispiel bei der chronischen Polyarthritis die Gelenke zerstört. Dennoch sind die NSAR für Rheumatiker sehr wichtig, denn unter Schmerzen können die Gelenke nicht ausreichend bewegt werden, was bei Rheumakranken nach Möglichkeit vermieden werden sollte, da sonst frühzeitige Gelenkversteifung droht. NSAR-Präparate sind die weltweit am häufigsten eingenommenen Medikamente überhaupt.

Cortisonpräparate sind kausale Antirheumatika. Cortison als Medikament ist der stärkste Entzündungshemmer, den man bisher kennt. Allerdings hemmt Cortison zwar die Entzündung, aber es beseitigt nicht ihre Ursache, wie es etwa Antibiotika bei bakteriellen Entzündungen tun. Außerdem hat es alle möglichen unerwünschten Wirkungen, die ihm nach der ursprünglichen Wundermitteleuphorie den Ruf des Teufelszeugs bescherten. Cushing-Syndrom heißt der ganze Komplex der möglichen Nebenwirkungen. Die Liste ist erschreckend, doch muss sie auch relativiert werden. Zum einen bildet sich die Mehrzahl der unerwünschten Wirkungen nach langsamer Dosisreduktion bzw. Therapieende wieder zurück. Zum anderen treten die Nebenwirkungen bei modernem Therapiemanagement nur bedingt auf. Bei erwachsenen Patienten unter einer Cortison-Langzeit-Therapie gibt es jedoch drei häufigere Erscheinungen: Osteoporose, da Cortison die Kalziumresorption aus dem Darm hemmt und den Eiweißabbau aus der Knochenmatrix fördert, Hautveränderungen wie pergamentartig dünne Stellen, rote Flecken, Mitesser, Pickel und rote Streifen im Beckenbereich, die aussehen wie Schwangerschaftsstreifen, die zwar kosmetisch störend, aber harmlos sind, und schließlich Gewichtszunahme.

Bei entzündlichen rheumatischen Erkrankungen wird Cortison heutzutage kurzfristig hoch dosiert oder auf Dauer niedrig dosiert verabreicht. Besonders wichtig ist die lokale Anwendung: Direkt in das entzündete Gelenk gespritzt, hat es kaum Nebenwirkungen.

Die Physiotherapie dient der Funktionserhaltung. Sie wird oft begleitend zur medikamentösen Therapie eingesetzt. Hierzu gehören der Einsatz von Wärme- und Kältetherapien, Wasseranwendungen, Bewegungstherapien und Elektrotherapien.

Alternative Behandlungsmöglichkeiten

Die Behandlung mit Weidenrinde empfiehlt sich im Bereich der degenerativen rheumatischen Erkrankungen. Hier reicht zwar die Weidenrinde allein meistens nicht aus, um die rheumatische Erkrankung speziell während eines akuten Rheumaschubs zu behandeln. Aber mit ihrer Hilfe ist es möglich, die notwendigen synthetischen Medikamente in reduzierter Form einzusetzen.

Bei degenerativen rheumatischen Erkrankungen werden die Patienten etwa zwei bis drei Monate mit Weidenrinde behandelt, bis sie über einen längeren Zeitraum absolut schmerzfrei sind. Diese Wirkung hält dann oft bis zu einem halben Jahr an. Treten wieder Schmerzen auf, so werden diese wieder mit Weidenrinde behandelt.

Untersuchungen bei Rückenschmerzpatienten haben ergeben, dass synthetische Schmerzmittel oft nur dann wirken, wenn der Schmerz erst kurzzeitig ist und nicht ins Bein ausstrahlt. Weidenrinde dagegen wirkt häufig auch dann, wenn die Schmerzen schon längerfristig andauern und auch in die Beine ausstrahlen. Die Anwendung von Weidenrinde, wie auch von anderen pflanzlichen Medikamenten, empfiehlt sich jedoch nicht bei schweren Rheumaformen.

In der so genannten Aslan-Therapie kommt hauptsächlich das Medikament Procain zum Einsatz. Diese Therapie ist in einen Kuraufenthalt integriert und führt zu einer Gesamtverbesserung. Unterstützend wirken klassische und moderne Begleittherapien wie Massagen, Ozontherapie oder Fangopackungen. Procain hat entzündungshemmende, schmerzstillende und viele andere positive Wirkungen. Es hat eine sehr gute Verträglichkeit und sollte somit dem Cortison vorgezogen werden.

Seit neuestem wird zusätzlich auch die von Aslan in Zusammenarbeit mit einem Pharmaunternehmen entwickelte absolut humanidentische künstliche Gelenkschmiere eingesetzt. Die ersten Ergebnisse sind sehr positiv.

Magenfreundliche Rheumamittel

Die NSAR, die nicht steroidalen Antirheumatika, das heißt, die Medikamente ohne Cortison, werden Patienten über einen langen Zeitraum verabreicht. Durch die lange Dauer werden ihre Nebenwirkungen zusätzlich verstärkt. Die häufigste Nebenwirkung ist die Beschädigung und Zerstörung der Schleimhäute, vor allem der Magenschleimhaut. Mit einer so genannten »Magenschutz-Therapie« versucht man, eine auf den jeweiligen Patienten zugeschnittene Kombination von Präparaten zu verabreichen. Dabei werden zusätzlich zu den Rheumamitteln Medikamente wie Protonenpumpenhemmer und Prostaglandine eingenommen, die den Magen schützen und verhindern, dass durch die Einnahme der NSAR die Magenschleimhaut angegriffen wird. Die einfachste und wichtigste Verhaltensmaßnahme der Magenschutztherapie lautet jedoch: Rheumaschmerzmittel nie auf leeren Magen nehmen!

Seit Anfang der neunziger Jahre bemüht sich die Pharmaindustrie, Rheumamittel zu entwickeln, die die unerwünschten Nebenwirkungen nicht mehr auslösen. Die neuen Medikamente lassen sich in zwei Gruppen einteilen: erstens die so genannten Superaspirine wie Celebrex und Vioxx, die laut amerikanischen Studien so gut wie keine Nebenwirkungen haben sollen. Die Probanden hatten allenfalls leichtes Sodbrennen und leichte Bauchschmerzen. Zudem verstärken sich diese Nebenwirkungen nicht, wenn die Dosis erhöht wird. Dies ist bei anderen Arthritis-Medikamenten nicht der Fall. Die Medikamente der zweiten Gruppe – zu denen die Entzündungshemmer Remicade, Enbrel und Arava gehören – begrenzen den rheumatischen Krankheitsprozess. Sie versuchen, den Schmerz zu verhindern und nicht den bereits entstandenen zu bekämpfen. Sie sind damit Ersatzmittel für die herkömmlichen Mittel aus der Basistherapie. Die neuen Basistherapeutika greifen gezielt in den biologischen Immunprozess ein und verhindern dessen Ausuferung. Sie werden »Biologicals« genannt, weil sie mit den biologischen Stoffwechselvorgängen konkurrieren. Ihre Entwicklung wird am Ende des 20. Jahrhunderts unter Medizinern als Sensation gefeiert. Ihr Erscheinen soll die Rheumatherapie weit mehr verändern, als es bei den neuen Superaspirinen der Fall sein wird. Die neuen Rheumamittel, besonders die der zweiten Gruppe, könnten eine Revolution auf dem Gesundheitssektor auslösen. Die enorme Wirkung der Medikamente ist offenkundig. Die Nebenwirkungen sind bislang jedoch noch nicht absehbar. Schließlich ist unklar, ob durch die jahrelange Einnahme von herkömmlichen Medikamenten neuartige Nebenwirkungen bei den neuen Präparaten entstehen.

Eine unangenehme »Nebenwirkung« der neuen Schmerzmittel (insbesondere der zweiten Gruppe) sind jedenfalls die damit verbundenen hohen Kosten. Die Krankenkassen gehen davon aus, dass die Behandlung mit einem Medikament pro Jahr 20 000 DM betragen wird.

Polyarthritis

Bei der Polyarthritis handelt es sich um eine Erkrankung, bei der es zu Entzündungen in vielen Gelenken kommt. Typischerweise betroffen sind kleine Gelenke wie Fingergelenke oder Zehengelenke, ebenso typisch ist der so genannte »symmetrische« Befall, das heißt eine Gelenkbeteiligung auf beiden Seiten des Körpers. Im Gegensatz zu einer akuten Polyarthritis gehen die Entzündungen bei einer chronischen Polyarthritis nicht innerhalb von einigen Tagen oder Wochen zurück, sondern bleiben bestehen.

Eine chronische Polyarthritis macht sich durch Entzündungen in den Gelenken bemerkbar. Diese Entzündungen äußern sich in erster Linie durch Schmerzen, aber auch Überwärmungen der Gelenke, Hitzegefühl, des weiteren Schwellungen und Wasser in den Gelenken. Bei starken Entzündungen kommt es zu nächtlichen Gelenkschmerzen, von denen man aufwacht. Ebenfalls typisch für entzündliche Gelenkerkrankungen sind eine ausgeprägte Morgensteifigkeit, die je nach Schwere und Aktivität der Erkrankung bis weit in den Tag andauert und zum Teil sogar den ganzen Tag über nicht verschwindet. Am Ende steht die totale Zerstörung der betroffenen Gelenke.

Ursachen

Die Ursachen der chronischen Polyarthritis sind bis heute nicht vollständig geklärt. Man weiß jedoch, dass es zu einer Störung im Immunsystem kommt. In den letzten Jahren haben Wissenschaftler sich intensiv mit den auslösenden Mechanismen beschäftigt. Anscheinend können Viren, Bakterien und Pilze die Entzündungen auszulösen. Die chronische Polyarthritis ist eine Autoimmunerkrankung. Inzwischen sind die dazu führenden Prozesse zumindest teilweise aufgeklärt: Zu Beginn der Entzündung werden die Wände kleiner Adern im Gelenk beschädigt. Durch diese Schlupflöcher wandern weiße Blutkörperchen in das Gelenk und greifen – begründet durch einen komplizierten, noch nicht völlig verstandenen Prozess – das eigene Gewebe an. Einige von ihnen, bestimmte T-Zellen, koordinieren die Immunattacke, indem sie Signalmoleküle, so genannte Zytokine freisetzen. Diese entzündungsfördernden Immunbotenstoffe sollen dafür sorgen, dass weiter Immunzellen den vermeintlichen Feind angreifen.

Der verantwortliche Botenstoff bei der chronischen Polyarthritis heißt Interleukin-1 (IL-1). Normalerweise sorgt ein natürlicher Gegenspieler, der Interleukin-1-Rezeptor-Antagonist (IL-1ra) dafür, dass nicht zu viele von diesen Zytokinen ausgeschüttet werden. Bei der chronischen Polyarthritis nimmt jedoch IL-1 überhand. Fresszellen, die Makrophagen, werden aktiviert und in die Gelenke gelotst. Überreagierend greifen sie auch das körpereigene Gewebe an und aktivieren weitere Killerzellen, die ebenfalls das Gelenk direkt angreifen. Nach ihrem Angriff präsentieren diese Zellen die unverdauten Überreste den T-Zellen.

Von nun an ist der fatale Verwechslungsprozess vollständig eingeleitet. Das Gelenkgewebe wird als feindlich angesehen und der Zerstörungsprozess eskaliert. Gleichzeitig werden durch die Zerstörung so genannte Wachstumsfaktoren ausgeschüttet. Auch dieser Prozess schaukelt sich auf. Die Folge: die Zellen der Gelenkinnenhaut vermehren sich abnorm schnell, neue Gefäße wachsen, der Entzündungsprozess wird beschleunigt, das Gelenk schwillt an.

Gentherapie bei Polyarthritis

Die Behandlung der chronischen Polyarthritis ist abhängig vom Stadium der Erkrankung, deshalb muss die Behandlung stadienadaptiert, krankheitsadaptiert und problemorientiert erfolgen. Dazu muss häufig ein sehr umfangreiches Arsenal an therapeutischen Maßnahmen zum Einsatz kommen.

Nach vielen Jahren Grundlagenforschung und Vorbereitungszeit konnte jetzt in Europa erstmals ein gentherapeutisches Verfahren gegen die chronische Polyarthritis in eine erste klinische Studie gehen. Man entwickelte ein Verfahren, die Konzentration des menschlichen IL-1ra langfristig ohne Gabe von außen zu erhöhen, um den Knorpel damit effektiv zu schützen. Das menschliche Gen, das für die Produktion des »Gegen-Zytokins« IL-1ra verantwortlich ist, wird bei diesem Ansatz in Zellen der Gelenkinnenhaut, in die so genannten Synovialzellen, eingepflanzt.

Das gentherapeutische Verfahren beginnt damit, dass dem Patienten Synovialgewebe aus dem entzündeten Gelenk entnommen wird. Die Zellen werden dann isoliert, kultiviert und das IL-1ra-Gen wird eingeschleust. Dann wird eine Lösung mit diesen gentechnisch veränderten Zellen in kranke Gelenke injiziert. Dadurch wird die Anzahl der für die Zelle verfügbaren IL-1ra-Gene erhöht. Langfristig kann der Körper mehr vom »Gegen-Zytokin« produzieren. Erste Studienergebnisse ergaben, dass sich die gentechnisch veränderten Zellen nach der Injektion tatsächlich im betroffenen Gelenk ansiedeln. Das eingeschleuste Gen vermehrt das verfügbare IL-1ra im Gelenk. Die Zerstörung der Gelenkstrukturen wird gestoppt. Außerdem stellten die Forscher fest, dass die gentechnisch veränderten Zellen am definierten Ort blieben, also nicht unkontrolliert auswanderten.

Durch die vermehrte Bereitstellung des veränderten Gens ist das Gelenk quasi in der Lage, seine Medikamente selber zu produzieren. Obwohl die ersten Ergebnisse sehr zuversichtlich stimmen, müssen in den weiteren klinischen Phasen noch einige Punkte abgeklärt werden. Dabei geht es vor allem um eine Überprüfung der Sicherheit der Therapie. Bisherige Forschungen sprechen jedoch dafür, dass mit dieser Therapie keine Sicherheitsrisiken zu erwarten sind. Da die genmodifizier-

ten Zellen im Gelenk bleiben, greifen sie nicht in den Stoffwechsel des übrigen Organismus ein. Nebenwirkungen sind also nicht zu erwarten. Außerdem wirkt der Antagonist IL-1ra nicht toxisch, sodass auch bei einer Überproduktion keine negativen Effekte zu erwarten sind. Zu klären bleiben jedoch noch so entscheidende Dinge wie die Frage, ob diese Therapie auf Dauer eine Wirkung zeigen kann. Auch die klinische Durchführbarkeit muss noch weiter getestet werden. Eine Heilung ist jedoch auch mit dieser Therapie nicht möglich, da sie nur lokal an den betroffenen Gelenken für eine Besserung sorgt, die Erkrankung in ihren auslösenden Faktoren also nicht behandelt wird. Denkbar ist jedoch, dass diese Therapie in Kombination mit anderen Therapien, vielleicht auch gentherapeutischen Ansätzen, angewandt wird.

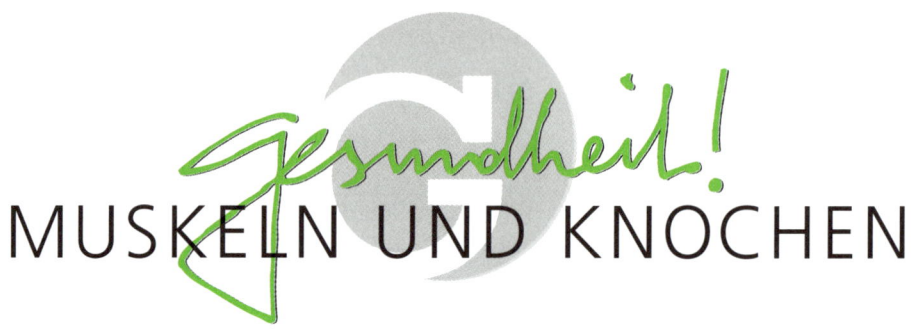

MUSKELN UND KNOCHEN

Was uns zusammenhält

Unsere Knochen sind eingebunden in das komplexe System des Stütz- und Bewegungsapparates. Sie müssen daher fest und gleichzeitig beweglich, stabil und doch anpassungsfähig sein. Sie bestehen aus der massiven und festen Knochenrinde und einem innen gelegenen Schwammknochen, der aus einem Geflecht von Knochenbälkchen aufgebaut ist. Die Knochenbälkchen sind so angeordnet, dass sie dem Knochen die größtmögliche Stabilität bei geringstmöglichem Materialeinsatz ermöglichen. Diese Bälkchen wirken zwar sehr zart, doch ihre Gitterkonstruktion sorgt für eine große Stabilität und Tragfähigkeit des Knochens.

Das Knochengewebe ist chemisch aus Kalzium- und Phosphor-Kristallen aufgebaut, die in ein Geflecht von miteinander verbundenen Eiweißfäden eingebettet sind.

Der Knochen unterliegt einem ständigen Wechsel von Abnutzung und Regeneration. Dafür sind zwei unterschiedliche Zellgruppen verantwortlich: Osteoblasten und Osteoklasten. Die Osteoklasten, die Knochenfresszellen, bauen Knochengewebe ab. Entsteht zum Beispiel ein feiner Riss im Gewebe, entfernen die Fresszellen das beschädigte Gewebe. In die vorbereiteten Hohlräume gelangen nun die Osteoblasten, die knochenbildenden Zellen, und füllen sie mit neuer Knochensubstanz wieder auf.

Knochenstoffwechsel und Hormone

Die Regulation des Knochenstoffwechsels, also des Verhältnisses von Knochenauf- und -abbau, unterliegt einem hoch spezialisierten System von Hormonen. Dadurch werden die Reparatur von Knochenbrüchen, die Anpassung der »Knochenarchitektur« an individuelle Belastungen und die Verhinderung eines übermäßigen Knochenschwundes möglich. Durch das Zusammenspiel verschiedener Hormone wird genügend Kalzium in das Skelett eingebaut, sodass der Knochen wachsen und stabil werden und einen genügenden Vorrat an Knochensubstanz für das Alter anschaffen kann. Andere Hormone wiederum regulieren den Knochenabbau. Die Konzentration von Kalzium im Blut wird dabei konstant gehalten, obwohl zeitweise große Mengen des Stoffes freigesetzt oder eingebaut werden können. Dafür sorgen die »Knochenhormone«.

Knochensubstanz und Muskelspannung

Werden die Muskeln zu wenig betätigt, so werden sie schlaff und kraftlos. Dadurch fehlt der

Reiz, den sie auf den Knochen durch Zug und Druck ausüben. Der Knochen reagiert darauf und verliert an Masse. Das hat jeder schon am eigenen Leibe erfahren, der über längere Zeit einen Gips getragen hat und danach erst mühselig wieder das richtige Laufen und Springen auf dem dünnen Bein lernen musste. So wird deutlich, wie wichtig regelmäßige Bewegung und Sport in jedem Alter für den Erhalt gesunder, kräftiger Knochen sind.

Der Muskelapparat

Jeder Muskel wird von Nerven versorgt. Ein Netzwerk nervöser Schaltkreise, das Muskulatur und Zentralnervensystem verbindet, überträgt Signale, die den Fluss der Muskelenergie bestimmen. Selbst bei kleinsten Tätigkeiten müssen zahlreiche Muskeln zusammenarbeiten, und oft wird uns dies nicht einmal bewusst, da der Körper viele Bewegungen durch das Zusammenspiel von Nerven und Muskeln selbst lenkt.

An der Kontraktion eines Muskels sind Milliarden von Eiweißmolekülen beteiligt, die sehr genau aufeinander abgestimmt arbeiten müssen.

Geordnete Bewegungen sind nur durch eine ständige Zusammenarbeit von Sinnesorganen und Muskeln möglich. Diese Koordination läuft über das Rückenmark und den Teil des Gehirns ab, der Sinneswahrnehmungen und motorische Befehle miteinander verbindet.

Für ihre Arbeit benötigen die Muskeln ständig Sauerstoff. Er fließt mit dem Blut in den Schlagadern, die sich aufzweigen, um jedes Muskelbündel zu umfassen. Von diesen ausgehende feinste Haargefäße umspinnen die einzelnen Muskelfasern und versorgen sie mit Sauerstoff.

Die Funktion des Muskels besteht darin, sich aktiv zusammenzuziehen und wieder zu erschlaffen. Muskeln ziehen sich aber nur dann zusammen, wenn sie einen entsprechenden Befehl dazu erhalten. In der Regel geht dieser vom Zentralnervensystem aus. Neurotransmitter lösen dort eine Reihe elektrischer Aktivitäten aus, die sich über die gesamte Muskelfaser ausbreiten.

Wadenkrampf

Wadenkrämpfe sind weitaus häufiger als gemeinhin angenommen. Dennoch ist die Kenntnis über Ursachen, Entwicklung und Behandlung immer noch als unzureichend anzusehen. Die Patienten stehen nicht nur unter einem echten Leidensdruck, sondern werden durch die häufigen nächtlichen Wadenkrämpfe in ihrem Lebenslauf empfindlich gestört.

Muskelkrämpfe können prinzipiell an allen Skelettmuskeln auftreten, wobei Wadenkrämpfe die häufigste Erscheinungsform darstellen. Grundsätzlich kann man sagen, dass ungefähr 60 Prozent der Gesamtbevölkerung schon einmal Wadenkrämpfe hatten. Jeder Zehnte leidet alle zwei Wochen an einem Wadenkrampf. Besonders ältere Menschen werden nachts von unangenehmen Wadenkrämpfen geweckt. Wenn diese nahezu in jeder Nacht auftreten, können sie den Schlaf-Wach-Rhythmus wesentlich beeinträchtigen. Gelegentliche Wadenkrämpfe beim Gesunden treten oft als Anstrengungskrampf bei sportlichen Belastungen oder beim Schwimmen im kalten Wasser auf.

Was sind Wadenkrämpfe?

Die Erforschung der Ursachen von Wadenkrämpfen ist sehr kompliziert, da die Hintergründe für die Krämpfe sehr vielfältig sein können. Dies erschwert natürlich die genaue Diagnose und Ursachenfindung. Zudem sind diverse Vorgänge bei den Wadenkrämpfen noch nicht genügend untersucht. Dies bezieht sich im Besonderen auf die Schmerzentstehung und die Abläufe bei der Übermittlung von Botenstoffen (Neurotransmittern) im Körper. Bei diesen Abläufen liegen die elementaren medizinischen Ursachen, die zur Entstehung von Wadenkrämpfen führen. So bleibt bis dato in den meisten Fällen nur eine Symptombekämpfung als Therapie.

Stark vereinfacht lässt sich sagen, dass ein Wadenkrampf nichts anderes ist als eine nicht ganz zu Ende gebrachte Muskelaktivität. Der Muskel zieht sich zwar maximal zusammen (kontrahiert), versäumt es jedoch, wieder in die Entspannungsphase (Relaxationsphase) überzugehen. Bis heute sind die genauen Zusammenhänge unklar.

Wadenkrämpfe treten gehäuft bei einer großen Anzahl ganz unterschiedlicher organischer Erkrankungen auf. Erst wenn keine organischen oder stoffwechselbedingten Grundkrankheiten und keine medikamentösen Ursachen erfassbar sind, ist die Annahme von so genannten idiopathischen, das heißt ohne erkennbare Ursache entstandenen Krämpfen gerechtfertigt.

Ursachen

Die so genannten mechanischen Ursachen für Wadenkrämpfe hängen häufig mit sportlicher Aktivität zusammen. Wadenmuskelkrämpfe treten unter anderem beim Skilanglauf und Jogging während der Belastungsphase auf. Das kann mit Beinlängendifferenzen oder einer gestörten Fußstatik zu tun haben. Des Weiteren entstehen sie beim Wettkampfsport in der Erholungsphase, wegen eines gestörten Elektrolytgleichgewichtes oder eines gestörten Muskelstoffwechsels. Elektrolyte sind Verbindungen aus Basen, Säuren und Salzen. Sie zerfallen in wässrigen Lösungen zu Ionen. Ein ausgewogener Elektrolythaushalt ist für den Körper lebenswichtig und wird durch die Aufnahme und Ausscheidung von Elektrolyten im Organismus bestimmt. Im Rahmen der Muskelkontraktion spielen Elektrolyte eine Schlüsselrolle. Elektrolytverluste entstehen häufig durch starkes Schwitzen zum Beispiel bei Langläufern, aber auch bei Erbrechen und Durchfällen. Sie müssen schnellstmöglich durch eine Elektrolyttherapie ausgeglichen werden. Ein Aspekt des Elektrolytverlustes ist der Magnesiummangel. Das Krankheitsbild ist weit verbreitet, wird jedoch aufgrund der Symptomen-Vielfalt und der schweren Nachweisbarkeit oft nicht erkannt. Ein Magnesiummangel im Gewebe kann trotz normaler Magnesiumwerte im Blut vorliegen.

Zu den häufigsten Ursache für nicht mechanisch bedingte Wadenkrämpfe zählt man Durchblutungsstörungen. Dazu gehören arterielle Verschlusskrankheiten, venöse Zirkulationsstörungen, Thrombosen und venöse

Insuffizienz. Auch Stoffwechselkrankheiten wie Niereninsuffizienz oder Harnvergiftung können zu Krämpfen führen.

Orthopädische Ursachen sind das Ischiassyndrom, Fußdeformitäten (Senk-, Spreiz-, Knickfuß), Kniegelenkentzündungen und Osteoporose. Weitere Ursachen können sein: Rheuma, neuromuskuläre Krankheiten, eine Schwangerschaft oder die Menstruation.

Diagnose und Therapie

Eine der möglichen Untersuchungsmethoden bei gefäßkrankheitsbedingten Muskelkrämpfen ist die so genannte Farbduplexsonographie, bei der Blutstauungen und Pfropfenbildung in den Blutgefäßen diagnostiziert werden können.

Die ärztlichen Behandlungsmöglichkeiten der Wadenkrämpfe sind wenig befriedigend. Aus statistischen Erhebungen ergab sich zudem, dass nur etwa ein Viertel der Befragten überhaupt einen Arzt aufsuchen. Drei Viertel der Befragten resignieren und behandeln sich selbst mit Hausmitteln oder Hausmethoden.

Eine wirksame Sofortmaßnahme bei einem nächtlichen Wadenkrampf ist die Dorsalextension, die Dehnung der rückseitigen Muskulatur des Unterschenkels, der Zehen oder des Fußes selbstständig oder mit Hilfe anderer.

Unter Medikamenten, die hilfreich sein können, sind verschiedene Möglichkeiten aufzuführen. Der wadenkrampfbelästigte Patient macht dabei ganz unterschiedliche Erfahrungen, die Reaktion auf die Medikamente ist individuell verschieden. Zahlreiche Medikamente wirken sedierend oder synaptisch hemmend (das heißt: übermäßige Nervenimpulse hemmend). Verwendet werden Antiepileptika, Myotonolytika (krampflösende Medikamente) und Psychopharmaka.

DocTipp

- *Wer einen Muskelkrampf hat, sollte versuchen, die betreffenden Gliedmaßen auszuschütteln und sie zu massieren.*
- *Gut sind alle Maßnahmen, die die Durchblutung der Muskeln anregen oder die Muskeln erwärmen.*
- *Hat der Arzt einen Magnesiummangel festgestellt, sollten Sie den Mangel durch Magnesiumpräparate ausgleichen.*
- *Trinken Sei beim Sport viel Flüssigkeit.*
- *Treten die Krämpfe regelmäßig auf, gehen Sie unbedingt zu einem Arzt.*

Osteoporose

Die Osteoporose ist eine Krankheit, bei der der Verlust an Knochenmasse mit einem gesteigerten Knochenbruchrisiko einhergeht. Es gehört zum normalen Alterungsprozess, dass der Mensch ab einem gewissen Alter Knochenmasse verliert. Von Osteoporose spricht man dann, wenn der Substanzverlust der Knochen stark vermehrt oder schon weit fortgeschritten ist. Dabei ist nicht das gesamte Skelett gleichmäßig betroffen. Der Abbau vollzieht sich zunächst an der inneren Bälkchenstruktur, der Spongiosa, die äußere Form des Knochens bleibt erst einmal erhalten. Später brechen die osteoporotischen Wirbelkörper allmählich und bekommen eine Keil- oder

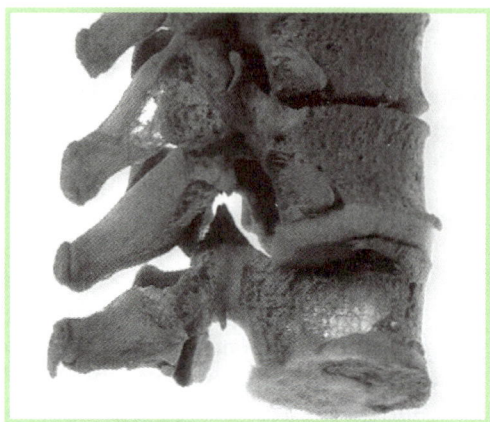

Von Osteoporose betroffene Wirbelsäule

geklärt. Möglich sind ein zu hoher Alkoholgenuss über einen längeren Zeitraum hinweg, eine Cortisontherapie oder zu wenig Bewegung.

Symptome

Die Osteoporose gehört zu den chronischen Erkrankungen, die langsam und schleichend auftreten. Sie bleibt lange Zeit stumm, der Betroffene betrachtet sie oft zunächst als normale Verschleißerscheinung. Die Brüche aber verursachen häufig unerträgliche Schmerzen, auch die folgenden Wirbelverformungen können sehr weh tun. Besonders schmerzhaft ist dabei die Verhärtung der Rückenstreckermuskeln. Der chronische Rückenschmerz kann so qualvoll sein, dass selbst die einfachsten Dinge kaum noch bewältigt werden können. Nicht selten benötigen Osteoporosekranke Hilfe bei der Selbstversorgung. Später können äußerlich sichtbare Verkrümmungen der Wirbelsäule zum Rundrücken oder so genannten Witwenbuckel und häufige Knochenbrüche aus minimalem Anlass auftreten. In den meisten Fällen brechen zunächst die Wirbelkörper. Dann kommt es zu Armbrüchen und später erst zu Oberschenkelhalsbrüchen. Diese drei sind die am häufigsten auftretenden Brüche. Die Knochenbrüche sind die Spätfolgen, die Anzeichen für eine bereits weit fortgeschrittene Erkrankung sind.

Fischwirbelform; im weiteren Verlauf kann es zu einer Verdünnung der Knochenrinde kommen. Damit geht auch ein Funktionsverlust einher: Die Stabilität des Knochens, seine Stütz- und Tragefunktion sind nicht mehr gewährleistet.

Die Gefahr von Knochenbrüchen aus minimalem Anlass ist die Folge der geschilderten Veränderungen. Die Osteoporose ist die Ursache, der Knochenbruch die gefürchtete Komplikation, die zwar bei bestehender Erkrankung auch durch besondere Vorsicht oft vermieden werden kann, ohne Heilung oder Verhütung der Grunderkrankung aber stets droht.

Osteoporose galt lange Zeit als typische Frauenkrankheit, verursacht vor allem durch die hormonelle Umstellung des Körpers während der Wechseljahre. Seit kurzem weiß man aber, dass auch Männer – sogar zu einem erstaunlich hohen Prozentsatz – daran erkranken. Warum so viele Männer von Osteoporose betroffen sind, ist noch nicht ganz

Therapie

Osteoporose ist heute heilbar. Die Heilung und der Aufbau der Knochensubstanz sind das Ziel der Therapie, selbst bei Patienten mit bereits eingetretenen Knochenbrüchen!

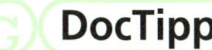

DocTipp

- *Kalziumreiche Ernährung wirkt vorbeugend gegen Osteoporose. Nehmen Sie täglich mindestens ein Gramm Kalzium zu sich, am besten durch Milch und Käse. Zusätzlich helfen Kalziumtabletten aus der Apotheke.*

- *Reduzieren Sie Alkohol, Cola und Zigaretten. Das sind die größten Kalzium-Räuber.*
- *Treiben Sie viel Sport! Beim Sport werden die Zellen für den Knochenaufbau stimuliert.*

Dabei besteht die Basistherapie in der Gabe von Kalzium und Vitamin D, vor allem in Tablettenform. Darüber hinaus kommt bei manifester Osteoporose in der Regel eines der folgenden Medikamente zum Einsatz: Vitamin-D-Metabolite, Biphosphonate und die noch diskutierten Fluoride. Alle diese Stoffe fördern den Aufbau von Knochensubstanz und verhindern den gesteigerten Abbau. Im Lauf der Therapie kommt es bei allen Mitteln innerhalb einiger Monate zu einer Beschwerdelinderung.

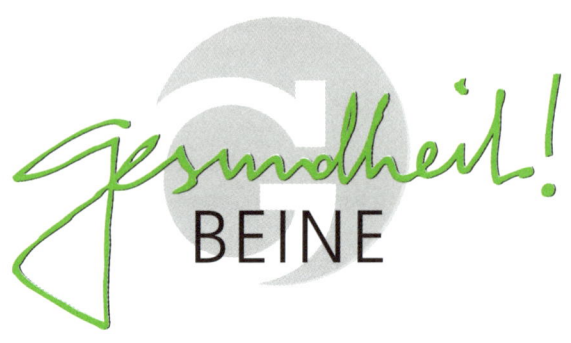

Was uns trägt

Das Bein kann man in drei Bereiche unterteilen: den Oberschenkel, den Unterschenkel und den Fuß. Der Oberschenkelknochen ist der längste und schwerste Knochen des Körpers. Der Unterschenkel enthält das Unterschenkelskelett mit zwei Röhrenknochen, dem Schienbein und dem Wadenbein.

Oberschenkel und Knie

Oberschenkelknochen und Schienbein haben keinen direkten Kontakt miteinander, da zwei knorpelige Strukturen, die Menisken, zwischengeschaltet sind. Sie sind zwar an ihrem verdickten Außenrand mit der Gelenkkapsel verwachsen, aber doch so beweglich befestigt, dass sie noch auf den Gelenkflächen des Schienbeins verschiebbar sind. So bieten sie dem Oberschenkelknochen eine der jeweiligen Gelenkstellung angepasste Pfanne. Weil die Menisken außerdem eine gewisse Elastizität haben, gleichen sie Belastungen aus, die auf das Knie einwirken.

Das Kniegelenk ist das größte Gelenk des Körpers und am besten von allen geschützt. Im Gegensatz zum Hüftgelenk sind im Kniegelenk nur Bewegungen um zwei Achsen möglich. So kann man das Knie hauptsächlich beugen und wieder strecken. Im gebeugten Zustand ist zusätzlich eine geringgradige Innen- und Außenrotation möglich.

Schien- und Wadenbein

Das Schienbein ist der kräftigere der beiden Unterschenkelknochen. Sein Schaft hat im Querschnitt die Form eines nach vorn spitz zulaufenden Dreiecks. Die Vorderkante ist durch die Haut gut tastbar und Zielort vom berühmten »Tritt vors Schienbein«.

Das untere Ende des Schienbeines ist ebenfalls etwas verbreitert und hat einen Knochenzapfen, der von außen als Innenknöchel zu tasten ist.

Das Wadenbein ist ein sehr dünner Röhrenknochen. Es ist als knöcherner Vorsprung seitlich unterhalb des Kniegelenkes durch die Haut tastbar. Das deutlich verbreiterte untere Ende des Wadenbeins bildet den gut tastbaren Außenknöchel am Fuß.

Wasser in den Beinen

Fast jeder hat schon einmal nach einer langen Autofahrt, einer Flugreise oder nach langem Stehen das Gefühl gehabt, dass ihm seine Schuhe zu eng geworden sind: Die Füße, manchmal auch sogar die Unterschenkel sind geschwollen. Die Ursache dafür ist eine Zunahme von Wasser im Gewebe. In der medizinischen Fachsprache spricht man dabei von einem Ödem. Diese Ödeme sind oft harmlos, sie verschwinden von alleine. Treten die Schwellungen aber häufiger auf oder bilden sich nicht mehr zurück, sind sie Symptom einer Erkrankung, meist entweder einzelner Organe oder des Gefäßsystems, vor allem der Venen.

Daneben gibt es aber noch eine Vielzahl anderer möglicher Ursachen, einige treten dabei nur bei Frauen auf, häufig im Zusammenhang mit hormonellen Veränderungen wie Eisprung, Menstruation oder Schwangerschaft.

Die Gewebeflüssigkeit

Unser Körper besteht zu mehr als 60 Prozent aus Wasser. Der größte Teil des Körperwassers befindet sich in den vielen Millionen Körperzellen. Für die Ödembildung verantwortlich ist aber nur das Wasser zwischen den Zellen, das so genannte Gewebewasser.

Nimmt die Flüssigkeit im Zellenzwischenraum abnorm zu, führt dies zu einer Schwellung, eben dem Ödem. Dabei kann die Zunahme der Flüssigkeit bis zu einem Liter betragen, ohne dass es zu einer merklichen Schwellung kommt. Bei schweren Herzerkrankungen kann die Zunahme im Geweberaum bis zu 20 Litern betragen.

Die Ödementstehung

Maßgeblich für den Austausch von Wasser, Nährstoffen, Abbauprodukten und gelösten Gasen (Sauerstoff und Kohlendioxid) im Geweberaum ist der unterschiedliche Druck im Gefäßsystem und im Geweberaum. Der Druck im

Gewebe ist normalerweise viel niedriger als der hydrostatische Druck in den Blutgefäßen. Da die Flüssigkeit dem Druckgefälle folgt, treten Flüssigkeit und Nährstoffe leicht aus der Blutbahn in das Gewebe. Im venösen Teil des Kapillarnetzes ist das Verhältnis umgekehrt: Der Wasserdruck in den Gefäßen ist niedriger, es wird ein Sog auf die Gewebeflüssigkeit ausgeübt, der Rückstrom der Flüssigkeit aus dem Gewebe erleichtert. Der Druck im Lymphgefäßsystem ist ebenfalls niedriger als der im Geweberaum.

Neben diesem unterschiedlichen hydrostatischen Druck gibt es noch einen unterschiedlichen Teilchendruck, der durch den unterschiedlichen Gehalt der Körperflüssigkeiten an Eiweißen, Salzen und Mineralien entsteht.

Störungen in der Feinabstimmung der Druckkräfte können auf vielfältige Weise zu einem Ödem führen. Ein Ödem bildet sich, wenn sich die Zufuhr und der Abtransport, die Filtration und die Resorption der Flüssigkeit und der Nährstoffe im Geweberaum nicht mehr im Gleichgewicht befinden. So kann eine unnormale Zunahme der Gewebeflüssigkeit und damit ein Ödem entstehen.

Die verschiedensten organischen Störungen können Ödeme hervorrufen, indem sie direkt oder indirekt Ursache dafür sind, dass sich die Druckkräfte im Geweberaum verändern. Herz-, Nieren-, Leber-, venöse Erkrankungen sowie Übergewicht sind die häufigste Ursache von Ödemen.

Therapie

Im Vordergrund der Therapie steht natürlich die Beseitigung bzw. Behandlung der zugrunde liegenden Ursachen. Begleitend können wassertreibende Medikamente (Diuretika) eingenommen werden. Sie entwässern, indem sie über eine Beeinflussung der Nierenfunktion zu einer vermehrten Ausscheidung von Wasser und Natrium führen. Diese Medikamente sind besonders bei den Ödemen aufgrund von Nieren-, Herz- und Lebererkrankungen wirksam.

Neben der medikamentösen Therapie haben Allgemeinmaßnahmen wie Ernährung oder physikalische Therapie einen besonders hohen Stellenwert bei der Behandlung von Ödemen. Da Kochsalz (Kalium-Chlorid) auf die Wasserregulation der Niere wirkt, steht eine salzarme und kaliumreiche Ernährung im Vordergrund der Ödembehandlung.

Die physikalische Therapie besteht im Wesentlichen aus Wasseranwendungen wie Wassertreten nach Kneipp, Waschungen, Kniegüssen, Wickeln, Elektrotherapie und Massagen. Therapeutisches Schwimmen ist für alle Ödemformen geeignet. Zu langes stilles Sitzen sollte gemieden werden. Ein aktives Bewegungstraining, zum Beispiel Zehenstand oder bewusste Anspannung, stärkt die Wadenmuskulatur im Stehen und fördert den Abfluss des venösen Blutes. Eine Bein- und Fußgymnastik sollte erlernt und weitergeführt werden.

Der Kompressionsverband gibt der Wadenmuskulatur ein Widerlager, das umso größer ist, je fester der Verband ist. Entsprechend wirkt er auf Gewebe und Venen. Er verringert den erhöhten Druck in den Kapillaren und reduziert den vermehrten Übertritt von Blutwasser aus den Kapillaren ins Gewebe. Bei bestehendem Ödem wird beim Gehen Gewebewasser aktiv abgepresst, der Lymphabstrom gesteigert und der Eiweißgehalt im Gewebe vermindert. Das gestaute Bein wird so »entsumpft«. Voraussetzung für die Wirksamkeit sind sorgfältige Technik beim Anlegen des Verbandes, eine entsprechende Verteilung der

G DocTipp

Sie können selbst einiges tun, um Wassereinlagerungen in den Beinen vorzubeugen:

- *Körperliche Inaktivität ist ein wesentlicher Risikofaktor. Machen Sie nach langem Stehen oder Sitzen tagsüber mindestens einen halbstündigen Abendspaziergang, um das Bein zu entstauen.*
- *Bei Autoreisen sollten Sie etwa alle zwei Stunden anhalten und zehn Minuten gehen, im Flugzeug öfters aufstehen und gehen und die Wadenmuskelpumpe durch kräftiges Beugen und Strecken des Vorfußes aktivieren.*

- *Tragen Sie bei jeder längeren Reise Kompressionsstrümpfe. Wann immer möglich, legen Sie im Lauf des Tages die Beine hoch.*
- *Vermeiden Sie Hitze, übertriebenes Sonnenbaden und heiße Bäder.*
- *Körperliche Aktivität wie Laufen, Radfahren, Wandern, Schwimmen ist empfehlenswert.*
- *Übergewicht begünstigt die Ödembildung. Gewichtsabnahme allein kann schon die venös bedingten Beschwerden mindern.*

Höhe und des Anlegedrucks und die Güte des Verbandmaterials. Der Kompressionsverband wirkt nur optimal, wenn der Kranke geht. Alternativen zum Kompressionsverband sind Kompressionsstrümpfe. Während der Verband aber eher entstaut, dient der Strumpf mehr der Vorbeugung und Nachsorge.

Die entstauende Behandlung mit Kompressionsverbänden kann unterstützt werden durch eine apparative Kompression, eine »Kompressionsmaschine«. Dabei wird eine vom Fuß bis zur Leiste reichende Manschette rhythmisch aufgeblasen und die Luft wieder abgelassen. Mit diesem Gerät wird die Funktion der Muskelpumpe des Beins nachgeahmt.

Krampfadern

Unzählige Menschen haben Krampfadern an den Beinen. Nicht jeder ist dadurch krank und oftmals sind die Krampfadern lediglich ein kosmetisches Problem, das vor allem Frauen an ihrem Aussehen stört. Ausgeprägte Krampfadern können aber auch zu erheblichen Beschwerden führen. Das auf diese Weise verursachte Venenleiden tritt bei so vielen Menschen auf, dass es fast schon eine Volkskrankheit genannt werden kann. Vor allem die Langzeitfolgen eines Venenleidens sind problematisch und könnten durch rechtzeitige Behandlung verhindert werden.

Ursachen

Im Bein existieren zwei Venensysteme, durch die das Blut zurück zum Herzen fließt. Das tiefe liegt verborgen zwischen den Beinmuskeln und transportiert den weitaus größten Anteil des Blutes, während das andere oberflächlich unter der Haut verläuft. Beide sind durch mehrere Querleiter, vor allem im Unterschenkel, verbunden. Dieses Transportsystem muss Besonderes leisten, denn das Blut gelangt nur gegen die Schwerkraft herzwärts. Venen besitzen aber keine kräftige Muskelwand wie die Schlagadern und können das Blut nicht aktiv hinaufpumpen. Deshalb sitzen in ihrem Inneren zahlreiche Klappen, die verhindern, dass das Blut wieder nach unten sackt.

Werden diese Klappen im Laufe des Lebens defekt, so weitet das sich stauende Blut die dünnen Venenwände aus und es entstehen Krampfadern. Die unter der Haut gelegenen oberflächlichen Venen sind dann als geschlängelte Vorwölbungen gut sichtbar. Auch die Querleiter zwischen beiden Systemen haben Klappen. Sind sie auch defekt, kehrt sich der Blutfluss um und das Blut gelangt aus den tiefen Venen in die unter der Haut verlaufenden. Dadurch sind diese mehr belastet und es entstehen meist ausgedehnte Krampfadern.

Begünstigt werden Krampfadern durch Wärme, heiße Bäder und starkes Stuhlpressen, weil dadurch große Mengen Blut nach unten gedrückt werden. Auch langes Stehen, Heben, sitzende Tätigkeit, mangelnde Bewegung und hohe Absätze fördern Krampfadern. Alkohol und Kaffee wirken blutverdickend und harntreibend, was Venenprobleme verstärkt.

Krankheitsbild

Krampfadern der oberflächlichen Venen bereiten meist nur geringe Beschwerden. Viele Menschen empfinden lediglich ein Spannungsgefühl nach längerem Stehen oder Juckreiz im

Unterschenkel, besonders bei Wärme. Die Beschwerden verschwinden durch Hochlegen der Beine. Diese Art von Krampfadern werden meist aus kosmetischen Gründen behandelt.

Anders sind die Beschwerden bei funktionsgestörten Querleitern. Ihre Klappen können auch als Folge einer früheren Thrombose der tiefen Beinvenen defekt werden. Diese Patienten leiden unter starkem Spannungsgefühl, oft ist der Unterschenkel geschwollen und das Bein schmerzt. Einzelne Krampfadern können sich schmerzhaft entzünden. Unbehandelt verdickt sich im Laufe der Jahre die Haut und verfärbt sich dunkel. Häufig kommt es zu juckendem Schmerz und schließlich zu Hautdefekten, die nicht mehr von alleine heilen. Der Patient leidet an einem offenen Bein.

Operation

Die Operation soll die oft lange bestehenden Beschwerden des Patienten beseitigen und ihn vor den möglichen schweren Langzeitschäden von Krampfadern bewahren. Dazu verschließt der Chirurg alle Querleiter, deren Klappen nicht mehr funktionieren, und entfernt die oberflächliche Stammvene, wenn auch ihre Klappen defekt sind. Zusätzlich beseitigt er ihre sichtbar erweiterten Seitenäste. Ist die oberflächliche Stammvene teilweise noch intakt, wird der Chirurg diese Anteile belassen, denn möglicherweise benötigt der Patient sie später einmal als »Ersatzteile« für eine Herz- oder Gefäßoperation.

Weitere Behandlungsmöglichkeiten

Solange nur geringe Beschwerden auftreten oder eine Behandlung aus kosmetischen Grün-

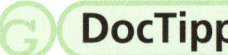

DocTipp

- *Wenn Sie der Bildung von Krampfadern vorbeugen wollen, treiben Sie viel Sport.*
- *Vermeiden Sie Übergewicht. Achten Sie auf eine gesunde Leber, ein gesundes Herz und eine gesunde Ernährung.*
- *Wenn Sie im Büro viel sitzen müssen, stehen Sie zwischendurch öfter auf und laufen umher.*
- *Wenn es geht, verzichten Sie auf den Lift und nehmen Sie die Treppen. Müssen Sie viel stehen, setzen Sie sich öfter und legen die Füße hoch. Gut sind auch kalt-heiße Wechselgüsse oder Wechselbäder.*

den noch nicht gesucht wird, hilft es meist, wenn man abends die Beine hochlegt. Man kann das Bein auch durch eine Stützstrumpfhose oder einen angepassten Kompressionsstrumpf entlasten. Dieser sollte immer bis zum Oberschenkel reichen – ein Kniestrumpf schnürt leicht ein und schadet dann eher.

Allerdings haben diese vorbeugenden Maßnahmen und die Selbsthilfe eine Grenze. Wenn zunehmende Beschwerden auftreten, sollte man zum Arzt gehen.

Kleinere Krampfadern oder so genannte Besenreiservenen wird der Arzt meist veröden. Dazu spritzt er eine spezielle Substanz in die Vene und ihre Umgebung. Dort ruft sie eine Gewebereaktion hervor, die schließlich das Blutgefäß veröden lässt. Für diese Behandlung ungeeignet sind größere Krampfadern.

Die neueste Operationstechnik wird mit einer Mini-Videokamera durchgeführt, die mittels eines Schnittes in den Wadenmuskelbereich eingeführt wird und gestochen scharfe Bilder liefert. So können die Ärzte mit sehr feinen Spezialinstrumenten mit Sicht arbeiten. Es können keine Blutergüsse mehr auftreten. Die Operation dauert ungefähr 45 Minuten.

Oberschenkelhalsbruch

Jährlich erleiden ungefähr 80 000 Menschen einen Oberschenkelhalsbruch; zu 90 Prozent sind ältere Menschen davon betroffen. Während bei jüngeren Menschen der Oberschenkelhalsbruch infolge eines schweren Unfalls (Sturz aus großer Höhe, Motorrad- oder Skiunfall) geschieht, ist er bei älteren Menschen oft die Folge eines harmlosen Sturzes, einer einfachen Verdrehung des Beines oder sogar eines »schleichenden Bruches«, der im Lauf der Zeit ohne ein erkennbares Ereignis auftreten kann.

Die Hauptursache hierfür liegt in einem altersbedingten Verlust an Knochenmasse durch die verschiedenen Formen der Osteoporose. Neben der Osteoporose wird der Knochen im Alter gehäuft durch Tumoren des Blutes und Knochenmetastasen geschwächt.

Gefahren des Oberschenkelhalsbruchs

Mit zunehmendem Alter vermindert sich die Überlebenschance nach einer schweren Verletzung. So sterben 23 Prozent der Patienten an den Folgen eines Oberschenkelhalsbruchs. Gefährdet sind die Verletzten vor allem durch die erzwungene körperliche Inaktivität und Bettruhe, die zu lebensgefährlichen Komplikationen wie Thrombosen und Lungenentzün-

dungen führen können. Aus diesem Grunde müssen Osteosynthesen – das sind Operationstechniken, mit denen die Bruchstücke gerichtet werden – an den Beinen so konzipiert werden, dass sie eine sofortige Vollbelastung tolerieren.

Dieses Kriterium erfüllen auch die Endoprothesen, mit denen der Oberschenkelhals mitsamt dem Schenkelkopf ersetzt werden kann, sowie die Totalendoprothesen, die das gesamte Hüftgelenk ersetzen.

Häufig ist der Oberschenkelhalsbruch der Beginn einer allgemeinen körperlichen Verschlechterung, sodass vor allem allein stehende und bis dahin noch selbstständige alte Menschen nicht mehr in ihre gewohnte Umgebung zurückkehren können.

Der Knochenaufbau

Der Oberschenkelknochen ist der längste Knochen des Körpers. Er besteht aus dem kugeligen Schenkelkopf, dem schlanken Schenkelhals, dem kräftigen Schaft und dem körperfernen Endstück, das zusammen mit den Unterschenkelknochen das Kniegelenk bildet. Der Schenkelkopf bildet zusammen mit der Gelenkpfanne des Beckens das Hüftgelenk. Der Schenkelhals bildet mit der Schaftachse einen stumpfen Winkel von ungefähr 125 Grad. Diesem Winkel gegenüber, an der Außenseite des Oberschenkelknochens, sitzt der große Rollhügel, an dem zahlreiche Hüftmuskeln ansetzen.

Das Knochengewebe enthält die Knochengrundsubstanz, in die Mineralsalze eingelagert sind, die dem Knochen Druckfestigkeit verleihen, sowie Knochenzellen, die Osteoblasten und die Osteoklasten. Die Aufgabe der Osteoblasten ist der Knochenaufbau – sie bilden die Knochengrundsubstanz. Die Osteoklasten (Knochenfresszellen) bewerkstelligen den Knochenabbau.

Der Knochen befindet sich zeitlebens im Umbau, um sich ständig den mechanischen Anforderungen anzupassen und die Stabilität zu optimieren. In der Wachstumsphase überwiegt die Knochenneubildung, während im Alter die Osteoblastentätigkeit mehr eingeschränkt ist als die der Osteoklasten. Auf diese Weise kommt es zu einer Verminderung des Knochengewebes im Alter, der Knochen wird dünner und brüchiger. Auch der Reiz durch die mechanische Beanspruchung des Knochens spielt für den Umbau eine große Rolle. Wird der Knochen durch mangelnde Bewegung oder sogar längere Bettruhe wenig beansprucht, wird vermehrt Knochengewebe abgebaut.

Unter einer Fraktur versteht man die vollständige oder unvollständige Kontinuitätstrennung eines Knochens. Sie entsteht entweder aufgrund von Gewalteinwirkung oder einer Vorerkrankung des Knochens (Spontanfraktur). Es gibt auch schleichende Frakturen, die aufgrund von Ermüdung oder Überanstrengung entstehen (Ermüdungsfraktur).

Theoretisch können Frakturen alle Knochen betreffen, am häufigsten kommen sie aber an den langen Röhrenknochen vor. Bleibt bei der Fraktur der Weichteilmantel unverletzt, so spricht man von einer geschlossenen Fraktur. Sind dagegen der Weichteilmantel und die Haut verletzt, so nennt man dieses eine offene oder komplizierte Fraktur.

Behandlung

Damit der Knochen wieder zusammenwachsen kann, ist es notwendig, die Bruchstücke so zu positionieren, dass die Frakturenden möglichst fugenlos aufeinander treffen. Anschließend muss die Bruchstelle ruhig gestellt werden. Zum Richten der Frakturstücke ist unter Umständen eine Operation notwendig. In dieser Operation werden die Knochenstücke mit Hilfe von Drähten, Schrauben, Platten oder Nägeln verbunden.

Stehen die Frakturenden fugenlos aufeinander, so sind alle Voraussetzungen für eine primäre Knochenheilung gegeben. Die Osteoblasten beginnen sofort mit dem Aufbau einer organischen Knochengrundsubstanz. Nun entstehen Faserknochenbälkchen, die die Frakturenden verbinden. Man bezeichnet sie auch als provisorischen knöchernen Kallus. Dieser ist aber noch nicht belastungsfähig.

Nach etwa vier bis fünf Wochen entwickelt sich der definitive Kallus, indem mit Hilfe der Osteoklasten die Faserknochenbälkchen wieder abgebaut werden und gleichzeitig durch die Osteoblasten lamellärer Knochen gebildet wird. Nun wird das neu entstandene Knochengewebe entsprechend den Kräftelinien ausgerichtet und erst damit ist dann die Frakturheilung abgeschlossen.

Heilungsprozess

Der gesamte Heilungsprozess eines Knochenbruchs ist in seiner Dauer abhängig von der Art der Verletzung, der Durchblutung der Fragmente und vom Alter des Patienten. Bei Kindern ist die Heilung in der Regel in drei bis zehn Wochen abgeschlossen, beim Erwachsenen dagegen können Zeiten bis zu vier Monaten noch normal sein. Heilt der Knochen nicht in der üblichen Zeit, so liegt eine verzögerte Knochenheilung vor.

Bei älteren Menschen hat das frühzeitige Aufstehen zur Vermeidung von Komplikationen wie Lungenentzündungen und Thrombosen durch eine längere Bettlägerigkeit absolute Priorität. Deshalb ist die Standardtherapie bei Schenkelhalsbrüchen im höheren Lebensalter der prothetische Ersatz des gebrochenen Knochens, der schon nach kurzer Zeit wieder belastet werden kann.

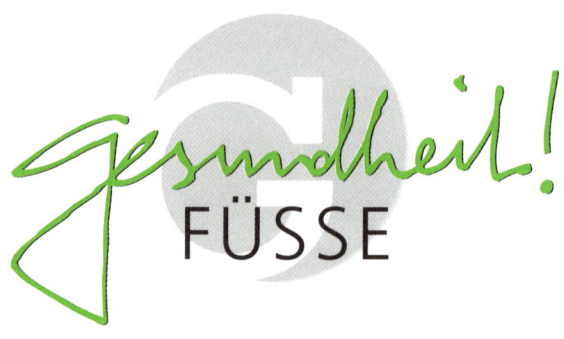

Gesundheit!
FÜSSE

Auf leisen Sohlen

Unsere Füße sind das am stärksten belastete Organ unseres Körpers, da sie unser gesamtes Körpergewicht tragen müssen. Sie haben deshalb besonders kompakte Knochen und eine Vielzahl stützender Bänder und Halt gebender Muskeln. Über die in ihm befindlichen Nervenenden steht der Fuß mit allen Körperzonen in Verbindung.

Der Fuß besteht wie die Hand aus drei Abschnitten: der Fußwurzel mit sieben Fußwurzelknochen, dem Mittelfuß mit den fünf Mittelfußknochen und den fünf Zehen, bei denen die große Zehe zwei, die übrigen Zehen jeweils drei Knochen enthalten.

Das Fersenbein ist der größte Fußwurzelknochen. Seine Begrenzung, der Fersenhöcker, dient der Achillessehne als Ansatz und bildet den hinteren Pfeiler des Fußlängengewölbes. Dem Fersenbein liegt das Sprungbein auf.

Die Phalangen der Zehen sind wie die Fingerphalangen Röhrenknochen, jedoch weitaus plumper und kürzer. Die Zehengrundgelenke sind Kugelgelenke, die Interphalangealgelenke sind Scharniergelenke. Aufgrund ihrer reduzierten Länge sind die Zehen nicht so beweglich wie die Finger.

Fußpilz

Neben den Mikroorganismen gibt es keine andere Lebensform, die so weit verbreitet ist wie die Pilze. Pilze sind anspruchslos hinsichtlich ihrer Wachstumsbedürfnisse und können sich an die unterschiedlichsten Lebensbedingungen anpassen.

Pilze sind sowohl Freund als auch Feind des Menschen. Sie kommen als nützliche Mikroorganismen in vielen Bereichen unseres Lebens zum Einsatz. So ist die Herstellung von Bier, Wein und Brot, aber auch von vielen Antibiotika und Enzymen ohne Pilze kaum vorstellbar. Darüber hinaus bauen Pilze permanent lebloses organisches Material in unserem Umfeld ab.

Pilze können auch auf menschlicher Haut oder im menschlichen Körper siedeln. Das allerdings kann zu erheblichen Schäden und Krankheiten führen, ja sogar bis zum Tod.

Das gewebeschädigende Eindringen eines Pilzes in den Organismus nennt man Mykose. Mykosen gehören zu den häufigsten Infektionskrankheiten unserer Zeit. Pathogene, das heißt krankheitserregende Pilze können die Haut, die Schleimhäute, aber auch die inneren Organe wie etwa den Darm oder die Lunge befallen.

Wie können Pilze nachgewiesen werden?

Pilze kann man nicht mit bloßem Auge erkennen. Neben den typischen Beschwerden und der Krankheitsvorgeschichte sind Verdachtsmomente für eine Hautpilzerkrankung: rundliche, im Randbereich meist rötliche, scharf gegenüber der Umgebung abgegrenzte, fein schuppende Bezirke. Im Inneren der erkrankten Bereiche finden sich zeitweise kleine Pusteln oder Knötchen. Weiß-gelbliche bis graubräunliche Verfärbung eines Nagels deutet auf eine Nagelpilzerkrankung.

Für eine eindeutige Diagnose einer Pilzerkrankung reichen diese Merkmale jedoch nicht aus. Für die weitere Spurensuche gibt es spezielle Tests. Mittels einer Pilzkultur lässt sich genau ermitteln, um welche Pilzart es sich handelt. Hierbei wird das zu untersuchende Material auf speziellen Nährböden für einige Tage bis Wochen »bebrütet«. Spezielle Pilze können durch Fluoreszenz, das heißt durch Beleuchtung mit einer Speziallampe, direkt am erkrankten Menschen festgestellt werden.

Der Fußpilz ist eine der häufigsten Hautkrankheiten, da im Fußbereich ideale Lebensbedingungen für Pilze herrschen wie feuchtes Milieu, schlechte Luftzirkulation und eine dicke Hornschicht. Er siedelt sich meist in Zehenzwischenräumen und/oder an Fußsohlen an. Kennzeichen dafür sind Juckreiz, Schuppung, Entzündung, Mazeration (aufgeweichte Haut). An den Fußsohlen entstehen häufig kleine Bläschen und Schuppung.

Der Nagelpilz macht sich durch verdickte Finger- oder Zehennägel mit gelb-weiß bis grau-brauner Farbe sowie starker Schuppen- und Hornhautbildung unter dem erkrankten Nagel bemerkbar. Eine Nagelpilzerkrankung ist meist sehr langwierig und schwer zu behandeln.

Ansteckung

Obwohl sich in jedem Schwimmbad, jeder Sauna millionenfach Pilzerreger befinden, stecken sich nicht alle Menschen an. Es kommt nur dann zu einer Ansteckung, wenn der Betroffene anfällig dafür ist. Jeder Mensch ist täglich von zahlreichen Krankheitserregern umgeben, seien es Bakterien, Viren oder eben Pilze. Wenn es nur auf die Existenz des Erregers ankäme, wäre so gut wie jeder Mensch laufend an einer oder mehreren Infektionen erkrankt. Das ist aber nicht der Fall, da ein gesunder Mensch Abwehrkräfte hat, die dafür sorgen, dass Infektionserreger erfolgreich ferngehalten werden.

Pilzinfektionen werden gefördert durch Duchblutungsstörungen, Zuckerkrankheit, Medikamente, besonders Cortison, sowie hohes Alter. Aber auch die Entfettung von Haut und Nägeln durch häufigen Kontakt mit Spül- und Putzmitteln kann zur Aufweichung des Sohlenhorns und der obersten Hornschicht des Nagelbettes führen, wodurch einer Pilzinfektion Tür und Tor geöffnet werden.

Durch Mikrotraumata, das heißt, wenn auf einen Nagel häufig Druck ausgeübt wird, kommt es oft zu Nagelpilz. So auch bei Fußballern durch heftiges Treten des Balles oder bei jüngeren Menschen durch enge, modische Schuhe.

Die Übertragung von Mensch zu Mensch geschieht ohne direkten Hautkontakt, vielmehr normalerweise über pilzhaltige Hautschuppen. Die Ansteckung kann überall erfolgen. Besondere Gefahrenquellen sind Feuchträume, die Pilzen ideale Lebensbedingungen bieten, also öffentliche Schwimmbäder, Saunabänke, Waschräume und Toiletten von Gemeinschaftsanlagen (zum Beispiel Sportstätten), aber auch Teppichböden, Fußmatten, Holzroste von Hotelzimmern oder Gemeinschaftsunterkünften. Weitere Infektionsquellen sind: von fußpilzerkrankten Personen benutzte Badezimmer, Handtücher und Kleidungsstücke.

Neue Werkstoffe und neue Textilfasern sind ein Grund für die Ausweitung des Fußpilzes. Überall werden Schuhe mit Gummi- oder Kunststoffsohlen angeboten. Strümpfe sind nicht nur aus Wolle oder Baumwolle, sondern aus Woll-Synthetik-Gemischen oder gar nur aus synthetischen Fasern hergestellt. Die Folge ist, dass um den Fuß herum ein feuchtwarmes Treibhausklima entsteht, da Kunststoffe, Synthetics und andere moderne Werkstoffe nicht ausreichend atmungsaktiv sind bzw. Feuchtigkeit nicht aufnehmen können. Auch Schweißfüße fördern somit die Pilzbildung.

Medikamentöse Maßnahmen

Es gibt verschiedene gegen Fußpilz wirksame Substanzen wie Clotrimazol, Econazol, Tioco-

DocTipp

Grundsätzliche Maßnahmen zur Vorbeugung:

- *Tragen Sie in Schwimmbädern immer Badeschuhe.*
- *Benutzen Sie in Schwimmbädern besser nicht die vorhandenen Sprühanlagen zur Desinfektion – hier sammeln sich die meisten Pilze am Boden.*
- *Trocknen Sie die Zehenzwischenräume nach dem Baden mit einem trockenen Badetuch gut ab.*
- *Verwenden Sie nur die eigenen Handtücher und wechseln Sie diese regelmäßig.*
- *Tragen Sie keine zu engen Schuhe, die die Durchblutung und Hautabwehr der Füße vermindern.*
- *Ziehen Sie täglich frische Strümpfe an.*
- *Leicht schwitzende Füße sollten immer trocken gehalten werden, eventuell*

mit desodorierenden Cremes oder Fußbädern.

- *Tragen Sie keine synthetischen Strümpfe, diese fördern das Schwitzen an den Füßen.*
- *Empfehlenswert sind hingegen atmungsaktive Schuhe aus Leder mit Ledersohle und Strümpfe, die einen hohen und damit saugfähigen Baumwoll- oder Wollanteil aufweisen.*
- *Tragen Sie nicht täglich Turnschuhe.*
- *Reiben Sie Ihre Füße regelmäßig mit einer Pflegecreme ein, um die Haut geschmeidig zu halten, denn trockene, rissige Haut ist anfälliger gegenüber Keimen und Pilzen.*
- *Bei starken Schweißfüßen sollten Sie ein schweißsekretionshemmendes Fußspray verwenden (zum Beispiel Hydrofugal).*

nazol oder Ketoconazol. Die Wirkstoffe gibt es in verschiedenen Darreichungsformen, zum Beispiel als Creme, Pumpspray, Lotion, Lösung und Puder. Nach Abklingen der Beschwerden müssen die Medikamente noch weitere zwei Wochen angewendet werden, um einen Rückfall zu vermeiden. Sie werden gut vertragen und machen den Pilzen zuverlässig den Garaus. Für den Behandlungserfolg ist aber die regelmäßige, sachgerechte und ausreichend lange Anwendung der Antimykotika erforderlich.

Außerdem gibt es zwischenzeitlich sehr gut wirkende, meist jedoch relativ teuere Pilzpräparate zur Einnahme als Tabletten oder Kapseln.

Reflexzonenmassage

Die Füße sind einerseits Organe, die eine enorme Leistung bewältigen und eine große Belastung aushalten müssen, andererseits sind sie mit einer außerordentlichen Sensibilität ausgestattet. Feinste Nervengeflechte durchzie-

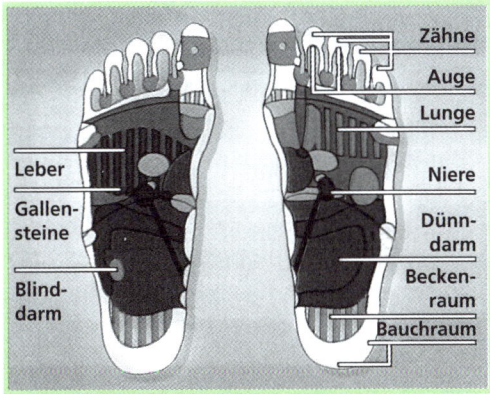

Die Fußreflexzonen bilden den Körper des Menschen von oben nach unten ab

hen die Fußsohlen und versorgen den übrigen Körper mit Informationen. Über Reflexbögen werden zahlreiche Querverbindungen zu den verschiedensten Innenorganen und zum Zentralnervensystem hergestellt.

In den Füßen befinden sich über 70 000 Nervenenden, deren Stimulation auch die mit ihnen in Verbindung stehenden Körperfunktionen anregt. Die Zone in der Peripherie, die also über entsprechende Nervenbahnen mit dem Korrespondenzorgan verbunden ist, ist in den meisten Fällen im gleichen Maß verändert oder gestört wie der betroffene Organbereich selbst. Diese Beeinträchtigung der peripheren Zone kann sich als Schmerzempfindung, Ablagerung von kristallinen Strukturen oder als Veränderung im Bindegewebe zeigen.

Man kann nun über einen mehrmals gesetzten Reiz zum einen die normale Situation an der entsprechenden Reflexzone wiederherstellen und zum anderen eine entsprechende Reaktion im dazugehörigen Organ hervorrufen. Diese Reaktion entspricht einer Kette von biochemischen und elektrophysikalischen Abläufen, unter anderem kommt es auch zu einer vermehrten Ausschüttung von Endorphinen im Gehirn, die eine Regulation der gestörten Verhältnisse im betreffenden Organ induzieren.

Die Reflexzonen am Fuß sind spiegelbildlich zu den Organen im Körper angelegt. Das heißt, alle Zonen, die es im Fuß gibt, sind so platziert, wie es der Lokalisation im Körper entspricht. Dabei spiegeln die Zehen den Kopf wider, die Ferse entspricht den Unterleibsorganen. Der rechte Fuß repräsentiert die rechte Körperhälfte und der linke Fuß die linke. Organe, die in der Körpermitte angelegt sind, finden wir auch an beiden Füßen in der Fußmitte. Beispielsweise sind die Reflexpunkte von Leber und Gallenblase, die sich rechts im Körper befinden, an der Fußsohle des rechten Fußes im Bereich des dritten und vierten Mittelfußknochens lokalisiert.

Wie wird eine Reflexzonenmassage durchgeführt?

Eine Fußreflexzonenmassage wird entweder im Liegen oder im Sitzen durchgeführt. Man sollte darauf achten, dass der Patient möglichst entspannt ist und für den Behandler ein bequemer und leichter Zugang zu den Füßen gegeben ist.

Die Füße des Patienten sollten warm sein und auch der übrige Körper sollte während der Behandlung warm gehalten werden. Massiert wird hauptsächlich mit dem Daumen. Mit kreisenden Bewegungen in Richtung zur eigenen Körpermitte werden die Reflexzonen einzeln massiert. Mit der anderen Hand stützt man den Fuß, damit er in den Gelenken locker bleiben kann und der massierenden Hand in der Bewegung entgegenkommt.

Bei der Erstuntersuchung versucht man durch leichte Kreisbewegungen die Haut gegen das Unterhautbindegewebe zu verschieben. Dadurch ist es möglich, eventuelle Veränderungen zu ertasten. An Stellen des Fußes, die mit einer dickeren Hornhautschicht überzogen sind, kann man fester drücken, statt der Kreisbewegungen wird nur punktuell untersucht. Bevor mit einer Therapie begonnen wird, wird untersucht, ob der bei der Erstuntersuchung gestellte Befund mit dem Krankheitsbild oder der subjektiven Beschwerde des Patienten übereinstimmt.

Wichtig ist vor allem, dass der Therapeut alle Auffälligkeiten, die er bei der Untersuchung am Fuß vorfindet, mit dem Patienten bespricht. Dabei wird festgelegt, welcher Bereich als Hauptzone und welche Bereiche als Nebenzonen behandelt werden. Hauptzone ist dabei der Bereich, der am schmerzhaftesten ist oder am meisten verändert. In der Regel ist es auch der Bereich für das Organ, das dem Patienten Probleme bereitet. Nebenzonen sind die weniger auffälligen, aber veränderten Bereiche, die mit dem erkrankten Bereich meist in Zusammenhang stehen, oft aber noch keine organischen Beschwerden aufweisen.

Die eigentliche Therapie beginnt man mit der Lockerung und Dehnung der Füße. Zunächst wird der der Organstörung zuzuordnende Wirbelsäulenabschnitt am Fuß massiert. Danach erfolgt die Massage der Nebenzonen, wobei in der Regel die Kopfzone zuerst behandelt wird. Erst dann wird die Hauptzone massiert. Dabei ist es wichtig, mit besonderer Vorsicht zu arbeiten, da diese Zone am empfindlichsten ist. Die Behandlung wird beendet, indem der gesamte Fuß ausgestrichen wird, das bedeutet, dass mit beiden Händen sanft über Fußsohle und Fußrücken und über die Seitenflächen des Fußes gestrichen wird. Dadurch werden die Nerven am Fuß wieder beruhigt.

Indikationen für eine Fußreflexzonenmassage

Generell kann in nahezu jedem Krankheitszustand eine Reflexzonenmassage versucht werden. In vielen Fällen wird, wenn schon keine Heilung, so wenigstens eine Erleichterung im Beschwerdebild erzielt. Der Erfolg ist individuell sehr verschieden und abhängig von der Gesamtpersönlichkeit, von der Konstitution und von der Reaktionsfähigkeit des Patienten.

Bei verschiedenen Krankheitsbildern kann eine Fußreflexzonenmassage eine sinnvolle Therapie sein: bei chronisch entzündlichen Erkrankungen, bei allergischen Erkrankungen, bei hormonellen Störungen, bei Schwangerschaft und Geburt, als atmungsunterstützende Maßnahme, bei Kopfschmerzen und Migräne, bei Verdauungsproblemen, bei rheumatischen Erkrankungen, bei seelischen Störungen, bei Stoffwechsel- und Gefäßerkrankungen.

DocTipp

- *Lassen Sie sich von Ihrem Partner ab und an die Füße massieren. Das tut gut und entspannt. Wichtig ist, dass immer beide Füße massiert werden!*

Register

Im FALKEN Verlag sind mit Dr. Günter Gerhardt als Herausgeber zahlreiche Patienten-, Gesundheits- und Elternratgeber erschienen. Unter anderem die Titel:
Kopfschmerzen (2538)
Heuschnupfen (2539)
Krampfadern (2545)
Sie sind überall dort erhältlich, wo es Bücher gibt.

Sie finden uns im Internet: **www.falken.de**

Dieses Buch wurde auf chlorfrei gebleichtem
und säurefreiem Papier gedruckt.

Der Text dieses Buches entspricht den Regeln
der neuen deutschen Rechtschreibung.

ISBN 3 8068 2547 5

Umschlaggestaltung: Rohwedder.Becker, Büro für Konzept und Gestaltung, Mainz
Redaktion: Daniela Weise, München/Elke Müller
Produktion: Buch-Werkstatt GmbH, Bad Aibling
Herstellung: Wilhelm Gnadl, Bad Aibling/Christina Dinkel
Umschlagfoto: ZDF/C. Sauerbrei
Fotos: Die Abbildungen im Innenteil wurden dem FALKEN Verlag freundlicherweise vom ZDF, Mainz zur Verfügung gestellt. Bis auf: **Bavaria Bildagentur,** Gauting: Seite 98; **Okapia,** Frankfurt: Seite 98; **FALKEN Archiv,** G. Scholz, Dornburg: Seite 70

Die Ratschläge in diesem Buch sind von der den Autoren und vom Verlag sorgfältig erwogen und geprüft, dennoch kann eine Garantie nicht übernommen werden. Eine Haftung der Autoren bzw. des Verlags und seiner Beauftragten für Personen-, Sach- und Vermögensschäden ist ausgeschlossen.

Satz: Buch-Werkstatt GmbH, Bad Aibling
Druck: Ludwig Auer GmbH, Donauwörth

817 2635 4453 6271